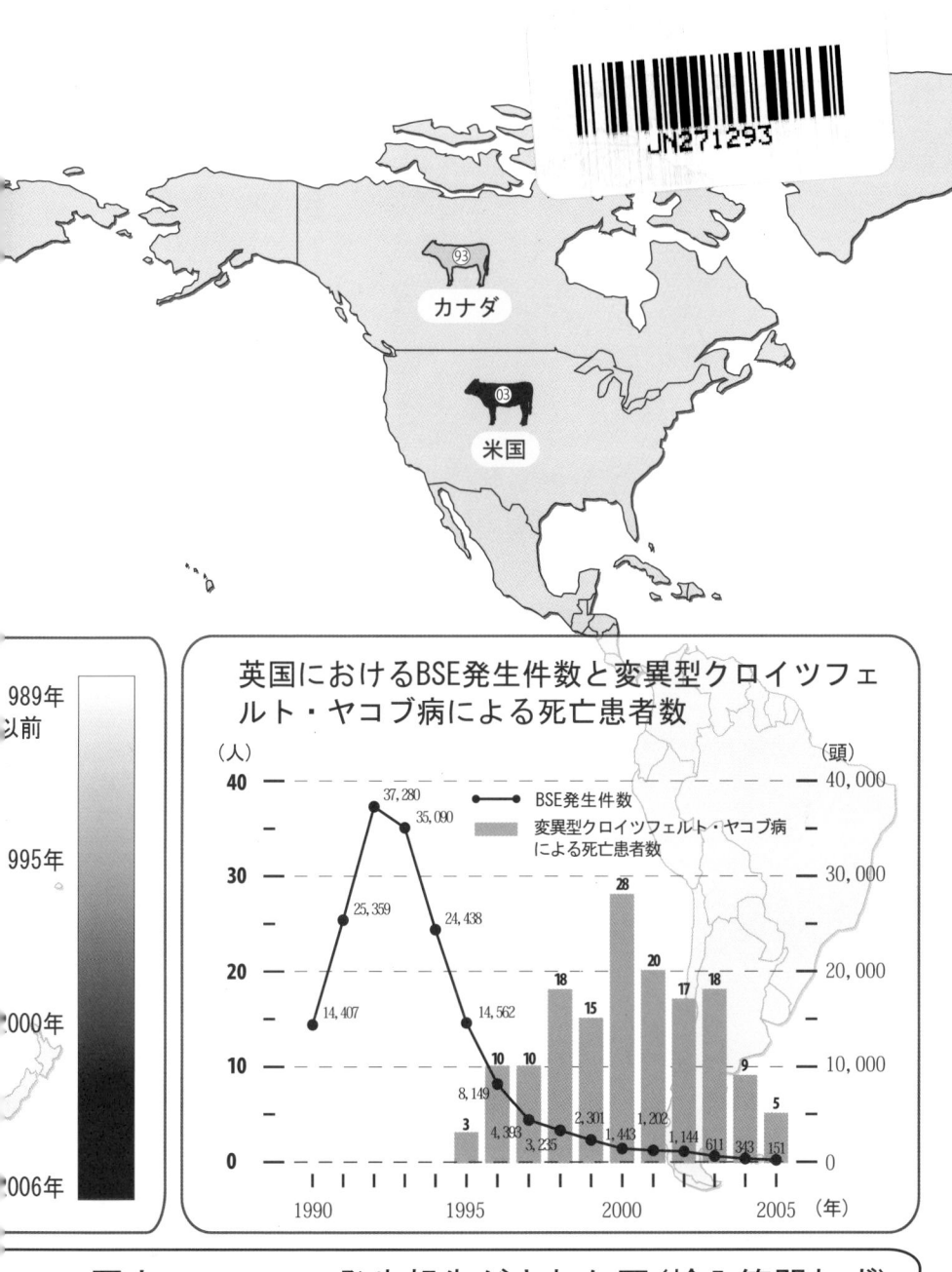

英国におけるBSE発生件数と変異型クロイツフェルト・ヤコブ病による死亡患者数

（人）／（頭）

凡例：
- ●—● BSE発生件数
- ■ 変異型クロイツフェルト・ヤコブ病による死亡患者数

BSE発生件数（頭）：
- 1990: 14,407
- 1991: 25,359
- 1992: 37,280
- 1993: 35,090
- 1994: 24,438
- 1995: 14,562
- 1996: 8,149
- 1997: 4,393
- 1998: 3,235
- 1999: 2,301
- 2000: 1,443
- 2001: 1,202
- 2002: 1,144
- 2003: 611
- 2004: 343
- 2005: 151

変異型クロイツフェルト・ヤコブ病による死亡患者数（人）：
- 1995: 3
- 1996: 10
- 1997: 10
- 1998: 18
- 1999: 15
- 2000: 28
- 2001: 20
- 2002: 17
- 2003: 18
- 2004: 9
- 2005: 5

カナダ ⑨③
米国 ⓪③

国内でBSEの発生報告がされた国（輸入等問わず）
＊最初に発見された年度によって色分け
　丸囲み番号は発見年度

凡例：1989年以前／1995年／2000年／2006年

OIE（国際獣疫事務局）、DH（英国保険省）の情報をもとに作成

食品安全経済学

世界の食品リスク分析

松木洋一 = R.ヒュルネ [編著]

松木洋一・後藤さとみ [共訳]

日本経済評論社

New Approaches to Food-Safety Economics
edited by
A.G.J. Velthuis, L.J. Unnevehr, H. Hogeveen and R.B.M. Huirne
Copyright © 2003 Kluwer Academic Publishers

Japanese translation published by arrangement with
Frontis – Wageningen International Nucleus for Strategic Expertise,
Wageningen University and Research Centre, The Netherlands

日本版への序

　消費者の健康と福祉は，世界中で主要な関心事となっている．食品安全はこの関心の中でも最も重要なものである．最近10年間で，新種の病原菌の出現，フードシステムの変化，農産物取引の増加で，食品安全問題への注目がいっそう増すことになった．EU食品安全法（2002年施行）をはじめとする，新たな食品安全規制が多くの国で始まった．食品業界には，食品安全の認証をとり，消費者に安心を抱かせるためにいっそうの努力が求められてきている．しかし，食のコミュニティにおいては，その各段階，つまり消費者段階，農場および加工ビジネス段階，サプライチェーン全体において国内においても国際的にも，食品安全が重要なテーマとなっている．

　食品安全経済学は新しい研究分野であり，食品安全の実践をめぐる意思決定プロセスを支えるための概念，手順，データの確実なフレームワークが求められてくる．1990年代の終わりから，世界の様々な場で新たな経済学研究が動き出し，食品の安全性改善に向けたコスト，ベネフィット，トレードオフの研究が始められている．食品の安全性改善をめぐる政策と戦略を生み出すために経済学がどこまでどのように貢献できるかを知るために，ワーヘニンゲン大学（オランダ）では2002年4月，この分野初の国際ワークショップを41名の専門家の参加によって開催した．

　このワークショップに基づいて，英文で書かれた「New Approaches to Food-Safety Economics」が刊行された．

　大事なことは，世界中の科学者（研究者）と政策担当者が，この本が伝える真の内容を理解することである．だからこそ，私は，日本獣医生命科学大学（東京）の松木洋一教授からこの本を新たに日本語で翻訳し日本向けに編集したいという話を聞いて本当に嬉しかった．原著のある部分は，その後の

状況変化に対応して，新たに書き直され，アップデートされているため，この本では，食品安全経済学分野における最新の状況が伝えられている．

この本に寄稿した執筆者すべてに謝意を表したい．そして，この編集に多大な貢献をされた松木洋一教授と，新しい専門用語が多出し，なかには大変要約的な記述があり難解な論文があったと思われるが努力を惜しまなかった共訳者の後藤さとみ氏に感謝したい．

最後に，日本語版刊行を支援してくれたフロンティス（ワーヘニンゲン大学国際戦略研究本部）とクルワー・アカデミック出版に感謝したい．

2007年1月　オランダ／ワーヘニンゲンにて

ルード・ヒュルネ

目　次

日本版への序　　　　　　　　　　　　　　　　　　　　　　　　iii

序論　本書刊行の経緯と分析方法論 …………………………………… 1

1. EUにおける農業と食品産業の提携＝アグリフードシステム論の展開　　5
    (1) アグリフードシステム形成の背景と現状　5
    (2) アグリフードシステム論の動向　6
    (3) EUにおけるアグリフードチェーン開発研究の進展　8
2. 食品安全経済学の形成と理論構成　　10
    (1) リスク分析研究の特徴　11
    (2) アグリフードチェーンにおけるトレーサビリティ研究の特徴　12
3. EUにおける食品安全システムの現状　　14
    (1) 食品安全政策の特徴　14
    (2) 食品安全白書　16
    (3) 新しい食品規則とヨーロッパ食品安全機関の設立　17
4. 日本におけるアグリフードチェーン安全管理システムの開発課題　　19

序章　食品安全経済学への新しいアプローチ …………………………… 23
　　　－ワークショップの概観と新しい研究の方向－

1. はじめに　　23
2. 消費者の健康と福祉　　24
3. サプライチェーンにおけるトレーサビリティと認証制度　　26

4.「農場から食卓」リスク分析　　　　　　　　　　　　28
　　5. 国際貿易における透明性　　　　　　　　　　　　　30
　　6. 確認された新しい方向の研究　　　　　　　　　　　33
　　　(1) リスクコミュニケーション　34
　　　(2) 履歴追跡システムのためのガイドラインの開発　34
　　　(3) 経済学を農場から食卓のリスク評価分析へ統合化する　35
　　　(4) 国際貿易における事前のリスク管理の奨励　35
　　7. む　す　び　　　　　　　　　　　　　　　　　　　36

第1編　世界と日本の食品安全問題

第1章　日本の食品リスク分析システムの実態 ……………… 39
　　　　　―米国産輸入牛肉のリスク分析―

　第1節　日本における米国産輸入牛肉のリスク分析 ……… 39
　　1. 日本のリスク分析システムの特徴　　　　　　　　　39
　　2. 行政当局にたいする食品安全委員会のリスク評価　　40
　第2節　米国のBSE対策とリスク分析 ……………………… 45
　　1. BSE牛発生以前の監査報告書によるリスク評価　　　46
　　2. BSE牛発生後の監査報告書によるリスク評価　　　　49
　　3. 日本向け牛肉輸出証明プログラム違反のリスク分析　51
　第3節　貿易国協働リスク分析システムの開発課題 ……… 56
　　1. リスク評価機関の再編　　　　　　　　　　　　　　56
　　2. 食品安全行政の科学的リスク管理の強化　　　　　　57
　　3. 協働リスク分析システムの確立　　　　　　　　　　59

第2章　EUにおける食品安全の規制 ……………………… 62
　　　　　―シグナリング効果と情報伝達―

　　1. は じ め に　　　　　　　　　　　　　　　　　　　62

2.	食品安全における EU 規制の改革	67
3.	健康危害から消費者を守る EU と米国の法システムの違い	71
4.	経済的側面からみた食品安全	74
5.	む す び	83

第3章　国際貿易における食品安全の透明性　89

第1節　WTO と食品安全問題　89
第2節　世界銀行による食品安全への取り組み　97

第2編　リスク分析の経済学

第4章　フードシステムのリスク分析　103

第1節　リスク分析と HACCP　103
　　　　－市場の失敗とインセンティブ問題－

1. はじめに　103
2. 社会的費用便益の計測アプローチ　107
3. 微生物危害要因の費用　110
4. フードシステム：システマティック・リスク分析　113
5. 2つの事例　118
6. 「農場－食卓」評価と費用効率制御　121

第2節　食品由来病原菌の定量的リスク分析　127
　　　　－モデリングアプローチ－

1. はじめに　127
2. 胃腸炎発症の頻度　127
3. リスク分析とリスク評価　130
4. 暴 露 評 価　131
5. 危害要因の特性評価　137
6. カンピロバクター・リスク管理と評価（CARMA）　141

第3節 HACCPの経済学 ……………………………… 145
　　　　　　－デンマークプロジェクトとリスク分析－
　　1. はじめに　145
　　2. デンマークプロジェクトの背景と目的　146
　　3. プロジェクトの内容　146
　　4. 「農場から食卓まで」リスク分析と費用便益分析　151
　　5. 家畜疾病リスクのモデル化　152
　　6. システムアプローチは，フードチェーンの各段階で用いられる検査とどのように異なっているのか　153
　　7. システムアプローチはさらに低コスト解を生み出すか？　154
　　8. EUのHACCP指令の意義　155
　　9. 選択的介入や防御システムの費用便益評価方法　156
　　10. ま と め　157

第5章 トレーサビリティシステム ………………………………… 160

第1節 畜産チェーンのトレーサビリティと認証システム …… 160
　　1. はじめに　160
　　2. トレーサビリティシステム　162
　　3. 認　証　166
　　4. 費用と便益　171
　　5. 結びと経済研究計画　174

第2節 品質管理とトレーサビリティ ……………………………… 181
　　1. はじめに　181
　　2. 企業ビジョンと部門イニシアティブ：その対立　182
　　3. 主要な問題としての「信用」　184
　　4. 信用のための手段としての認証システム　186
　　5. 部門の品質開発のための基本的枠組み　187
　　6. む す び　188

第6章 リスクコミュニケーション …………………………………… 190

第1節 消費者とコミュニケーション ……………………………… 190
　　　　　—消費者選好と不完全情報—

1. 消費者の健康と福祉：最大支払意思評価法を用いた試算　190
(1) はじめに　190
(2) リスクの費用便益評価と最大支払意思評価法　192
(3) 食品由来病原体　196
(4) 成長ホルモン　198
(5) 放射線照射　201
(6) むすび　203

2. 食品安全についての消費者の認知力：行動とマーケティング　206
(1) はじめに　206
(2) 経済的影響の評価　207
(3) 食肉消費行動　208
(4) 消費者の行動：生鮮肉についての認知力　209
(5) コミュニケーションの影響　210
(6) ラベル表示とトレーサビリティからの可能性　211
(7) むすび　212

第2節 企業責任とリスクコミュニケーション ………………………… 215

1. 食品汚染と企業倫理の欠如　215
(1) 相次ぐ食品汚染事故　215
(2) 修復されない企業倫理　217

2. 製造物責任と生産者責任　219
(1) ようやくできた製造物責任法　219
(2) 製造物責任と生産物責任：その課題と限界　221

3. 消費者の権利　223
(1) 世界の常識となった消費者の権利　223

(2)　わが国の消費者訴訟　225
　　　(3)　消費者の権利確立に必要なもの　228
　4.　告発のゆくえ　230

第3編　分析手法

第7章　食品安全規則の実験モデルと定量手法　237
　はじめに　237
　研究1：グラビティ・モデルを用いたアフラトキシン予防規則
　　　　の計量評価　239
　研究2：グラビティ・モデルを用いたヨーロッパ食品安全規則
　　　　による貿易効果の計量評価　241
　研究3：グラビティ・モデルの応用による輸入・輸出側への影
　　　　響評価分析　245
　研究4：部分均衡モデルを用いた投入産出量分析　247
　評価分析　249
　むすび　250

索　引　253
執筆者一覧　260

【コラム】
新しい国際規格ISO22000・食品安全管理システム　61
モンテカルロ・シミュレーション　135

序論　本書刊行の経緯と分析方法論

　経済学は1970年代にはいって，工業公害および農業公害の解決に取り組むために環境経済学分野を創設し，80年代以降その成果が地球的規模の環境政策の発展に貢献してきた．

　それから10年過ぎた80年代後半から，人類はBSE（Bovine Spongiform Encephalopathy：牛海綿状脳症，通称狂牛病）という未曾有の食品ハザードに直面することになり，経済学は，やや遅れた対応であるが21世紀にはいって，新たな分野として食品安全経済学分野の開拓に着手している．おそらくこのBSEの総合的解決法の開発は21世紀を通した長い挑戦となろう．

　編著者のヒュルネ教授と松木の2人の共同研究は，松木が1991年から92年の1年間オランダ・ワーヘニンゲン大学客員教授として在籍して以来のことである．当時，彼は新進の准教授として家畜の疾病対策と健康管理についての経営意思決定システムの研究をすすめていた．現在，畜産物の安全性改善の基本として家畜の健康と福祉の政策がEUおよびOIE（世界動物保健機構：旧国際獣疫事務局）の主要な柱になっているように，彼らの研究は先駆的な取り組みであると評価されている．

　彼が寄贈してくれた論文に目を通してはいたが，自分の研究テーマと直接関連していたわけではないため，実際の共同活動は食品安全経済学の設立ワークショップからのことである．彼らが従来の研究からそこに辿った契機は本書の序章で理解してもらうことにして，ここでは日本版編者としての本書の出版の意義を自分の研究経過にそって述べることにしたい．

　留学当時はオランダおよびEU（当時EC）の農業環境問題をテーマとして，とくに農業公害を発生する加工型畜産と施設園芸の生産力構造分析を行っていた．またそのような環境負荷を与える側面の評価とともに，農業が本来持

っている生物を育てる機能や農村の景観維持機能などの多面的機能の評価研究を進めた．1991年のヨーロッパ共通農業政策（CAP）のマクシャリー改革によって重視された条件不利地域（LFA）への直接所得補償政策はそのような多面的機能の維持を重要な目的とするものであった．1992年から93年には，ハーグにあるオランダ農業自然管理水産省（現農業自然食品品質省）の農業経済研究所（LEI）に客員研究員として移籍し，研究所がもっている農業統計調査分析機能を利用してオランダ農業経営の構造と企業形態の分析を行い，環境汚染の経営内部メカニズムを研究した．LEIはまたEUの条件不利地域のmarginalization（限界地化）問題の中心的な研究機関でもあり，LEIの研究者（Ida Terluin, Jaap Post, Floor Brouwer）と共同研究プロジェクトをつくることになった．すなわち日本の中山間地域の過疎化による農業生産活動と多面的機能の崩壊的実態をEUの実態と比較研究するために文部省科学研究費補助金を得て開始した．この条件不利地域と限界地化のテーマは現在EUの農村開発政策の主要研究テーマに進展し，EUの研究者の大規模な研究プロジェクトが続いている．

　以上のようなEUの農業環境政策・農村開発政策の変化と結びついた経済学の役割と期待が大きくなっているが，食品ハザードにたいしての取り組みは端緒に着いたばかりである．それは食品安全政策と共通農業政策の統一化が遅れてきたことが大きな要因である．

　BSEは家畜の病気が発端の人獣共通感染症である．家畜はストレスによって飼育環境に新たに発生する病原菌に対する抵抗力を失い，感染するという獣医学的解明がなされ，そのためにはまずストレスを軽減する家畜の福祉重視飼育方式への改善が不可欠である．BSE食品ハザードは家畜の健康と福祉の実現が基本的解決方法なのである．

　そのような認識がEUの政府，食品企業，農業者，消費者などの利害関係者の共通の認識になるにはBSEがはじめて発見された1986年から10年の年月が必要であった．

　EUではイギリス政府が認知した1996年から本格的な対策がとられてき

たのであり，総合的な食品安全政策体系は2001年の食品安全白書，2002年の食品安全法，食品安全機構の整備を行い始めたばかりである．

　従来のCAPには明確な食品安全政策の位置づけがないといってよく，食品の品質改善が中心であった．現在では食品の品質概念と安全性概念が結合されつつあり，その経済学的検討が重要となっている．実際の政策事業が先行しつつあり，その先駆的なコンセプトといえる「家畜福祉品質（WQ: Welfare Quality）」の研究が2004年からはじめられている．2006年からのEU家畜福祉5カ年行動計画では2010年までにWQラベルとチェーン開発を実現して，世界にEUブランドとして輸出する大変現実的な事業プロジェクトとなっている．

　そのWQラベルを生産する農場段階への振興政策としてCAPの改革が新たな段階に展開している．従来の直接所得補償政策がアジェンダ2000以降改善され，その後2003年のCAP改革によって自然環境保護，食品安全，家畜福祉の3つのキーコンセプトを実現する農業者の適正農業行動規範（Good Agricultural Practice: GAP）にたいして助成する直接支払制度に発展している．

　これまでのように生産物と切り離された（デカップリング）政策としての直接支払いではなく，原則的には何を生産するかに関係なく，直接支払いを受ける農業者は土地を農業と環境にとって適正に管理しておくことが遵守条件とされる．これからの強制クロスコンプライアンス（重畳的遵守事項）には，環境，食品安全，家畜健康福祉などの分野の18の法定基準が設定され，これらの事項を遵守しない農業者には直接支払い金の停止などの制裁措置がなされる．今回のCAP改革における「農村開発政策」の強化政策に家畜福祉政策が位置づけられていることが特徴である．すなわちCAP改革によって2003年農村開発規則が改正され，①農業者が農産物・加工食品の品質を改善することにたいして補助する「食品品質改善」措置，②環境や人間・作物・家畜の健康，家畜福祉についてのEU法定基準に農業者が適応するための「法定基準適応」補助措置，③補助をうける農業者に対して農業サービス

機関から監査と助言をうける費用の「農業アドバイスサービス」補助措置，④農業者が直接支払いを受けるために法定基準以上の家畜福祉水準に改善するコストを補助する「家畜福祉」補助措置の 4 つの政策措置が設けられた．家畜福祉直接支払いは，EU の法定家畜福祉基準を実現する活動を「GAP」と同様に「適正家畜飼育行動規範（GAHP: Good Animal Husbandry Practice)」と呼ばれており，「家畜福祉」補助金はこの GAHP を超える水準に対して支払われるわけである．そのため，EU では前述したように 2004 年から「WQ」というコンセプトをつくり，その商品のラベルとチェーンの開発を 2010 年までに実現する政策を導入している．

　この WQ ラベルとチェーン開発に代表されるように，食品安全の保証はアグリフードチェーンの全工程を対象とするリスク分析の方法が導入されている．食品の「農場から食卓」という流通過程の川下にある最終利害者である消費者は，食品ハザードの原因解明と改善対策の情報を要求する．そのためにアグリフードシステムに関わるステイクホルダー全員が技術的経済的情報を共有し対策を実行するための意思決定支援システムが不可欠である．

　日本版編者は，オランダでいち早く開発された新しい食品サプライチェーンの研究開発組織である AKK（Agro keten Kennis, Agri Chain Competence Foundation；農業食品チェーン開発財団）の実態調査をつうじて，アグリフードシステム論の研究をすすめた．そのため LEI に在籍しながらロンドン大学ワイカレッジで短期の客員研究員としてアグリフードシステム論をアンドリュー・フェルネ博士の協力で行った．当時すでに BSE と家畜福祉をキーワードとするアグリフードチェーン研究が始まっていた．

　以下本書の序章および各章とやや重複することになるが，EU の食品安全システムの形成実態を考察しながら，食品安全経済学の樹立にとって重要な研究内容であるアグリフードシステム論，リスク分析論の特徴を述べることにする．

1. EUにおける農業と食品産業の提携＝アグリフードシステム論の展開*

(1) アグリフードシステム形成の背景と現状

　1990年代以降のヨーロッパのアグリフードシステムの構造的変化を，第1に生産と流通チェーンの各段階での合併集中化，第2には食品加工製造業と小売業界の国際化，第3にプライベートブランド食品の市場シェアの拡大，第4にアグリフードチェーンの各種段階における企業間のコラボレーション（事業提携）の強化，の4つに特徴づけることが出来る．

　すなわち小売業の合併が特に北欧諸国で進み，オランダでは98年の食品小売業4社のマーケットシェアは82％にもなっている．合併は生産者にたいする取引交渉力の強化，プライベートブランド食品の販売効率の高度化，宣伝技術開発の投資効率の高度化を目的として進められている．フランス，イギリス，ドイツ，オランダにおけるこれらの小売業の合併は国際的な規模で行われている[1]．

　また食品加工企業でも集中合併と国際化が進んでおり，製糖業界が集中度のトップであるが，野菜加工業界ではユニリーバのような巨大な多国籍企業が新しい技術による新食品開発を多様なアグリフードチェーンの組織化によって実現させている．

　垂直的アグリフードチェーンに参加する会社間におけるコラボレーション事業の拡大とその事業実現のためのコーディネーション（経営調整）が強化されており，その従来の垂直的経営統合ともいわれる垂直的コーディネーションが進んでいる理由は，生産・加工・流通のチェーン全体における効率を高度化するためであり，とくに生鮮食品チェーンで要求される安全性と高品質をチェーン全体で保証するためである．食品のような商品の品質は，生産の初期段階での原材料（例えば種子）の選択から重要であり，農産物の生産方法，貯蔵方法，輸送状態，それに全過程に要する時間が大きな品質を保証する要因となるからである．

この垂直的コーディネーションをより発展させるためには、アグリフードチェーンにおける参加会社がチェーンの自分以外の各過程で行われている作業に関心を払いかつ専門的な知識を持たねばならなくなる．すなわち垂直的情報交換（vertical information exchange）が生産者，加工業者，小売業者の間で頻繁に行われることが重要となる．小売業者は農業生産者により詳細な消費者の購買行動情報を，一方農業者は小売業者に日常実践している農法の詳細情報を提供し合うのである．農業者はトレーサビリティに応えるためにも品種の選択，農薬など使用植物保護剤の日時・散布方法・使用対象作物名・散布量，肥料の使用状況，灌漑方法，耕起作業，収穫作業などのすべての農作業活動の記録を行うことが必要となっている．

(2) アグリフードシステム論の動向

農業と食品産業（食品製造業＋食品流通業）の提携を対象とするアグリフードシステム論の形成は1990年代に入ってからである．1990年代以降のEUの食品産業研究にはこのアグリフードチェーンやアグリフードシステムという用語が頻繁に使用されるようになった．

アグリフードチェーンとは「農場から食卓まで」を担う農業生産者から消費者に至るすべての主体の連鎖である．

1990年代に入ってからの食品開発競争は，従来型の「個別の企業対企業の競争」で進めるというよりむしろ，アグリフードチェーンの「チェーン対チェーンの競争」という色彩を強めてきている．生産現場から小売りまでの全過程を管理してゆかないと消費者ニーズに対応できる安全，安心かつ質の高い食品の供給は困難だからである．

従来の川下から川上に食品の流通システムをとらえる視点が強いフードシステム論より農業生産過程における安全性や環境保全，家畜福祉などを評価する消費者の意識と購買行動を重視するチェーン開発が進展してきているためである．アグリフードとして農業食料再生産システムを再構築する必要性が出てきたのである．

消費者の食品に対する意識を根本的に覆したのは，BSE である．BSE の発生は，消費者の食に対する認識を根本的に変えつつある．そのため，食品に対しては何よりも安全で品質が高く，環境にも優しい食料品を求めるようになってきた．有機農産物に対する関心がその典型である．家畜の病気に対しては，加工型畜産の弊害によるものであるとの認識が年々強くなり，有機畜産や動物福祉に関する関心も高まってきている．このように消費者意識の高まりや消費者ニーズの多様化が従来とは異なるいくつもの価値を持った食料品群を求めている[2]．

行政としてもこうした消費者ニーズへの対応が重要課題になってきており，イギリスでは食品基準庁，フランスでは食品衛生食品安全機構の新設，ドイツでは農業省がより消費者重視の消費者保護食料農業省へと改変し，EU は 2000 年の「食品安全白書」に基づきヨーロッパ食品安全機関（EFSA: European Food Safety Authority）を 2002 年 1 月に設立した．

アグリフードチェーンにおける食品安全管理システムの開発がもっとも当てはまる部門は有機農業である．EU における有機農業に関する安全管理システムの法的整備は，有機農業規則 2092/91「農産物の有機的生産と有機農産物および有機食品材料の表示」が 1991 年に制定され，1999 年には畜産物についての規則も付け加えられた．EU 加盟各国はこの法律に基づいて国内法と市場整備を進めている．財政的にも農業環境規則のもとで有機農業に対する各種支援がなされており，この支援によって有機農業に転換する生産者が急速に増加し，多様な有機アグリフードチェーンが形成されている．

アグリフードチェーンの開発には①農業生産に関連する分野（資材，機械，農薬，化学肥料，種苗）②食品加工メーカー③流通事業者④小売業⑤フードサービス等の各主体が商品開発企画から事業提携しチェーンを組む．このチェーンを組む主体の範囲が極めて広範囲であることから，この広い範囲を包含する用語として，従来の「フードチェーン」や「フードシステム」よりも「アグリフードチェーン」の方が適切なものとして使用されているのである．

「農場から食卓まで」のアグリフードチェーンに政府の政策，財政的支援，

社会基盤整備等を含むシステム概念がアグリフードシステムである。このアグリフードシステムには消費段階の消費者主体も包含される。

ヨーロッパではこのアグリフードチェーン開発研究が盛んに行われている[3]のでその事例を次に取り上げることにする。

(3) EUにおけるアグリフードチェーン開発研究の進展

1) コンサートアクション「農業・関連産業研究プログラム基金の設立」

EUの食品産業は，1992年の市場統合により，著しい構造変化を起こしている。またWTO体制下において国際競争力を強化するため市場戦略対策をする必要性に迫られており，EU委員会および加盟各国は新しい市場戦略対策をとる必要性に迫られており，特に産学協同によるアグリフードチェーンの研究・開発（R&D）を支援する政策を強化している。

そのため，1994年にEU委員会はアグリフードシステムのR&Dを専門とする研究者のネットワークづくりを支援する補助事業を開始した。この13カ国17チームからなるネットワークはコンサートアクションと呼ばれ，EU委員会は「農業・関連産業研究プログラム基金AAIR (Agriculture and Agro-Industrial Research Programme)」を設立した。AAIRの主たる目的は①加盟各国の共同負担による新しい研究事業への補助，②研究者のネットワークづくりへの経費補助共同研究の育成の2つである。特にこのネットワークづくりで目指したのは，研究者の共同研究の育成，重複研究の回避（無駄なコストの削減），研究テーマの中にEU地域の重要性を位置づける，ネットワーク参加研究者の成果を高めること等であった。このコンサートアクション参加国はベルギー，デンマーク，フィンランド，フランス，ドイツ，ギリシャ，イタリア，オランダ，ポルトガル，スペイン，スウェーデン，イギリス，アイルランドの13カ国であり，22人の大学の経済学者，ビジネススクールの研究者で構成されている。プロジェクトコーディネーターはトレイル（Bruce Trail）レディング大学教授である。このコンサートアクションの共同研究テーマは「ヨーロッパ食品産業の構造変化」である。こうした共同

序論　本書刊行の経緯と分析方法論

研究テーマの背景にはヨーロッパ内の最も大きな変化としてヨーロッパ単一市場の誕生があり，またそれに伴うCAP改革があった．外的要因としてはGATT後のWTO体制で市場競争力を強化しなければ生き残れないという強い危機感が存在している．EUの食品産業を分析する具体的なテーマは(1)小売業界の変化，(2)食品加工業の市場戦略，(3)消費者需要の変化に主眼をおき，そして共同研究の分析項目として，企業規模別（零細，小，中，大，多国籍），セクター別（第1次加工，第2次加工産業），ブランド別（NB，PB），ニッチ経営戦略が設定され，EU全体の分析，ついで，EU加盟国別に分析し，26の論文として報告されている[4]．

EUの中でも，オランダやイギリスでは具体的なアグリフードチェーンのR&Dが1990年代から急速に進められている．元来，オランダやイギリスにはアグリフードチェーンの研究が進む下地がある．

オランダでは，輸入飼料依存の加工型畜産，温室ハウス栽培部門などのEUの平均的農業生産性の2倍以上の高い集約的農業とそれと結合する食品加工企業，EUをリードするロジスティック体制が発展しているからである．イギリスにはEUのなかで最も多くの食品関連の多国籍企業が存在しており，またオランダの企業との合併会社が多い．

2）　オランダ農業食品チェーン開発財団（AKK）

オランダでは，アグリフードチェーンのR&Dを先駆的に実現するため1994年AKKが設立された．AKKはオランダ政府と事業契約関係にあるが独立した企業主導型法人である．財源は1/3は政府からの直接助成3千万ギルダー（15億円），1/3は企業出資，1/3はサードセクターや研究機関からの間接的収入である．

AKKの事業目的はまず，第1にサプライチェーンの障害となっている諸問題の解析と競争力分析である．第2にチェーン開発実践による研究を60件のパイロットプロジェクト"Public Private Partnership"で進めている．そしてこうした研究成果の普及によって実際のアグリフードチェーン・アグリビジネスの経営改善とサポートを行うことにある．

プロジェクトの実行体制は最低限アグリフードチェーンに関係する2社以上の私企業と1人以上の大学・研究所の研究者が参加することである．AKK の実行組織体制は7つの部門チームから構成される．①野菜・果実チーム②家禽・食肉チーム③花卉園芸チーム④穀物チーム⑤乳製品チーム⑥水産チーム⑦食品産業チームである．1996年では60プロジェクトに275企業とワーヘニンゲン大学および農業経済研究所（LEI）の研究者等が参加している[5]．

3) The Food Chain Group

イギリスにおいてもアグリフードチェーン開発が進められている．1999年に開発されたイギリスのフードチェーン開発グループ The Food Chain Group は多くの開発プロジェクトをもっている．その中の1つである IGD フードプロジェクトには100社以上の企業と Defra 環境食料農村問題省が参画しており，牛肉，鶏肉，乳製品，生鮮食料品，零細食品企業についてのイギリスと主要競争相手諸国との比較研究を実施している．特にフードチェーンの成功例の要因分析やイギリスのアグリフードチェーンの主力である牛肉，ラム，鶏肉，乳製品の生産コスト分析が中心である．また今後5～10年の競争力予測分析も行っている[6]．

EU 各国もこうした実践的アグリフードチェーンの研究開発システムを開始している．

2. 食品安全経済学の形成と理論構成

食品安全性改善の政策と企業の経営戦略にとって経済学がどう寄与できるかが課題となっている．EU では消費者から食品安全性の保証についての要求が強まっており，それに対する政策担当者と食品企業者の対応がなされているが，そのような食品安全問題を対象とする研究分野として食品安全経済学の構築が提唱されている．

食品安全経済学は現実的な接近方法として EU 食品安全白書が提起した食

品安全についての主要原則を取り上げ当面の研究課題を設定している．すなわち「消費者福祉」「農場から食卓までの食品安全政策の責任」「費用便益分析方法による食品安全性についての社会経済的評価」「基準策定のためのリスク分析」「HACCP（危害分析重要管理点）の利用による危害防止」「監視を実現する追跡可能性」「国際貿易における基準の透明性」などである．ここではそのうちリスク分析の研究課題とアグリフードチェーンにおけるトレーサビリティ追跡可能性の研究課題の内容について検討する．

(1) リスク分析研究の特徴

リスクという危険性は人それぞれによって異なった問題として現れる．それゆえに危険性とは危害にいたるまでの状態に曝されることであり，不利な結果に出会ったり，特別の病気にかかったり，死に至る場合もあるものとして一般的には定義づけられる．経済学的にはリスクとは報酬が不確実である可能性として見ることが出来る[7]．危険性の国際基準はコーデックス食品規格の評価に基づいて決定されることになっているが，実際のWTOのSPS（衛生植物検疫措置）協定によって裁定される場合に評価された「危険性」には「厳格に制御された状況下で科学的試験操作によって確認できる危険性のみならず，現実に存在するままの人間社会における危険性，言い換えると，人々が生き，働き，死んでいく実世界における人の健康に対する悪影響の現実的可能性を含むもの」というように[8]，種々の社会生活体系をもつ各国に固有のコーデックス基準を上回る基準を定める権利を認めるか否かの問題が研究課題として残っている．

リスク分析とはHACCPやISOなどの品質・安全性保証システムの基本的方法論であり，FAOは「リスク分析（risk analysis）とはリスク評価（risk assessment）とリスク管理（risk management），リスクコミュニケーション（情報交換）（risk communication）の3つの独立かつ統合した要素からなる解析」と定義づけている．

リスク評価は消費者の健康に関連して科学的助言をする基礎となっており，

EUの消費者の健康と食品安全政策における政策立案を行うEU委員会への重要な科学的情報提供となっている．それはまたEUがWTO交渉におけるEU法による基準の防衛対策やEU裁判所での訴訟対策に使用する重要な科学的証拠にもなっている[9]．

リスク管理には政策が及ぼす効果の評価過程も含まれ，危険性の価値評価（risk evaluation），管理措置の査定（management option assessment），管理措置の実行（option implementation），監視と再点検（monitoring and review）の各段階がある．このリスク管理業務の担当を後述するヨーロッパ食品安全機関の仕事とするかEU委員会の仕事とするかの論議が行われてきた．EU加盟各国も独自に食品安全機関の設立を進めてきたが同じ問題を抱えており，安全機関に管理機能を含むすべてのリスク分析業務を与えると，管理する機関が評価もすることになって，透明度の低い馴れ合い的リスク管理になってしまうおそれがあると指摘されている．そのためリスク管理は法律立案権限のあるEU委員会が責任をもって行政執行のなかで行うこととなった．

リスクコミュニケーションは出来る限り透明性が要求されなければならない．そのために科学的助言に広く通じることが大切であり，消費者を含むすべての利害関係者に十分な情報を提供し，かつ状況の進展過程におけるすべての情報を与えなければならない．それゆえにこのリスクコミュニケーションの仕事は食品安全機関が担当することが適当であるということになった．

以上のようなリスク分析は科学的世界と政治的世界，市民生活社会の3つの間で有効な機能分担をともなって実現していくものであり，消費者にとっても「危険性がゼロということはない」という認識のもとで，リスク分析の開発研究は絶え間なく進化させていかねばならない課題として重要である．

(2) アグリフードチェーンにおけるトレーサビリティ研究の特徴

食品安全白書に基づく新しい食品安全衛生ルールの確立のために3つの原則が提出された．第1は「農場から食卓へ」というすべての食品を網羅する

アグリフードシステム全体における食品衛生管理政策の確立，第2は食品安全は基本的に食品生産者に責任があること．それゆえ食品加工業者はHACCPシステムを実行すること．農場では良好な衛生管理作業条項（Codes of Good Hygienic Practice）にそって安全管理を行うこと．第3にすべての食品及び食品材料の追跡可能性を実現すること．それを実現するための強制的な登録制がすべての食品企業に導入されている．食品にはその登録番号が付けられ，食品及び材料の供給者の記録が提供される．もし消費者の健康に重大な危険性が出た場合には製造企業は市場からその製品を回収撤去しなければならないことになる．しかし，まだこの食品安全衛生ルールには「適正な製造行動規範（good manufacturing practice）」の認証が与えられているわけではない．

トレーシング及びトラッキングシステム[10]はアグリフードシステムにおける食品の流通を過去履歴とこれからの流通先を追跡する2つの側面を含んでいる．

トレーシングは食品や食品材料をチェーンの中で最終消費者から生産者へ遡って追跡し，その汚染の原因箇所を特定する場合などに用いられる．トラッキングは食品生産者が最終消費者までの流通過程を追跡し，商品を回収する場合などに用いられる．

このトレーシング・トラッキングシステムは第1にチェーンの透明性が増大することになり，消費者の信頼をいっそう得ることが出来る．第2に責任の本当の所在が明確になり間違った責任が回避出来る．第3に回収の手間が少なくなることである．

以上のようにトレーサビリティはアグリフードチェーンに参加するパートナーの間でその食品衛生管理システムの確立に有効な手段と位置づけられており，その技術的開発研究とともにシステム自体の評価を行う認証サービスとの連携方式の開発も重要な課題となるであろう．

3. EUにおける食品安全システムの現状

(1) 食品安全政策の特徴

1962年食品材料の分野で食品着色料についての最初の指令が制定され,次いで食品保存料の指令が出されたが,これらの初期の食品関連指令は域内での自由流通を促進するために加盟国の各々の基準を統一するためのものであった.この時代の食品に関する法令は「食品材料毎の縦割りないし調理法別法令」と批判されていたが,一方で食品についての訴訟と裁判の判例 (Casis de Dijon の判例が有名) が蓄積され,それが食品の安全性のガイドラインになっていった.その後80年代以降になると,食品行政全体の体系化が求められるようになった.1985年には「ミニ食品白書」といわれた「食品材料についての委員会コミュニケーション」が発表され,そこでは委員会は原則的に食品別縦割り的な統一法令を制定しないこと,ECの食品法の整備を,①公衆衛生の保護②消費者への情報開示及び公衆衛生以外の側面からの消費者保護③公正な商取引の目標④政府管理の必要性,の4つについて検討することが取り上げられた.80年代では加盟国間に異なった基準があり,しかも食品業界における技術革新によって多種膨大な食品添加物が生産流通されたからである.また農産物の残留農薬や家畜への投薬剤,汚染物質,容器類の廃棄の問題などが発生したため,90年代に入ってからEC委員会は新たな食品法体系の改善に着手するようになった.95年にはEC食品衛生の関連法令の簡素化のために2つの対策が打ち出された.1つはMolitor Reportの公表と他はEC獣医衛生法の改正簡素化である.

95年のMolitor ReportはECの法令体系の評価委員会によって作成されたものであるが,委員会はMolitor委員長の他16名の独立した専門家で流通業と製造業界からの出身者で構成されていた.委員会は食品衛生に関する法令規則の簡素化について評価し,16項目の改善点を指摘した.特に委員会は特定製品についての縦割り的な法令をHACCPシステムの導入による

リスク分析の採用によって簡素化ないし統合化することが出来ると助言している．特に食品衛生指令93/43/EECと縦割り的特定製品の衛生指令との相違を撤廃すべきこととした．

以上のような食品法体系の各論的検討がなされてきたのであるが，EUの食品政策についての法的整備が本格化するのはEU連合条約であるアムステルダム条約（1997年制定，1999年5月1日施行）からといってよい[11]．それまでのEC法体系の中には食品法は域内市場に関する条項（EC Treaty articles 100, 100A）とCAPとの関連で位置づけられていたに過ぎなかった．

EUの食品安全政策の特徴を農業政策との関連でみると，ローマ条約第33条で規定されているCAPは周知のように農業生産性の増大と農工間所得格差の解消に主要な政策目的があり，食料消費者ないしその健康保護については政策上明白に位置づけられていない．そのような性格のCAPの下でも食品衛生や獣医衛生条項の統一化のためにいくつかのEC指令が公布されてきた．例えばフレッシュミート指令91/497/EEC，食肉製品指令92/5/EEC，生きた家畜と家畜由来の製品の域内貿易に関する指令90/425/EEC，第三国から輸入される食品の獣医衛生検査に関する指令90675/EECなどがあるが，これらのCAPの法令は市場流通の促進のための食品衛生管理という性格が強いと言えよう．

しかし，とくにBSE問題によってEU委員会は食品安全問題を最優先の政策課題に置くことになり，1997年にEU委員会は「EUにおける食品法の総合原則に関するグリーンペーパー」を公表した．グリーンペーパー公表の主要なねらいは食品材料に関する多くの問題点を取り上げ，それについての利害関係者の意見を採り入れることであり，委員会自身の諸問題についての見解は述べられなかった．グリーペーパーが目指す食品法の目標は，①高い水準の公衆衛生，安全性，消費者の保護を確保すること②域内市場の自由な流通を確保すること③科学的証拠とリスク評価に基づいた法制度の確保④ヨーロッパ企業の競争力の確保と輸出力の強化⑤食品安全への第一義的責任は農業生産者，食品加工企業などの供給者にあること，またHACCPのよう

な安全システムを採用するとともに,それを効率的な公共管理によって支援すること⑥法的制度は包括的で合理的,一貫性があり,簡素化されており,利用者に便利で,関係者の間で充分論議されたものであること,の6つに設定された.

(2) 食品安全白書

グリーンペーパーによる論議が2000年1月の「食品安全白書(White Paper on Food Safety)」として結実することになる.

食品安全白書は9章からなっており,第1章「序論」,第2章「食品安全の原則」,第3章「食品安全政策の基本要素:情報の集約と分析-科学的助言」,第4章「ヨーロッパ食品安全機関設置の方向」,第5章「法令化の見地」,第6章「管理」,第7章「消費者情報」,第8章「国際化」,第9章「結論」である.白書の最終的目標はヨーロッパの食品を消費する消費者の健康保護を最高の水準に持っていくことであり,その食品安全を「農場から食卓へ」の全過程において実現するために法令の改正と食品安全政策の確立をラディカルに行うことにある.すなわち本稿でいうアグリフードチェーンの全過程において食品安全管理を可能にするシステムを政策・法令の整備をともなって開発していこうというねらいである.

その食品安全システムの原則は第1に総合的統合的であることが必要であり,「農場から食卓へ」のアグリフードチェーン全過程の管理,かつすべての食品セクターへ適用される横断的管理がなされることを意味している.しかもEU加盟国間のみならず,貿易対象国にも適用されるものである.

第2にフードチェーンの主体者である飼料加工業者,農業者,食品加工業者には第一義的な食品安全についての責任があり,加盟国の行政専門家やEU委員会はかれらの社会的責任を監視し管理する役割がある.消費者もまた食品の適切な貯蔵と取り扱い調理責任があることを自覚しなければならないという責任(responsibility)の原則をとなえている.

第3に消費者の健康を保証するために食品,飼料,添加物の追跡可能性

(traceability) の原則が重視されている.

　第4に食品政策は包括的で効果的かつダイナミックであることが重要であり，この政策の実行過程の透明性の徹底（transparent）の原則が必要であるとしている.

　第5にリスク分析が食品安全政策の基本になければならないとしている.

　第6にリスク管理において予防的原則の適用が重要としている.

　第7にその他の考慮すべき点として，コーデックス規格のような国際協調問題，環境問題，動物福祉問題，持続的農業問題，消費者の品質に関する期待や公正な情報問題，食品の品質の本質に係わる定義，生産過程の方法などをあげている.

　以上のようなアグリフードシステムの各段階での安全管理のためにリスク分析の方法を採用して，制度的にも「ヨーロッパ食品安全機関」を新たに設置することを提案したのである.

(3) 新しい食品規則とヨーロッパ食品安全機関の設立

　食品安全白書の内容方針を基礎に2002年1月21日のEU農業大臣閣僚理事会によって，"食品法総合原則及びヨーロッパ食品安全機関（EFSA）（2001年12月11日ヨーロッパ議会で旧EFAから名称変更）の設置，食品安全性問題の対策手続きを制定する『ヨーロッパ議会及び理事会規則（Regulation (EC) No. 178/2002）』"が決定した.

　この新しい食品規則は食品の共通定義をはじめて確立すること，高い健康保護を保証するための食品法の指導的原則と目的を制定することである.

　食品（ないし食品材料）は「加工，部分加工，非加工されたもの，あるいはその予定のもので，人間が適切に摂取することになっているあらゆる物質ないし製品」と定義されている．食品には飼料，食用として出荷されることのない生きた家畜，収穫前の作物，医薬用品，化粧品，たばこ，麻薬・催眠剤，残留汚染物質は含まれない.

　またこの新しい食品規則で注目されるのは，高い水準の人間生活・健康・

消費者利益の保護とともに，家畜の健康と福祉の保護，植物の健全な生育と環境の保護を謳っているところにある．食料のみならず家畜の飼料の安全性を管理することを重要な目的としているのである．

規則第2章の総合食品法（General Food Law）の「一般原則」には，「一般目的」とともに「リスク分析」，「予防的措置の原則」，「消費者利益保護」の3つの原則がある．また，「透明性の原則」では食品法の審議や評価，改正などについての情報公開と市民からの意見参加などが定められている．同時に人間と動物の健康への危険性を生じさせる食品や飼料についての適切な情報を公開することが定められている．

食品規則によって設立されたヨーロッパ食品安全機関は，あらゆる経済団体や行政から独立した科学的機関であり，食品と飼料の安全性にかかわるEUの政策と法令整備に寄与するために，科学的助言と科学技術的サポートを与えることを使命としている．

食品安全機関の主要業務にはEU委員会及び加盟国へ食品安全についての科学的意見を与えることである．そのためにリスク評価方法の開発を促進し，その成果によって食品安全システム上の役割，とくにリスク分析のうちリスク評価とリスクコミュニケーションを担うことになっている．先述したようにリスク評価に基づきリスク管理の責任を遂行する役割はEU委員会（健康と消費者保護総局）が持つべきという結論になったことで，食品安全機構の独立性と科学性が保証されたものになった．

食品安全機関は経営理事会（management board），専務理事とスタッフ，審議会，科学委員会と小委員会の4つの部署で構成されている．この専務理事の公募による選出が行われ，選出後において執行体制の整備がなされた．

ヨーロッパ食品安全機関には8つの科学小委員会が設置され，小委員会は公募選出と理事会指名の独立科学者によって構成される．その小委員会の1つに「動物の健康と福祉問題」科学小委員会があり，家畜，畜産食品と家畜飼料の生産・加工・流通・消費システムの各段階において動物福祉基準からの科学的検査がなされることになっている．その他の小委員会は「食品の添

加物，調味料，増量剤等問題」，「家畜飼料に使用される添加物等問題」，「植物保護，保護剤，残留問題」，「遺伝子組み換え問題」，「健康食品，栄養，アレルギー問題」，「伝達性海綿状脳症，牛海綿状脳症などの生物危機問題」，「フードチェーン汚染問題」の各科学小委員会である．

4. 日本におけるアグリフードチェーン安全管理システムの開発課題

EUの食品の安全性問題は1980年代からのBSEの発生において見られるように日本以上に深刻に推移してきた．また，そのような患畜由来の食品および飼料の安全性を「農場から食卓へ」のチェーン全体において保証するシステムをEU委員会，加盟国政府は主導的に開発しようと精力的に取り組んできている．アグリフードチェーン全体における安全システムの開発には，EUが1990年代から取り組んできた集約的農業から環境に優しい粗放的農業への転換補助金政策も間接的に関連しているといってよい．また，WTO農業交渉でEUが主張している「家畜福祉補助金」も，EU消費者市民の長年の願いを反映したものである．2001年のコーデックス有機畜産ガイドラインの母体となった2000年施行のEU有機畜産規則も長い市民的議論の成果であった．環境保全と食品の安全性が結びついた農業環境政策及び農村開発政策と消費者保護政策とがすこしずつ結合して展開していると評価してよいであろう．日本の場合そのような農業農村環境政策で本来位置づけられるべき有機農業助成事業ひとつを例にとってもEUの政策実行から程遠い状態である．農業生産の構造的転換を深い反省のもとに論議していないといわざるを得ない．食品の原材料となる農産物の安全性，環境保全，家畜の健康と福祉について政策担当者，農業者，食品企業者と消費者市民の間での論議の蓄積が少なく合意が形成されていないのである[12]．

政府は食品安全システムを整備するためにEUと同じような食品安全機関の設置を行ったが，世界的にも有力な日本の消費者団体の参加に対して積極的でない．アグリフードチェーンは消費者主導型や農業者主導型，卸売業者

主導型,スーパーマーケット主導型,食品企業主導型など多様な類型がある.

それぞれのチェーンのコラボレーションとコーディネーションには相違が見られ,その安全管理システムの実態分析が急務であろう.また,食品安全機関の設置計画もEUなどを参考にした政府関連の科学的機関を設置する方向だけでなく,世界的にも先進的な日本の生協等消費者団体が開発してきた産直提携方式による食品安全管理システムの経験や先端的な食品企業が開発しつつある第三者的リスク評価システムの役割も検討すべきであろう.有機農産物の認証システムのように,法的な基準に基づいた民間の検査認証機関が複数設置され,「科学的リスク評価能力」が公開競争され,消費者はその複数情報の中から自己責任において最終的に選択できることになる.その中の1つとして最終的に健康危害を被る当事者である消費者自らが独立科学者を組織化し,リスク評価とリスクコミュニケーションを担当することが合理的である.それが政府の食品安全政策や食品産業の経済活動を監視し,リスク回避のためのラディカルな改革を助言することが出来るのである.そして科学者も従来のような政府官僚指導下の各種審議委員会や学会アカデミズムの権威に依拠する場での研究発表にとどまらず,消費者市民がコーディネートし研究成果を活かせる情報公開の場,(仮称)「食品安全市民機構(NGO・NPO・NAO; Non Academic Organization)」のような実践の場において社会的責任を発揮するか否かが問われることになる.政府はリスク管理の責任者としての役割とともにそのようなNGO・NPO・NAOに対しての財政的支出を法的に保証し,政策的に支援する政策への転換が必要である.

また社会科学の新しい分野としてもこのようなアグリフードチェーンにおける安全管理システムの開発を研究する食品安全経済学の構築と展開が期待されよう[13].

参考文献

1) Floor Brouwer and W.J.J. Bijman, "Dynamics in Crop Production, Agriculture and the Food Chain in Europe," LEI 2001.

2) 松木洋一・永松美希編著『日本とEUの有機畜産』農山漁村文化協会, 2005年.
3) 1990年代に入ってロンドン大学ワイカレッジの食品企業経営講座のProf. David Hughes, Derek Ray, Andrew Fearne (Supply Chain Managementの編集者) 等がアグリフードシステム論を展開した．またオランダのワーヘニンゲン大学や農業経済研究所の研究はAKKの実践的アグリフードチェーン開発研究に取り組んでいる．

日本におけるEUのフードシステム研究には以下の成果がある．新山陽子『牛肉のフードシステム－欧米と日本の比較分析』日本経済評論社, 2001年では牛肉部門におけるフードシステムの分析がなされている．永松美希著「EUの有機アグリフードシステム」日本経済評論社, 2004では, EUにおいて1990年代から本格的に展開している有機農業と食品産業の提携についての実証的研究がなされている．

4) Discussion Paper Series, "Structural Change in the European Food Industires," UAAIR Programme, 1995.
5) "Summarized Annual Report 1995," Agri Chain Competence, 1996.
6) UK MAFF, "Working Together for the Food Chain – view from the Food Chain Group," 1999.
7) European Commission, "Consumer Health and Food safety," 2002.
8) European Commission, Health & Consumer Protection Directorate-General, "Preliminary Report on Scientific Quality of Life Criteria in Risk Benefit Assessment," 2002.
9) 岡本嘉六「農場から食卓までの食品の安全性と国際基準」『日獣会誌』52, 1999年.
10) Miranda P.M. Meuwissen, 本書第5章第1節.
11) Marieke Lugt, "Enforcing European and National Food Law in the Netherland and England," Koninklijke Vermande BV, 1999.
12) 新山陽子「食料システムの転換と品質政策の確立」『農業経済研究』第72巻第2号, 2000年ではコンヴァンシオン (合意) 形成理論からEUとの比較において日本のレベルを評価し,「明確なコンヴァンシオンが存在しない」としている．
13) 中嶋康博『食品安全問題の経済分析』日本経済評論社, 2004年では食品安全問題へ農業経済学がいかに貢献してきたか今後できるかの検討がなされている．

＊初出論文：松木洋一「アグリフードチェーン安全管理システムの開発と政策－EU食品安全白書とEFSA (ヨーロッパ食品安全機構) －」フードシステム学会誌『フードシステム研究』第9巻第2号, 2003年.

序章　食品安全経済学への新しいアプローチ
―ワークショップの概観と新しい研究の方向―

1. はじめに

　本書の諸論文は，2002年4月14日から17日の期間にオランダのワーヘニンゲンで開催された「食品安全経済学の新しいアプローチ」という学界の最前線にあるワークショップに提出されたものである．

　シンポジウムの目的は，食品の安全性改善のための政策と戦略を実現するために，経済学がどういう点でいかに貢献できるかを学ぶことであった．EUでは，市民からの食品安全性保証への要求がますます強まっており，それに対する食品企業と政策担当者双方からの対策が行われつつある．これらの対策はEU加盟国ごとの事情を考慮しながら，しかも農業政策とリスクについての科学的知見の進歩にともなって行われている．

　企業及び政府の直面する課題にあう研究計画を組み立てるために，世界中から招かれた専門家が集まり，最先端の研究業績を検討した．

　ワークショップの第1の焦点は畜産物の食品安全経済学についてであった．

　本書の論文テーマは，EUの食品安全白書に示されている主要原則に沿って設定された．それらはEUの将来の発展を左右する重要な課題であるからである．これらの食品安全原則には，消費者福祉，農場から食卓までの食品安全責任，基準を策定するためのリスク分析の使用，HACCPの採用によるリスク予防，モニタリングを確立するためのトレーサビリティの実行，国際貿易における基準の透明性などの課題が含まれている．

次に，発表論文と議論の内容の中から注目すべき点と考察された重要な内容を紹介する．最後に将来の研究にとって重要と認められた研究分野をまとめた．

2. 消費者の健康と福祉

消費者の健康と福祉は食品安全性改善の最終目的である．消費者福祉を計測しまた消費者の見方と行動を理解するいくつかの分析方法がある．これらの分析方法の概要を提供し，それが依拠する経済学やマーケティング学，公衆衛生学を紹介する．

食品の安全性改善の価値をいかに測定するか，消費者認識や市場行動をいかに理解するか，そして公衆衛生の目標をいかに設定するかが議論の中心であった．

スホーグレンの論文（第6章第1節1.消費者の健康と福祉）では，利益評価についての経済学の学説検討がなされ，特に最大支払意思評価法（WTP）について論じられた．

彼は実験経済学の手法である入札実験法による分析結果によってアメリカ合衆国の消費者はリスクを過小評価する傾向があるという見解を示している．すなわち彼らは一般的には食品安全を重視しているが特定な危害についてはそうではない．また消費者の価値評価に影響を与えるのは役に立つニュースよりむしろ否定的なニュースの方であるという．一般に，人々はマーケットが現在提供している安全性水準より高い水準に対して支払う意思がある．それらの調査結果は科学技術者に取り組むべき教訓を示している．経済学はリスク評価についての役割の一部を担うべきであり，それは経済的評価がリスクを決定する場合があるからである．大衆は専門家とは異なったリスク認識力を持っている．彼らはリスクの可能性が低い場合も高い場合も過小評価するが，中間の場合は過大に評価する傾向がある．

フェルベーケ（第6章第1節2.食品安全についての消費者の認知力）は

いくつかの研究成果を検討し，ベルギーの消費者が食品安全をいかに認知しているか，彼らが新しい情報にいかに反応しているか，彼らが新しい情報に応えて食品消費をどのように変えるかを再検討している．それによって彼は次のことを発見している．すなわち牛肉消費の減少という顕著な傾向がBSE危機によってより強まったこと．ダイオキシン危機の結果として家禽肉への否定的な評価が生じたこと．消費者のTVを見る程度が行動と認知度に主要なインパクトを与えていること．これらの検討によって，彼は1つの悪いニュースの影響力は5つの良いニュースの影響に匹敵する強い影響をもっているという見解を示している．また，失われた消費者の信頼はラベル表示とトレーサビリティによって回復するかもしれないと提案する．

ヘンケンら（第4章第2節食品由来病原菌の定量的リスク分析）は，オランダにおける食品を原因とする病気（以下，食品由来病と称する）の発生数の推計を報告している．これらのデータが示しているのは，カンピロバクターはサルモネラよりいっそう深刻なウイルスであり，より一層の注意をすべきことである．オランダではタルタルステーキとカンピロバクターについてのリスク評価が実施されてきた．このような評価における1つの重要な問題は細菌病原体についての用量－反応関数を確立することである．そして彼はその確立にかなりの進展があったことを報告している．また公衆衛生学の観点から，障害調整生命年（DALY）の計算方法によって食品由来病の影響を測っている．介入政策によって軽減されるDALY年数によって政策の費用対効果を比較分析することができる．

ワークショップの議論ではコミュニケーションと認知力の問題に焦点が絞られた．人々はどのような情報を得たいと願っているのか，情報源を信用できるかどうかについて理解することは，重要な研究テーマである．科学的な真実が存在せず，またそれ以上に技術専門家のリスクコミュニケーションについての訓練がなされていない．消費者は良いニュースより悪いニュースに重きを置きがちであるという発見は企業にとっては難題である．最後に食品安全のためにさらなる投資をするべきかどうか，追加投資の利益をいかに計

測するかという問題が生起した．

3. サプライチェーンにおけるトレーサビリティと認証制度

　トレーサビリティと認証制度は，食品安全を含む食品の品質を管理し販売するための手順である．認証制度はすでに多くの会社によって使われてきたが，トレーサビリティは食品安全における比較的新しい概念である．食品安全を達成するためのこの2つのシステムの費用便益分析はあまり理解されていない．以下の章節の論文では最近のシステムについての概要と経営経済的な問題点を取り上げている．

　ミューヴィッセンら（第5章第1節畜産チェーンのトレーサビリティと認証システム）はトレーサビリティと認証システムの概要をとりあげている．法的基準と民間基準が私企業の経営目標を提供し，企業は目標達成を実現するためにトレーサビリティシステムを採用するであろう．認証制度は目標にそって管理システムが実行していることを確認することにある．トレーサビリティシステムには3つの目標があり，消費者の信頼の確立，責任の所在の明確化，欠陥商品の回収効率の改善である．

　トレーサビリティシステムの組織化には，情報がチェーン内でいかに共有化されるかという条件によって異なった方法があり，またシステムの選択は目標の違いによって，重要性の比重が異なってくる．認証制度は消費者から要求され，より適切な価格を導くことになり，また金融機関からも要求されてくるものである．この制度は通常第三者機関によって実行されている．また設定した認定基準に沿って認証検査が行われている．トレーサビリティと認証システムはサプライチェーン組織において密接な関係にあり，1人の管理者ないし1つの統合システムが存在すれば容易に目標が達成される．

　シーファーの論文（第5章第2節品質管理とトレーサビリティ）は経営学の視点からトレーサビリティと認証制度の問題にアプローチしている．この分野の研究が示してきたのは，品質保証は品質の改善を追求するダイナミッ

クで前向きなプロセスであるべきということである．しかし，最近の農業部門でのトレーサビリティと認証は防衛的であり前向きでない．選ばれた関係者のみによる閉鎖的なサプライチェーンはより高い品質と継続的改善へのインセンティブを与える基本となるものである．すべての生産者をとりこんでいるネットワークシステムは一般的に受け入れられる程度の低い品質水準をつくるが，改善へのインセンティブを与えることはない．このように最近のドイツにおける先導的活動は，より良質な品質や安全性を与えたのではなく，究極的には消費者の信頼を減退させるものとなっている．

デン・ハルトックは水産や鶏肉，豚肉供給チェーンに関係している会社のアグリビジネスの展望について報告した[1]．アグリビジネスは最近の食品安全事件やマスコミ報道，新しい規則から生じている諸問題に直面している．防衛的対応が当然ではあるが，彼の経営する会社であるナツレコは前向きの姿勢で食品安全に取り組んでいる．信頼性の確立に向けた動きとして，垂直的生産チェーンにおけるトレーサビリティシステムの構築があげられる．飼料から食肉までの家禽肉生産チェーンは，このシステムが実行された最初の部門である．そこでは，データベースがつくられ，生産における材料成分や加工過程についてのあらゆる情報が収集開示されていく．最終的にはこのことが効率的な方法で安全性の管理能力をつくることになろう．

議論はトレーサビリティと認証システムの実施基準の作成方法から開始された．

そのようなシステムを作ったところで，消費者が食品安全で達成される内容を理解しないならば意味をなさないであろう．また，より重要な関心は情報開示に費やされる高いコストのために，対象外になるかもしれない小規模農場へのトレーサビリティの意義についてである．

議論はまた信頼性の問題に及び，認証制度との相違に進んだ．認証制度は信頼性やトレーサビリティへの対策にかかる負担を軽くさせるものである．

---

1) この報告は本書には収録されていない．

認証制度やトレーサビリティシステムはチェーン全体にかかる費用をいずれ減少させていくことが出来るようになろう．このようなシステムの実行の容易さは新しい情報技術によってより簡単になっていくであろう．最終的には，より組織された垂直的生産チェーンが畜産部門で見られることになろう．

4. 「農場から食卓」リスク分析

　食品由来の危害がもつ性質から，リスク分析を「農場から食卓へ」の枠組みで行うことが望ましいと考えられている．多くの食品安全性の危害要因が生産チェーンの多くの段階で入り込み，そして増殖しあるいは一度に他の製品を汚染する．このように「農場から食卓へ」のアプローチでは，食品安全対策のために効果的な検査項目を確認することができる．経済学をこの枠組みの中に統合化することは大きなチャレンジであり，最も費用効果的な介入対策を見つけることが出来るようになるであろう．このテーマにおける論文には農場から食卓におけるリスクとコストの分析について異なった見解が出されており，また公的及び民間セクターでの意思決定にいかに寄与できるかが扱われている．

　ジャンセン（第4章第1節リスク分析とHACCP）は食品安全費用の概念を，危害防止に費やされる実際の資源費用，市場価格の変化から生じる社会福祉的な損失，企業閉鎖や再編から生じる過渡的な費用として規定する．食品安全性改善にかかる費用についての論文は，とくに食肉（牛・豚肉）と家禽肉生産におけるHACCPについてのアメリカの研究についてのものであり，安全性の水準を厳しくするにつれ限界費用が上昇することを述べている．複数の介入対策を検討することで，もっとも有力な費用効果的な介入対策について研究するという新しい試みである．

　農場から食卓への枠組みでの介入対策の分析によって，供給チェーンにおける最善の費用効果的対策を見つけることができ，また食卓レベルでの介入対策が，農場レベルでの対策をいかにサポートするかがわかる．

食品安全を実現するための経済的インセンティブはシステム内の相互関連性に影響されており，供給ネットワークのある特定の場所から生じた支障が，ネットワーク全体の安全性に広がってしまうのである．このシステム内の相互関連性についての考察が食品安全を実現するよりよいインセンティブとなる．

　ルント（第4章第3節 HACCP の経済学－デンマークプロジェクトとリスク分析－）は，生産チェーン全体を対象とする食品安全経済学の分析を総論的に述べている．この論文でルントは，デンマークの3つの畜産物について分析を行っている．シナリオモデル方法を使って，選択的なマーケティング戦略と食品政策との間にある密接な関係性を明らかにした．ルントはこの分析方法にあるいくつかの難問をあげている．すなわち，食品安全が生む利益を評価すること自体の難しさや，またフードチェーンの結合性を設計することの困難さ，さらには潜在的なリスクのモデルを完全に識別することの難しさがあるという．政策論においても，改善に向けた方法の1つであるフードチェーンに沿ったフィードバック・メカニズムが，農場から食卓でのHACCP 実行のなかにある1つの難題としてあがるであろうと述べている．

　スタークの発表ではリスク分析の評価と使用についての先進的な検討をしている[2]．それはこれまで獣医衛生申請書における輸出入リスク管理で使われてきたものであり，また食品安全問題にも適用されることが多くなっている．

　デンマークで開発されたモデルは，豚肉サプライチェーンにおけるサルモネラ菌汚染の危険を評価するために使用されてきたし，デンマーク養豚生産者の経営意思決定手法としても使用されてきた．デンマークの豚肉生産チェーンの統合化はこのシステム手法を使って実行できると指摘している．スタークはリスク評価モデルをつくるためのデータとその解析手法に多くの問題があることを認めている．とくに問題となるのはそのようなモデル分析はし

---

2) この発表の内容は本書には収録されていない．

ばしば専門家の意見に頼らざるをえないことである．そのような専門家の意見を注意深く引き出すことが必要であり，また実際の監視データを使ってモデル解析の検証を続ける必要がある．

議論の中心はリスク評価の目標と限界，経済学の役割についてであった．

食品安全の目標の明確化は政策立案者への難題をつきつけることになる．おそらくそれは政策普及に向かう努力を弱めることになるかもしれないし，または反対に持続的な改善に向けたダイナミックな目標としても見なされるかもしれない．経済学は目標設定を助ける役割を持つことがあるが，そこでの目標は限界便益と限界費用を一致する点によってなされる．

経済学をリスク評価モデルと統合化することにより，生産者が特別な基準に適合するよう対策を選択する際の助言を与えることになろう．

またリスク評価の範囲が議論された．もしリスク評価が実際に公衆衛生に集約されるのであれば，最近のモデルの範囲の中に消費者行動とフードチェーンの実際的な最終地点までも含めなければならない．これは消費者の安全性についての研修努力を評価することに役に立つかもしれない．

最後に，システム分析方法がモデル化ないしは管理選択の実践にとって実務的に有効であるかどうかが問題となった．システムアプローチは広範囲のデータを必要とし，より複雑なモデルが必要になる．食品安全管理のために行われるシステム分析方法は，統合的フードサプライチェーンでなければできないかもしれないのである．

5. 国際貿易における透明性

食品の国際貿易は急速に成長しており，多くの国の消費者がより安い価格で多種の食品を購入することが可能になった．同時にそのような貿易が様々に異なる新しいリスクの原因を持ち込みやすくもさせている．多くの国民所得の高い国々においては食品安全基準がより厳しくなっており，そのことが貿易にとっての非関税障壁となり始めている．

WTOのSPS（衛生植物検疫措置）の適用に関する協定は，そのような基準についての諸原則の枠組みを定めている．各国は独自の基準を実行できるのであるが，確かなことは，それが貿易に対する甚だしい障壁となってはならないことである．主な原則は基準の透明性である．マガハー（第3章第1節 WTOと食品安全問題）が述べているように，この協定は各国政府や民間企業に対し潜在的に存在する市場アクセス問題を認識し，取り組むことを勧めている．ここでの論考は異なった見地から複雑な貿易問題を探求し，そして法令化への貿易協定の意味や市場アクセスを保証するための SPS 協定の実行について論じている．

マレットら（第2章 EUにおける食品安全の規制）は食品安全法を作り発展させる2つの力について焦点を合わせている．

第1は，ヨーロッパでは，食品安全危機によって，消費者の信頼が揺らいでいることである．

第2には，国際貿易協定が，科学に基づくリスク評価と基準の透明化への要望によって新しい法令を制定させていることである．またコーデックス食品規格による国際最低規準に適応した法令がつくられている．新しい EU 食品安全法は，ラベル表示などのような，情報を基礎とする取り組みとともに命令統制の重要性を強調している．

製造物責任法のようなより強力な誘因法令は強調されていない．EUと米国の取り組みにおける大きな違いは，遺伝子組み換え体（GMO: Genetically Modified Organisms）の法令と製造物責任法の確立においてはっきり表れている．マレットらは，EUは製造物責任法の適用をもっと考慮するべきであり，それは環境問題と関わってくるものであり，トレーサビリティシステムの採用によって改善がすすむからであると提案している．

ウイルソン（第7章 食品安全規則の実験モデルと定量手法）は国内法が貿易の非関税障壁となっていることや食品安全法令が貿易の妨げになっていることを広範囲にわたる考察から始めている．

しかしながら，彼が述べているように，新しい法令の施行が貿易量に及ぼ

す影響を計測する実態的研究が少ない．そこで彼は，貿易量への食品安全法令が及ぼすインパクトを計測したいくつかの研究文献を詳細に考察している．一般的にこれらの研究成果では，より厳格な食品安全の法令は貿易量を減少させる傾向にあるとみられている．事例研究では，コーデックス食品規格より厳格なEUの法令にいくらかの変化が見られる．その影響は基準となるハードルが低い先進国に顕著に現れ，より高い基準に対応することは難しい傾向にある．このような貿易障壁を少なくしていくことと，高い基準を設定して国益を保っていくことの間には摩擦がある．

マガハー（前述）では，SPS協定のもとでの透明性確保に向けた動きの背景を述べながら，各国が協定にどのように対応しているかのデータを扱っている．協定の重要な点は通報システムである．そのシステムによって加盟国はSPS措置において提案された変更を通報しなければならないことになっている．このことでWTO加盟国へ向けて審議中の変更点を通報し，また関心を喚起する機会を与えることになるのである．通報システムが示しているのは，透明性確保のための条項が加盟国間で情報交換と対話を促進していくことである．報告のなかで特に事例として述べられたことは，アフラトキシンの規制基準の改正を求める輸出国の反応についてであった．

議論は，SPS協定は貿易の改善や福祉の発展に寄与するのかどうかを考察することから始められた．SPS協定に従うことで新たに発生する取引費用は，例えばコーデックス規格に従う場合は発展途上国では非常に高くつく．しかし，他方では，この協定は貿易相手国間での透明度を増加させているのも明らかである．最終的により多くの貿易がより多くの富に導き，それが食品安全にとっての利益につながることも考えられる．他の重要な問題は，より厳格な食品安全基準が小規模農場や小規模企業に対し，一層困難な状態を及ぼす可能性があるということである．拡大する貿易とより厳しい規則基準が市場を集中化させ，輸出国への直接投資を増加させるであろう．民間部門では，とくにヨーロッパの小売企業の役割はとても重要であり，輸入に関する民間独自の食品安全基準を作ることが急務である．これらの民間部門の行

序章　食品安全経済学への新しいアプローチ　　　　　　　　　33

動は，SPS協定の管轄を越えるものであるが，将来の国際貿易を決定することになるであろう．

　この議論の結論として，国際貿易の異なる展望をもつ2人の報告者からの招待発表でもって会議は閉幕した．デ・ハーン（第3章第2節世界銀行による食品安全への取り組み）は途上国の食品安全を改善する世界銀行の努力について検討している．この改善努力には政策についての対話，制度確立の援助，インフラストラクチャーの建設援助が扱われている．そのような活動が途上国において高い価値物を輸出する企業が発展することにとって重要とみなされる．松木[3]は日本についてのいくつかの見解を述べ，他の先進国の食品安全問題の鏡として関心がもたれた．日本には，EUやアメリカ合衆国にあるような新しい食品安全法とより充実しつつある食品安全規則がある．日本は統合化され認証された食品サプライチェーンの出現を迎えつつある．これらのサプライチェーンの発展は日本の市場を支配している農協の伝統的な枠組みの中で起こっている．

　これらの2つの章は本書の他の章の追加的な内容を与えており，EUとアメリカ合衆国で本来行われる研究を補っている．

6. 確認された新しい方向の研究

　将来の研究の方向は全部で4つあると確認された．統一テーマは社会科学者と科学技術者の協働が重要な問題の解決をすすめるために必要であるということである．この4つの研究課題の間にはいくらかの重複があるが，それは食品サプライチェーンにおけるリスクの統合的性質が反映しているからである．このように意見交換が続けられることによって食品安全問題のためのよりよい解決策を与えるであろう．これには社会科学者と科学技術者の意見交換が含まれているとともに，フードシステムとは異なる場面で仕事をして

---

[3] 本書には収録されていない．英文原著には "Food Safety and Security System in Agrifood Chains in Japan" として収録されている．

いる研究者の間での意見交換も含まれているのである．

(1) リスクコミュニケーション

科学技術者と経済学者が消費者行動を理解するのは大変難しいという事実について会議参加者の関心が強かった．

消費者心理と消費者の購買行動を統合化して把握することの必要性があり，それは購買行動の経済的分析と最大支払意思評価法（WTP）を採用することによってなされるものである．このような研究では，どのようになぜ消費者が食品と食品供給元を選択するかを扱っていく．またいかに最適に食品由来の病気の発生を減らすためにリスク軽減行動を起こすかについて扱う．後者の問題はリスク評価モデルを多くつくる必要性と関連しており，そのモデルは農場から食卓への全工程システムを含むものである．

(2) 履歴追跡システムのためのガイドラインの開発

トレーサビリティシステムの開発を促進するために，そのシステムのガイドラインを開発する研究が求められている．それにはインセンティブの設計と責任の所在の明確化が含まれる．

この研究ではトレーサビリティの費用便益分析が中心を占めるであろうし，そこでは費用が適正であるかどうかを知ることが目的である．このような分析の重要な要素として「便益」は広く定義され，取引費用の軽減や規制を実施する行政費用の軽減，システムの効率化における成果がその「便益」の内容となるであろう．

それぞれ独自に開発されたシステムが求められていく．例えば行政が強くすすめる最低限基準，より厳格な民間のシステムなどが探究される．そのような研究は各国の経験が比較検討され，例えばイギリスでは1990年の食品安全法がサプライチェーン協同事業を促進させたこと，ドイツではそのような協同事業はあまり発展していないことなどである．

そのような研究はオランダでは家畜の健康の経済学の専門分野を促進させ，

トレーサビリティは家畜の疾病管理において長期にわたって使用されてきた．

(3) 経済学を農場から食卓のリスク評価分析へ統合化する

それぞれのレベルにおける食品安全の費用便益を理解するための研究，あるいは多様な選択可能な基準の研究が必要とされている．こういった研究を成し遂げるために，経済モデルが現在のリスクモデルへ統合化されていく．これはまた生産チェーンにおける介入費用をいかに配分するかを決定することになるだろう．

経済学をリスクモデルへ統合化することで，経済的要因が，例えば農場規模がリスクにいかに影響を与えるかということが明らかになるであろうし，また経済的要因をリスク評価の要素として考察する必要があるかどうかを考えることになる．この研究の普及で多様な生産と供給チェーンにおける食品安全の費用便益を比較することができるようになる．

これは慣行農業生産と有機農業生産や統合的チェーンとの比較研究がある．途上国の供給者からEUの消費者までのチェーンと国内生産チェーンとの比較分析によって貿易問題をさらに深く考えることにもなる．

(4) 国際貿易における事前のリスク管理の奨励

国際貿易の発展にともなって，フードシステムのリスクの性質と範囲は各国の共通の関心になっている．このように，リスクの削減は国際的な公益となる．リスクを軽減させるための協同的な活動には価値があり，貿易と食品安全両方を促進させていくことが出来るだろう．経済学者はどこにそのような協同事業が価値をもつのか，いかに諸国間で費用とリスクを配分するかの問題を分析する．このことは国際基準の評価をめぐる議論や，途上国での新しい法令の影響などについての議論と密接に関係している．例えば調和的な基準を設けたとして，はたして貿易とリスク軽減を促進するためのベストな方法になるだろうか？　輸入国は輸出国へ食品危害を抑制するために支援するべきだろうか？　これらのタイプの問いは国際貿易論文には取り扱われて

いないので，より高い食品安全基準に向けた最近の貿易交渉や市場調整を促すことになろう．

7. むすび

　本書の論文は農業経済学領域においてとりあげられている諸問題を広く深くとりあげている．すなわち次の3つのテーマがとりあげられている．第1は多様な種類の現存する経済モデルを，食品安全経済学の異なる様々な問題に適用できることが論証されている．これらモデルとは入札実験法，市場モデル，シミュレーションモデル，厚生分析などである．このように拡大する食品安全問題では，多様な異なる経済学方法論の適用が求められている．

　第2は，多分野の学際的協同研究から得られる利益である．このような協同研究は農業資源経済学では新しいものではない．しかし，食品安全問題は経済学者に対する挑戦的課題となってゆくであろう．食品安全を複雑な生物学的市場システムとして理解するようになれば，技術工学と社会科学を統合する適切なモデルとデータの開発に新たな投資が必要となってくる．

　第3は，これらの論文が示していることは，消費者と供給者の並行的方向性が先進工業国ではみられることである．すなわち消費者は食品安全にいっそう強い関心をもっており，新しい規則がその基準を高めており，食品供給者はいっそう高い品質管理と認証をもって対応していることである．このような傾向が続いていくので，経済学者には意思決定者が食品安全に発生する費用，利益，取引方法を理解できるように支援する役割がある．研究者の国境を越えた協力が経済学者の能力を高め，意義のある解答を提供することを可能とし，そういう意味においてこのワークショップは重要な第一歩を表すものといえよう．

第 1 編　世界と日本の食品安全問題

第1章　日本の食品リスク分析システムの実態
― 米国産輸入牛肉のリスク分析 ―

第1節　日本における米国産輸入牛肉のリスク分析

1. 日本のリスク分析システムの特徴

　2001年9月に日本で最初のBSE感染牛が確認され，その原因の解明のため設置された「BSE問題に関する調査検討委員会」は食品安全行政における危機管理体制の欠落，消費者保護軽視等の欠陥を厳しく指摘し，消費者の立場に立った「食品の安全性」を保証する社会的システムの確立を勧告した．その結果，2003年に食品安全基本法が成立し，食品安全を保証する社会的システムの確立のためにFAOとWTOが進めるリスク分析の手法を導入することになった．EUが設置したヨーロッパ食品安全機関（EFSA）[1]のような食品の安全性を評価する独立した科学者機関が当初は期待されたが，省庁間の縦割り行政の統合化にとどまり，内閣府の部局として食品安全委員会が設置された．同時に食品安全管理を担当する行政の組織改革として農林水産省の消費・安全局の設置，厚生労働省の医薬食品安全局食品安全部の改組などが行われた．リスク分析はリスク評価とリスク管理，リスクコミュニケー

---

1) 松木洋一「アグリフードチェーン安全管理システムの開発と政策－EU食品安全白書とEFSA（ヨーロッパ食品安全機構）－」，『フードシステム研究』第9巻2号，2003年1月．

ションの3つの要素からなっているが，食品安全委員会が科学的分析によるリスク評価と食品の安全性に係わる利害関係者間の情報及び意見交換を行うリスクコミュニケーションを担当し，農林水産省と厚生労働省が食品安全行政機関としてリスク管理に責任を持つという分業体制がつくられた．ヨーロッパ食品安全機関が政治行政の権力や企業の利害からの独立性と科学性を保証する組織となるために，設立過程から機構のトップの公募選出を行い，また8つの科学小委員会[2]の委員が公募選出と経営理事会指名の独立科学者によって構成され，しかも消費者代表と社会科学者もメンバーとなっているのに対し，日本の場合はまさに従来の政府審議会と同様の行政主導型そのものであった．

しかしながら，リスク分析の担い手は政府機関だけではなく，まさに「農場から食卓まで」のアグリフードチェーンの各段階の主体者に第一義的責任があるのであり，飼料加工業者，農業者，食品企業の食品安全についての事業活動と最終段階の消費者がリスク分析の主体であり対象となる．しかも現在のリスク分析の手法はいっそうの技術的開発が必要であり，また最終消費者の食品安全を求める権利，知る権利，選ぶ権利，意見を反映する権利などの消費者主権を保証する食品安全管理システムへのさらなる改革が求められているのである．

2. 行政当局にたいする食品安全委員会のリスク評価

食品安全基本法第11条では，リスク管理に責任を持つ行政当局である農林水産省と厚生労働省が食品安全施策を実施する際に，人の健康に悪影響を及ぼすおそれがある生物学的，化学的，物理的なハザード（危害）要因につ

---

2) 注目されるのは「家畜の健康と福祉問題」科学小委員会があり，家畜，畜産食品と飼料の生産・加工・流通・消費の各段階において動物福祉基準からの科学的検査がなされていることである．松本洋一・永松美希編著『日本とEUの有機畜産』農山漁村文化協会，2004年3月参照．

いての影響評価「食品健康影響評価」を施策ごとに行わなくてはならないとしている．この食品健康影響評価は政府の諮問によって食品安全委員会が必要な科学的調査及び研究を実施し，その結果を内閣総理大臣を通じて関係大臣に勧告すること（第23条）になっている．リスク評価は政治行政の意向から独立した科学的なものでなくてはならないのであるが，リスク管理を行う内閣府内組織に同居しているという組織的限界が当初から指摘され，そのことが以下のような日米牛肉貿易の事例に如実に現れている．

　日本へ年間1680億円もの牛肉を輸出していた米国において2003年12月24日にBSE感染牛が確認され（カナダは同年5月21日），政府は食品衛生法及び家畜伝染予防法に基づいて即日輸入禁止措置を行った．また，政府・食品安全委員会は専門家を米国現地に派遣し，BSE感染牛の由来，サーベイランス体制，飼料給与禁止措置などの対策に関する調査を実施した．2004年には日米局長級協議によって日米BSEワーキンググループが設置され，輸入再開に向けてのBSE検査方法や特定危険部位（SRM）除去方法などが議論された．

　食品安全委員会は，発生以来の懸案となっていた日本国内のBSE対策の中間とりまとめを2004年9月に公表したが，それには全頭検査が重要な柱となっていた．それが日米協議の中で変更されることになる．すなわち2004年12月に米国が主張する20カ月以下の月齢を生理学的成熟度によって判別する方法（肉色による識別）の有効性とSRM除去体制の整備について技術専門家グループと農林水産省担当者が米国へ視察訪問し，その際に度重なる米国側の説明を受けるなど米国の意向が反映して，日本政府は日米協議で合意する．それを受けた食品安全委員会プリオン専門調査会は政府の20カ月齢以下のと畜牛に関する全頭検査免除を認める規制変更を2005年3月28日に了承し，委員会は3月31日にそれを決定し，政府はそれに基づき「牛海綿状脳症対策基本計画」を公表した．しかしながら多くの消費者などの反対によって，国会がすべての都道府県に対して自発的に20カ月齢以下の牛の検査を継続するための助成金支出を議決し，現在すべてのと畜場は3

年間有効の助成金プログラムに参加して全頭検査を実施している．

　食品安全委員会は，2005年5月に「わが国における牛海綿状脳症（BSE）対策に係る食品健康影響評価」を政府に最終答申したのであるが，政府から同月その国内対策に基づいて米国・カナダ産の輸入牛肉についての食品健康影響評価を諮問された．すなわち「現在の米国（カナダ）の国内規制及び日本向け輸出プログラム（カナダ：日本向け輸出基準）により管理された米国（カナダ）から輸入される牛肉及び牛の内臓を食品として摂取する場合と，わが国でとさつ解体して流通している牛肉及び牛の内臓を食品として摂取する場合の牛海綿状脳症（BSE）に関するリスクの同等性」についてである．

　しかしながら，すでに2004年10月23日に第4回日米局長級協議で以下のように輸入再開の政府間合意が決定されており，その条件として「食品安全委員会による審議を含む承認手続きを求める」という追認的な位置づけであった．すなわち，米国側が日本向け牛肉に対して，第1に「特定危険部位（SRM）は全月齢の牛から除去する」，第2に「牛肉・内臓は個体月齢証明等（個体月齢証明，集団月齢証明または枝肉の格付を通じた月齢証明）を通じ20カ月齢以下と証明される牛由来とすること」の2つを柱とする日本向け牛肉等輸出証明（EV: Export Verification）プログラムを設ける，という合意決定がなされていた．

　このことは，すでに諮問以前に政治的に決定されていることをリスク評価機関に評価依頼するというリスク分析システムの無力化が当初からなされたことを意味する．すなわち，食品安全委員会が2005年12月に答申した「リスクの同等性に係わる食品健康影響評価」書において，「本答申が提出される以前に，日米で合意があるのであれば，リスク管理機関がリスク評価を諮問する理由はなにか」，「輸入再開を前提としてBSE国内対策の見直しが進められた」などの意見があったと記述されている．リスク分析システムについても「リスク評価機関とリスク管理機関の関係を再確認せず，（食品安全委員会は：執筆者）評価作業を進めてきた．この点に問題がある」，「リスク評価機関とリスク管理機関の責務を明確にする必要がある」と述べられてい

第1章　日本の食品リスク分析システムの実態

るように，食品安全委員会の委員当事者からリスク分析システムにおける政治的行政的圧力の不当性が指摘されているのである．

　また分析をするにあたっていくつかの状況説明と限界がくりかえし述べられている．情報収集においては「質・量とも不明な点が多い」，「国外という状況」，「文書による」限界などである．そのため，米国によって「輸出プログラムが遵守されていることを前提」に評価するという，本来「遵守がされているかどうか」それ自体をリスク評価の対象とするべきにもかかわらず，それを前提にするという本末転倒的な分析論理がとられている．その矛盾のゆえに答申書の叙述の中段では「米国カナダの BSE リスクの科学的同等性を評価することは困難と言わざるを得ない」と結論づけているのである．論理科学からすればここで答申の結論が終わるにもかかわらず，食品安全委員会は日米協議の合意に合わせるように，「リスク管理機関から提示された輸出プログラム（全頭からの SRM 除去，20 カ月齢以下の牛等）が遵守されるものと仮定した上で，米国・カナダの牛に由来する牛肉等とわが国の全年齢の牛に由来する牛肉等のリスクレベルについて，そのリスクの差は非常に小さいと考えられる」と答申したのである．

　政府は食品安全委員会の答申をうけて 12 月 12 日付で米国及びカナダ牛肉の輸入再開を決定し，12 月 21 日には「牛海綿状脳症対策基本計画」を変更することになった．当初，政府は再開する前に査察を行う方針を表明していたが，実際は再開決定後の 12 月 13-23 日に日本向け輸出食肉処理施設の査察を米国で 11 カ所，カナダで 4 カ所を対象に実施した．その調査報告書では，「両国の各パッカーとも輸出プログラムの実施に必要な手順が文書で定められており，当該文書に従った作業が実施されていたことを確認した」と輸出プログラムに沿った作業が行われ遵守されていたこと，特に SRM の除去は適切になされていること，農務省検査官が米国内規制および輸出プログラムを遵守していることを確認したと報告した．

　この現地調査による評価は以下のようにその直後に決定的に覆され，食品の安全に責任を持たされている政府の管理機関としての実効力および参加し

た専門家の科学性が問われることになる．

　2006年1月20日，日本の成田空港動物検疫所において輸入した米国産子牛冷蔵肉（ヴィール）に脊柱が混入していたという重大な輸出プログラム違反が発覚したため，米国産牛肉の輸入が再度禁止されることになった．輸入された41箱中（1箱約390kg）から発見された違反牛肉3箱は「ホテルラック（子牛の部位）」ラベルが1箱，「子牛の整形したロース肉」ラベルが2箱である．しかもこれらの貨物には米農務省の検査官が危険部位を適切に処理した証明書が付いていたのである．

　まさにこの事態は，日本のリスク管理機関である農林水産省及び厚生労働省とそれを監査すべきリスク評価機関である食品安全委員会とによって実施された輸入牛肉リスク分析全体が食品安全を保証する本来の実効力を持っていないことを示すことになってしまった．政府はこの責任は輸出国の米国側に全面的にあるとして，その原因について報告を求めたが，米国側の牛肉輸出証明プログラムについてのリスク管理の実態把握があらためて問題となったのである．

　そこで本章では，米国側のBSE対策とそのリスク分析の実態と日本のリスク分析機関との認識差を明確にして，両国の貿易食品のリスク分析システムの不整合問題をとりあげ，今後の国際的なリスク分析システムの開発の課題を考察する．

第2節　米国のBSE対策とリスク分析

　米国のリスク分析システムの全体についてはここでは取り上げないが，特徴的なのはEUと異なって，リスク評価とリスク管理を担当する機関の分立がなされていないことである．しかも，農務省が食肉，鶏肉，卵加工品を所管し，保健福祉省食品医薬品局（FDA）が魚介類等その他の食品，環境保護庁が農薬を所管するなど，食品の安全性に関するリスク管理における行政の縦割り的弊害が消費者団体や議会からも問題視されてきた．とくに，ここで取り上げるBSE牛肉の安全性の実態報告書をまとめた議会サイドの監督機関である政府説明責任局（GAO: Government Accountability Office，2004年に旧会計検査院から改称）[3]は，農務省はじめ各省が行う多くのプログラム（明確な法律による根拠と予算の裏づけがある行政活動をいう）の評価を行っているが，早くから統合化した食品安全行政庁の設立を提案してきた．そもそも米国の政策評価は，1993年8月に制定された「政府業績・成果法」（GPRA: Government Performance and Result Act）に基づいて実施され，大統領府行政管理予算局（OMB: Office of Management and Budget），政府説明責任局（GAO），各省の監査官室（OIG: Office of Inspector General）の3つの監査機関によってなされている．農務省のBSE政策プログラムについて

---

[3] GAOは，1921年に，第1次世界大戦後の無秩序な財政支出をチェックするため，議会の要請で設立されたが，最近では，行政の経済と効率，即ち，納税者に対するアカウンタビリティの機関となっている．最近のGAOのウェブサイトは，GAOの役割として次の項目をあげている．
　・政府の政策やプログラム（施策）が，いかに機能しているかを評価（evaluate）する．
　・機関の活動で，連邦の資金が，有効，効率，適切に支払われているかを監査する．
　・不正，不当な活動の申し立てを調査する．
　・法律的な決定，意見を検討する．

のリスク評価もこの GAO と次いで取り上げる農務省総括監査官室に依存するところが大きい．

1. BSE 牛発生以前の監査報告書によるリスク評価

GAO は，上院農業・栄養・林業委員会議長から求められた監査を 2001 年 4 月から 12 月に実施し，2002 年 1 月に報告書「狂牛病－家畜用飼料の禁止とその他の規制領域における改善が米国における防止策を強化する－」[4] を提出した．監査の内容は，①BSE を阻止し家畜用飼料に関する遵法性を高めるために連邦政府がとっている行動の効果を評価し，②万一，BSE が米国で発見された場合に予想される経済的なインパクトと人体の健康に与えるリスクを評価し，さらに，③BSE の発生とその蔓延を阻止するために諸外国でとられている対策と米国のそれとの比較，等である．報告書はハーバード大学リスク分析センターが実施した調査（2001 年 11 月公表「米国における BSE の潜在的可能性について」）を科学的情報として比較しつつ，独自の調査結果をもとに以下のような農務省の BSE リスク管理の問題点を指摘している．

報告書の前段で BSE 汚染国からの家畜の輸入規制は 1989 年から，肉骨粉輸入の規制は 2001 年から開始したように他国に先駆けて規制がかけられてきたことを評価しながらも，以下のように規制の実効に欠陥があると指摘している．

①輸入牛肉 56 百万トンと輸入家畜 1,000 頭に対する検査能力を現在まで保有しているとはいえず BSE 汚染牛肉と汚染牛の国内への進入可能性を阻止できていない．

②ハイリスク集団である飼育場で死亡した家畜を検査していなかった．

---

[4] GAO, "Mad Cow Disease: Improvement in the Animal Feed Ban and Other Regulatory Areas Would Strengthen U.S. Prevention Efforts" January 2002. 邦訳，農林水産政策情報センター「米国における BSE 対応」平成 14 年 3 月．

米国では1990年から牛の脳組織の検査をして，主としてと畜場で神経症的症候を呈している成牛と歩行困難牛の脳組織サンプルを分析しているが，飼育場で死亡した牛のサンプルは少ない．

科学者たちは飼育場で死亡した牛は概して高齢であり，しかもしばしばその死亡理由が不明であることから，このグループこそハイリスク集団であると考えている．牛が飼育場で死亡した場合，通常，それらは当該農場に埋葬されるか，牛用飼料を製造する油脂精製業者に引き取られるかである．また，飼育業者は，神経症的症状を示している牛をと畜場に送りたがらず，したがってBSEに感染した牛がと畜場で検査官によって検査される機会が小さくなっている．

③FDA（食品医薬品局）は，1997年以来使用禁止された反芻動物由来の蛋白質飼料（牛由来肉骨粉など）を各飼育場から排除させ，また含まれている旨を当該飼料ラベルに表示させる措置を充分させていなかった．しかも検査官が確認した規則違反を2年以上も放置していた．

FDAの検査データには重大な欠陥が多く，飼育場および油脂精製業者，飼料製造業者，飼料運送業者，飼料販売業者が規則を遵守しているかどうか把握していなかった．FDAのその信憑性が疑われるデータベースによっても，1997年から2001年10月までに飼料業界10,000社の企業に対するフィード・バン（飼料禁止規則）の検査をしたところ364社が遵守していない結果となった．もっと驚くべきことは，検査記録のうち45％の記録が識別番号を欠いており，信頼性のあるデータとして評価出来なかったことである．

④牛肉製品に中枢神経システム組織が混入しているかどうか判断できない．

と畜された牛から機械的に肉を骨から切り分ける技術である最新式食肉回収法（AMR）によって回収された牛肉には，中枢神経組織が混入されてはならないという禁止条項が厳格に適用されていないことが判明した．農務省はこの技術を採用している18カ所の施設のサンプル63個体を検査し，そのうち12個，19％から陽性の判定を確認している．

⑤反芻動物以外のペットや馬,豚,鶏などの飼料にSRMの使用が許可されており,また牛飼料として他のほ乳動物から得られた蛋白質飼料は使用許可されているなど他国より飼料規制が寛容となっている.科学者たちは牛には禁止され他の家畜には使用されている蛋白質飼料が牛用飼料に混入する可能性(交差汚染)が常にあることを指摘している.

⑥FDAは英国と同様な深刻なBSEが米国で大発生する経済的影響は直接売り上げ減少額で150億ドル,感染牛の処分で120億ドルの計270億ドル(約3兆円)と見積もっており,560億ドル規模をもつ牛肉関連産業に壊滅的打撃を与えるものと評価している.人体の健康へのリスクとしてヤコブ病感染者の多数の発生(ヨーロッパでは10万人規模の予測も出されている)と医療費の財政負担,経済生産性の低下という経済的費用が甚大となると考えられる.

以上のようにGAOは,米国にまだBSE汚染牛の発生が確認されていない時期の2002年に,BSE対策プログラムのもつ重大な欠陥,とくに農務省などによるリスク管理に欠陥があり,根幹となる法規制が遵守されていないことに警告を発し,保健福祉省長官,農務省長官,税関局長に対し協議の上調整のとれた戦略をたてるべきという行政勧告を行っていたのである.

米国ではこのようなGAOによるBSE安全対策の重大な欠陥が指摘され,汚染牛の発生が予測されてからほぼ1年経った2003年12月にBSE汚染牛第1号が発見された.そのため米国政府によるBSE対策プログラムの追加的措置が行われるとともに,輸出先国ごとのEVプログラムを実施して,それらの政策に対する評価が進められてきた.次のOIGの監査報告書は,まさに日本において米国産牛肉の輸入が2005年12月に再開され,2006年1月20日にはその輸入牛肉に背骨が混入していたことが発見されたことによって再度輸入禁止の措置がなされた直後の1月25日に作成されたものであり,その期間の米国のリスク評価と管理の実態が明らかにされている.

2. BSE 牛発生後の監査報告書によるリスク評価

OIG[5]は,動植物衛生検査局(APHIS)が担当している「BSE 監視プログラム」と食品安全検査局(FSIS)が担当している「BSE サンプリング,特定危険部位および最新式食肉回収システムについての規制」に対する監査報告書[6]を2006年1月25日に作成し,2月2日に公表した.

以下に述べるように監査内容によって,米国の BSE 安全対策のずさんさと日本への EV プログラムが遵守されていないことが暴露されている.この米国自身によるリスク分析の情報が日本政府と食品安全委員会の輸入牛肉リスク分析に反映していないことが重大な問題点である.

ここでは監査報告のうち後者の FSIS が BSE サンプリング,SRM,最新式食肉回収技術について実施しているリスク管理についての報告をとりあげ,要約すると以下のように重大な欠陥が指摘される.

① BSE 汚染牛のサンプル数は,2004年から1日1,000頭検査されトータルで60万5千頭と拡大しているが,牛の総飼育頭数9600万頭にたいして牛サンプル割合が十分かどうか言い難い.しかもほとんどのサンプ

---

5) 農務省総括監査官室(OIG)は1962年に農務省内の部局による繰り返される犯罪的不正行為をきっかけとして設置され,その後1978年には議会で総括監査官法が施行され法的根拠が確立した.総括監査官は上院の同意を得て大統領が指名し,各省に配置され,選任に当たっての政治的配慮は法律によって禁じられている.OIG の業務は以下のようである.農務省が実施するプログラム(明確な法律による根拠と予算の裏づけがある行政活動)について①独立的客観的な監査を行う,②経済性・効率性・有効性を促進する,③不正行為・浪費・権利乱用を摘発し防止する,④審議中の法律規則を検証する,⑤農務省の官僚と議会へ年間半期ごと2回監査報告を与える.

6) USDA, Office of Inspector General Audit Report: Animal and Plant Health Inspection Service, Bovine Spongiform Encephalopathy (BSE) Surveillance Program-Phase II and Food Safety and Inspection Service, Controls Over BSE Sampling, Specified Risk Materials, and Advanced Meat Recovery Products-Phase III January 2006.

が事業者からの自発的な提出のため,リスクをもつ牛がサンプルからはずされやすいからである.

② 年間 3500 万頭のと畜牛のうち 15〜20 万頭の歩行困難牛が含まれ,食用に回されることが許可されていた.2003 年 12 月に BSE 牛 1 頭目が確認されたため,2004 年 1 月以来,歩行困難牛の食用処理は禁止されたが,監査官が検査した食肉処理施設 2 カ所で 2004 年 6 月から 2005 年 4 月までの 10 カ月間で歩行困難牛 29 頭のうち足のけが以外の原因不明な(原因記録がない)牛 20 頭が食用として処理されていた.これは獣医師の裁量で BSE 症状とは一致せず輸送途中のケガによる歩行困難牛としてその場で裁断されれば食用に回されるからである.

③ 2004 年 11 月発見された 2 頭目の BSE 牛は,歩行困難牛としてその脳を検査し,3 度にわたって強い陽性と判定されたにもかかわらず免疫組織科学検査(IHC)と顕微鏡検査で陰性だったとして陰性と公式発表した.研究者から再度のウエスタンブロット(WB)検査が必要という意見を無視した.2005 年 6 月の英国での再検査で陽性が確定して 2 頭目の患畜が半年以上も経て確定したなど,検査手順が確立していなかった.

④ 米国では 30 カ月齢以上の牛の SRM の除去を義務づけているが,30 カ月齢の牛の特定危険部位は,頭蓋,脳,三叉神経節,眼球,脊柱(尾椎・胸椎・腰椎横突起・仙骨翼を除く),脊髄,背根神経節,扁桃,小腸(SRM としては回腸遠位部のみ)であり,30 カ月未満齢の牛の SRM は扁桃,小腸(SRM としては回腸遠位部のみ)だけで,日本の SRM である脊柱,脳,頭蓋などは除去されていない.このように月齢の選別が決定的な条件になっているにもかかわらず,牛の出生日の登録が義務づけられていないため月齢の判断は業者に任されており,しかも 30 カ月齢かどうかを確認する根拠は書類審査と歯の観察のみに頼っている.それゆえ SRM の除去が完全に保証されているとは言い難い.

また,OIG 監査官が調査した 12 カ所の食肉加工施設の 4 分の 3 で SRM の除去記録が適切に保存されていなかったなど,SRM 除去が米

国食肉加工施設で適切に処理されているか確認できない．
⑤牛以外の家畜飼料用に牛の血液利用，レストラン残菜の飼料使用は禁止されておらず，また鶏糞の牛用飼料使用への禁止がない．飼育者が飼育場で自由に飼料配合している現実からすると交差汚染リスクが非常に高い．家畜屠体を処理する油脂精製業者やペット餌製造業者など関連業者は連邦食肉検査法によって登録をしなくてはならないにもかかわらず，FSISとAPHISは両者ともその完全登録リストを管理しておらず，互いの登録数字はバラバラであった．このことは農務省が重大な家畜感染症の発生と流行を阻止する際の実効力を甚だしく損なわれることを意味している．
⑥と畜場や加工施設で2004年から2005年にかけて1,000回以上違反があり，食肉加工企業のコンプライアンス問題が指摘される．調査訪問した12施設のうち9社には十分なSRM管理計画がなく，施設が遵守した書類記録がなかった．6社はSRM管理計画を守っていなかった．この中に日本向け食肉加工施設会社が含まれていた．
⑦水圧をかけて骨から肉をはぎ取る方法である最新式食肉回収法（AMR）は1994年に導入されたが，これによって加工されるときに危険部位が食肉供給ルートに混入するリスクを最低基準によって管理する体制をFSISはまだ完全にはとれていない．このAMRはヨーロッパでは危険性が大きいとして禁止されている．米国でも学校給食では許可されていない．AMRで残った骨には，肝臓，腎臓や他の臓器のかけらがついている．また，過剰なカルシウム成分がついているリスクが指摘されている．

3. 日本向け牛肉輸出証明プログラム違反のリスク分析

上記のOIG監査報告書が指摘したFSISのリスク管理システムの不備が原因となる事件が発生した．日本に輸入された米国産牛肉に脊柱が混入して

いたのである．そのため再び米国政府によるリスク分析が行われることになった．

すなわち2006年1月20日に発生した日本向け牛肉輸出証明（EV）プログラムの違反事件を解明する調査が，米国農務省FSIS内の監査・評価を担当するプログラム評価執行審査部（OPEER）とOIG調査部との連携によって行われることになった．調査は非常に短期間で完了し，監査報告書「日本向け牛肉輸出証明プログラムに関する調査結果・対策報告書」が2月17日に公表された．

報告書は2つの柱からなっており，第1は，FSISのプログラム評価執行審査部遵守調査課による「日本向け輸出調査報告：ゴールデン子牛肉社及びアトランティック子牛肉・羊肉社の調査」である．第2は，OIGによる報告書「日本向け牛肉輸出証明プログラムに対する農務省の管理に関する評価」で，農業販売促進局（AMS）及びFSISが日本向けEVの条件を満たす牛肉製品を証明するための管理を正しく整備しているか，その管理機能に支障があるかどうかを調査し，また今後責任当局職員による遵守をさらに確保すべく，追加的措置を取り得るかどうかを判断する目的で行われた．

第1の食肉加工輸出企業についての調査報告では，アトランティック社及びゴールデン社による日本向けに出荷されていた特選子牛部分肉の一部とすべての内臓についてEVプログラムの条件に合致していなかったことが明らかになった．

第2の監査官報告は，日本向けEVプログラムの管理機関であるAMS，FSIS，及び食肉処理施設職員が実践した管理の妥当性を監査することであった．しかし監査官自身が述べているように，日本向け牛肉製品の貿易がない時期に監査が実施されたことからリスク分析の核心である食肉処理施設の稼働中の実態調査は行われず，その結果として，FSISの地域事務所職員と検査担当職員がどのように牛肉輸出プログラムに関する条件を検証したのか，日本向け製品の輸出に適格な食肉処理施設を判断するための条件をAMS職員がどのように監査したのか，アトランティック社とゴールデン社以外の食

第1章 日本の食品リスク分析システムの実態

肉処理施設がどのように日本向け牛肉製品輸出に特定された製品条件を遵守したのかについて，十分に評価するための検査を実施できず，監査官の作業範囲は限定されたものであった．またOIGの監査官報告書は調査が完了していないリスク評価の不十分さを残した中間段階での報告であった．その監査結果で，EV条件遵守の実施が失敗に終わったのは，「特定の食肉処理施設と日本の輸出条件を現場検査官に伝えるプロセスや書類が不十分かつ非特定的であったことが原因である」と結論づけている．FSISの消費者安全検査担当職員（CSI）と管理公衆衛生獣医官（VMO）のいずれもが，日本向けEVプログラムを熟知しておらず，また輸出文書の署名や証明に関する役割や責任を理解していなかった．要するにFSISは，検査官が日本向けEV条件を理解し，輸出製品の適切な証明を確保するための特定の「管理方法を確立しておらず」，また「特定の監視体制をおいていなかった」わけで，一事例とはいえない繰り返し起こりえるシステム全体の欠陥であることが監査報告から読み取れるのである．決して米国政府が表明したような「不適格ではあるが，健康を害するものではない」「子牛肉の今回一出荷事例に含まれる不適格な製品の発見は，米国の牛肉加工，検査，あるいは輸出制度の全体にかかわる不備を示唆しているのではないことを確信している」という政治的見解とは異なる実態が存在しているのである．新しく発覚した事実として，オハイオ州の食肉加工会社は日本向けに内臓を輸出する認可を得ていなかったにもかかわらず，輸出した製品には舌，膵臓などの内臓が含まれており，しかも中には輸出認可を受ける前の内臓も含まれていた．また，一方で，日本の外資系商社日本シイベルヘグナー社が背骨つき肉や舌を含む子牛肉を発注したことにより輸出されたもので，日本側の流通業者の認識の過ちと連動したものであることが明らかになった．

この米国報告書に対する日本政府の照会事項に対し米国政府は3月18日に回答を行い，とくに「EVプログラムの遵守が確保されなかった事案がなぜ生じたか？」については「認定された品質システム評価（QSA）マニュアルに当該施設が従わなかったこと及びその逸脱をFSIS検査官が探知できな

かった結果として発生した」とし,「われわれは,なぜそのような事態が起こったかということについてさらなる情報を入手することはできなかった.まだ終了していない OIG の調査の完了後に更なる情報を期待している」と回答している.また「今回と同様の事案の発生の可能性はないのか?」については「米国の牛肉加工,検査,あるいは輸出システム全体の脆弱さを示すものではない」が「このような事態を繰り返さないために米国のシステムに追加の保護措置を導入した」として「AMS と FSIS は通知システムを実施した」と述べている.「1 つの不適当な製品の検出」ではなくまさに「システム」に欠陥があったのである.この重要な原因究明のリスク分析調査が最終的に完了しないまま輸入再々開を政治的に実現しようとする根拠として回答が使われていると言わざるを得ない.

　回答書で一段落をつけた日米政府は,3 月 27-29 日と 5 月 17-19 日の専門家会議,6 月 20-21 日の局長級テレビ協議によって米国産牛肉の輸入を再々開することに合意した.その合意の内容は,まず米国政府が先述した対日輸出 EV プログラムを遵守するための措置を確実に講じることである.すなわち AMS においては,対日輸出認定施設の職員の研修の徹底,輸出製品の管理と確認,施設への年 2 回の通常査察とは別に年 1 回抜き打ち査察を実施する措置である.FSIS においては,検査官が EV に関する試験に合格すること,輸出検査証明には EV 条件を満たすものであることを確認すること,施設に対して同じく抜き打ち査察を実施する措置である.

　日本側は米国側の措置および EV プログラムの遵守についての現地調査を行い,また米国側が実施する抜き打ち査察へ同行し遵守状況を検証すること,日本の輸入段階では現物開梱検査数を増やすこと,輸入業者に対して EV プログラム条件を周知徹底させ適合しない製品発注を防止することの措置である.

　輸入手続きの再開のためには,日本政府が米国の検査体制及び EV プログラムの有効性を検証し,最初の現地調査で不適合がなかった施設について輸入手続きを再開するということであり,現地調査が重要な意味をもっている.

第1章 日本の食品リスク分析システムの実態

しかしながら，このような再々開のための措置は，本来の遵守すべき点を繰り返し述べているに過ぎず，先に検討した2つの米国監査官報告が指摘する米国のBSE対策の欠陥を根本的に解決するシステム改革になっているとは言い難い．しかも日本政府が実施する現地調査も前回までの調査より科学的な分析評価ができるものであるかは定かでない．先に指摘したように前回の再開のために実施された2005年12月13日から24日までの査察は形式的であり安全性を保証するような科学的な情報収集と分析がなされたものでなかった[7]．リスク分析のシステムからすればリスク評価機関である食品安全委員会がこれら一連の管理機関による現地調査についての評価を行い，その欠陥の是正によってこれから計画されている現地調査にどう生かすべきかを勧告することが本来の責務であろう．

それゆえ今後のリスク回避対策のためにまずは現地調査の科学性，独立性，公開性（消費者参加など）を保証する調査方法の開発を行い，同時に時間をかけて日米政府のリスク管理機関およびリスク評価機関による両者が相互にリンクする科学的リスク分析システムの研究開発に取り組まなくてはならない．リスク分析手法の未熟な現段階で安易な政治的妥協はリスク分析システムの無力化を引き起こし，食の安全体制を改善していくことにはならないからである．

---

[7] 2005年8月に公表された米国農務省資料「ノンコンプライアンス・レコード」（紙智子事務所編『ノンコンプライアンス・レコード－日本向け米国食肉処理施設におけるBSE違反記録』合同出版，2006年8月）では2004年1月から2005年3月までの全米6,000カ所のと畜場・食肉処理場における1,036件のBSE違反記録が扱われており，日本向け食肉処理施設の常態的な違反実態が克明に表されている．決して「遵守されていた」というものではないことが明白である．

第3節　貿易国協働リスク分析システムの開発課題

　今回の米国産 BSE 牛肉に始まった貿易上における食品の安全性を保証するリスク分析には多くの改善していかねばならない側面があり，そのためには以下の検討課題が存在する．日米間のリスク分析における齟齬の原因は，日本と米国のリスク分析システムの各々に内在する欠陥と相互の不連続性にある．すなわち，貿易食品の「農場から食卓へ」のサプライチェーン全過程をとおした連続した共通のリスク分析システムが未確立であり，それに基づく国際的な食品安全管理体制がつくられていないことに根本原因がある．

　ここでは日米間のパートナーシップによって牛肉貿易アグリフードチェーン「農場から食卓まで」のリスク分析システムの確立課題を題材にして，貿易国同士のパートナーシップ（協働事業）によるリスク分析システム開発の検討課題を提起する．

1.　リスク評価機関の再編

　日本の食品安全委員会の問題点として以下のような点が指摘される．第1に，政治や行政権力から独立した科学的機関として設立されたのではなく，縦割り行政の調整を主眼とした内閣府のもとに設置されたこと．第2に，独自のリスク評価活動を行うことより政府からの諮問を主として検討し，行政が提示する案件にお墨付きを与える傾向が強い従来の政府審議会と類似している．それは委員会委員の選定においても EU のように公募方式がとられず，行政に都合のいい人選がなされたことが反映している．また食品危害の最終被害者となる消費者の委員と，食品の安全性を「農場から食卓まで」のアグリフードシステムの各段階で実現するために重要な役割をはたすべき社会科学者の両者が除外されていること．第3に，委員会の下部組織である専門調

査会の配置やその専門調査員の人選が委員会で検討されず行政主導で選定された こと．第4に，リスク管理機関である農林水産省・厚生労働省の食品安全政策について行うべき委員会の監査・勧告力が弱いこと（米国の OIG 監査官機関のような強い監査勧告力がみられない）．

以上のようなリスク評価機関としての弱点の解決のためには，政治・行政と企業から完全に独立した科学者組織として設置し直すことが第1である．しかも食品ハザードの最終被害者となる消費者の参加と社会科学者も含めた学際的な科学者組織とし，経営理事会などのマネージングボード（経営管理部門）の自立と付属研究所の設置など独立機関として組織整備し，そのための財政基盤の保証が政府によってなされる必要がある．独立科学者評価機関の委員の選定は公募方式を核とし，選考の公開性が保証されるべきである．

2. 食品安全行政の科学的リスク管理の強化

農林水産省および厚生労働省のリスク管理機関は，農林水産物・食品の衛生および人間の健康についてのリスク管理を各々担当しているのであるが，「農場から食卓へ」のフードサプライチェーン全工程の安全管理が両省に分割されているため，チェーン全体の管理システムになっておらず，個別の食品の品質・危害分析になってしまっている．EU 及び加盟国が進めているように[8]，従来の縦割り省庁体制を消費者保護や食品安全管理を重視した総合的な省庁への統合化が不可欠である．

食品安全行政には，消費者保護，農場から食卓までの食品安全責任，基準を策定するために科学的管理手法の導入とさらなる改善のための技術開発が求められている．管理の原則としては，リスク分析の使用，HACCP の採用によるリスク予防，モニタリングを確立するためのトレーサビリティの実行，国際貿易における基準の透明性などの課題が含まれている[9]．

---

8) 本書序章「食品安全経済学への新しいアプローチ」，第2章「EU における食品安全の規制」を参照のこと．

BSE 牛の発生可能性を含めた現状を評価する国際的な BSE ステータスを保証するために，OIE（世界動物保健機関）は陸棲動物衛生規約（OIE コード）の基準によって OIE の専門家グループと動物疾病科学委員会が評価し総会決議によって各国は「無視できる（程度の）リスク国」「管理されたリスク国」「不明国」に分類されている．また，EU は貿易相手国の BSE 侵入状況を評価する手法として「地理的 BSE リスク（GBR: Geographical Risk of Bovine Spongiform Encephalopathy）」[10] を開発しつつあり，EU 加盟国へ牛肉製品を輸出したい国は GBR 評価をうけることを課している．このような国際貿易における BSE リスク分析の科学的評価手法の開発の努力がなされているが，貿易上のフードチェーン全工程でのリスク分析についての情報収集と分析のために，貿易相手国への現地調査・査察の科学的手法の開発が不可欠である．

　またリスク管理のための公的規制は国内レベル，国際レベルで実行され，しかもその両方が連動するコントロール手続きをもつ食品安全制御でなけれ

---

9) 本書第 4 章第 1 節「リスク分析と HACCP」，第 5 章「トレーサビリティシステム」を参照のこと．

10) EU SSC, "Final Opinion of the Scientific Steering Committee on the Geographical Risk of Bovine Spongiform Encephalopathy (GBR)" 2000.

　EU SSC, "Update of the Opinion of the Scientific Steering Committee on the Geographical Risk of Bovine Spongiform Encephalopathy (GBR)" 2002.

　EU・BSE ステータスは，①GBR 評価，②関係者の教育プログラム，③疑いのある牛の報告義務及び検査義務，④継続的なサーベイランスとモニタリング，⑤認定機関での BSE 検査実施の 5 段階の基準によって決定される．そしてこの EU・GBR 評価手法によって「地理的な地域又は国において BSE 因子の感染によって臨床症状を伴う又は前臨床的症状段階にある牛の 1 頭若しくはそれ以上の存在性」を 4 つのレベルで評価している．

　レベル I ：Highly unlikely（存在の可能性がほとんどない）
　レベル II ：Unlikely but not excluded（存在しないようであるが，可能性も否定できない）
　レベル III ：Likely but not confirmed or confirmed, at a lower level（存在するようであるが，確認されていないか，あるいは確認が極めて少ない）
　レベル IV ：Confirmed, at a higher level（高いレベルで確認されている）

ばならない.

　また行政は，消費者や食品企業への情報提供とコミュニケーションに責任をもち，情報手段としてのラベル表示やそれを認証する法体系の整備，企業の食品安全管理についての法遵守のコントロールや企業内リスク管理システムの支援などの責務がある.

　食品安全行政が国内ないし国際的な政治状況の圧力に直接支配されないための行政手法を確立するために，フードサプライチェーンの各段階での施策立案に際しては消費者が参加する場（プラットフォーム）[11]で検討され，食品安全行政省の担当課段階での具体的な政策に反映される政策立案システムが作られる必要がある.

3. 協働リスク分析システムの確立

　国際的な食品の安全性を実現するために，コーデックス，OIE，ISOなどの国際機関による食品安全に係わる技術的基準・規格が設けられ，またWTO貿易自由化ルールのもとでのTBT協定（技術的障壁協定），SPS協定（衛生植物検疫措置の適用に関する協定）によって貿易摩擦を回避するための国際的な食品安全ルールがある[12]. しかし，国際基準は各国の国内事情によって調整されその国内基準には高低差があり，実際の安全性確認は個別食品の貿易取引において実行されている. そのような不斉合を改善するために2005年9月から新しい食品安全管理システムの国際規格ISO22000が発効された. この規格を取得した各国のフードチェーンによる貿易が増加することで，民間企業による国境を越えた食品リスク分析システムの進展が期待される[13].

---

11) 功刀由紀子「食品安全にかかわる政策決定における消費者の関与形態－オランダを例として－」（科研費報告書『食品安全確保システムと関連学際研究領域の組織化に関する企画調査』所収，研究代表者新山陽子，2005年9月）.
12) 本書第3章第1節「WTOと食品安全問題」を参照のこと.
13) 「コラム：新しい国際規格ISO22000・食品安全管理システム」を参照のこと.

SPS協定では高いレベルの安全保障水準が科学的根拠をもっていれば合理的な国際基準として認められるのであるから，輸入国の消費者がもとめる食品安全基準に沿って輸出国との共通した食品安全の管理技術方式の導入が可能である．その安全技術の実施状態を現地調査するために輸出国と輸入国が共同監査機関を常設し，科学的調査方法による現場共同査察を制度的に実施することが必要である．現在の米国のEVプログラムは輸出国側の単独行為であるので，輸入国のリスク管理機関は日常的に査察が出来ていない．国際基準以上のEVプログラムによる安全基準の実行状態を監査する経費はリスク軽減コストとして貿易国両政府が財政的に負担する方法やサプライチェーンを担当する各企業が応分の費用負担を行うことが考えられる．とくに輸出国生産者と輸入国消費者の産直フードチェーンでは高いリスク管理を実現するとともに情報の共有化がなされ，その場合のリスク管理費用およびコミュニケーション費用はチェーンで内部化され，費用軽減が実現しやすい．産直チェーンはHACCP採用によるリスク予防，トレーサビリティシステムによる日常的モニタリングの実現などリスク分析システムの貿易国間での連続性が実現される1つのモデルといえよう．この消費者がチェーン経営事業に参加するモデルを一般化すると，貿易国同士のパートナーシップ（協働事業）による貿易国協働リスク評価機関の設置が考えられる．両国の消費者が参加し，独立した科学者集団が新しい国際的な評価機関を設立するのである．EUではすでにEFSAが加盟国全体へのリスク評価を実施し，そのもとに加盟国が各々リスク分析システムをもっているように，貿易国間での「協働リスク評価機関」設立の現実性は存在している．

コラム：新しい国際規格 ISO22000・食品安全管理システム
～フードチェーン全段階における各組織に対する要求事項～

松木洋一

HACCP と ISO9001 の融合

これまでの食品危害分析のシステムとしては1993年にコーデックス委員会（FAO/WHO 合同食品規格委員会）が作成した HACCP（危害分析重要管理点）があるが，その衛生管理7原則はあくまでおもに食品製造業での適用を目的に考えられた国際的なガイドラインである．そのため日本では HACCP は食品衛生法に基づいた総合衛生管理製造過程承認制度として行われるなど運用する基準は国によって異なり，貿易を通して広がる食品の危害を回避するためには世界共通の基準が必要であった．

ISO22000 はそのような背景から2001年デンマークなど欧米7カ国で検討が始まり，2005年9月に発効された新しい食品安全管理システムである．また，食品貿易の拡大にともなって重要な品質の管理および保証に関する国際規格 ISO9001（品質管理システム）が1987年に発効されているが，この9001が22000の基本になっており，しかも9001規格の要求事項には「食品の安全」がないので HACCP の危害分析を組み込んだものが ISO22000「食品安全管理システム規格」であるということがいえる．

ISO22000 の特徴

この新しい国際規格は4つの柱があり，(1) HACCP 原則の適用（12手順に基づき食品危害分析を行う），(2) 食品業界として基本となる前提条件プログラム PRPs の明確化（一般衛生管理として従業員の手洗い・健康管理や施設管理・水管理・清掃・害虫管理・廃棄物管理・製品の取り扱いなど HACCP システム以前の前提プログラム），(3) フードチェーンにおける相互コミュニケーション（関係者の共同責任，トレーサビリティシステム導入），(4) チェーンシステム（Plan-do-Check-Action の PDCA マネジメントサイクル），である．とくに食品ハザード（危害）はフードチェーン「農場から食卓へ」のすべての段階で発生する危険性があり，飼料製造者，農業者，食品製造・加工業者，輸送・保管業者，小売流通業者，外食業者，消費者などフードチェーンに関与するすべての関係者が共同責任で取り組まなければ消費者の健康と食品の安全を実現することは出来ないという「フードチェーン全体で食品安全管理システムを運用していく」ことが最大の特徴である．

また，ISO22000 は貿易で生じる食品危害を解決するために，国境を越えたフードチェーン全体を対象とする食品安全管理システムの開発を促進する役割をもつことが期待される．

第2章　EUにおける食品安全の規制
―シグナリング効果と情報伝達―

1. はじめに

　EUの政策担当者は最近社会的大問題となった事件によって，国内及び輸入食品に対する食品安全規則の改革に，早急に取り組むよう迫られている．一連の食品汚染事件とそれに続く牛海綿状脳症（BSE）危機問題は，多くのEU加盟政府がその政策議題の最重要事項に「食品安全」を掲げる引き金となった．

　BSE事件は，最悪死亡にまで至る深刻な内容を持つため，経済へ劇的な影響を与えている．BSEが人間の病気の新要因になることの関連性が明らかにされると，牛肉需要が落ち込みかつ輸出が規制され，EUの全部門に打撃を与え，何十億ユーロの損失問題を生みだした．この未曾有の危機に，英国をはじめとするヨーロッパの加盟政府とヨーロッパの公的機関が不適切な措置をしてしまったため，問題を見えにくくしてしまった．また市民の感情面に強烈な打撃を与えた．それより小さい規模の出来事ではあるが，1999年に起きたベルギーの家畜飼料汚染問題は，深刻な貿易問題を引き起こした．家畜飼料に使われる脂肪が，不注意にも発ガン性物質のダイオキシンで汚染されていることが判明した．米国をはじめ多くの国でベルギーを筆頭にヨーロッパの数ヵ国からの食肉輸入は禁止された．これによってベルギーの食肉生産は衰退し，とくに養豚部門や家禽部門に打撃を与えた．また，消費者信用の失墜を招き，ある意味では風評被害を生むという大きな影響があった．

1999年のベルギー・ソーダ（コカコーラ）の撤退は，科学的にその安全性が証明されたにもかかわらず，ダイオキシン騒動の間接的余波によって引き起こされた形となった．フランスでは2000年になってから加工食肉やソフトチーズにリステリア菌（Listeria）[1]のような病原菌が見つかったことについての情報公開が行われた．一連の頻発した食品危機は，消費者間に広がった食品不信によって生じた（統計では，リステリア菌による食品由来の病気の数は実際的には減少し，致命的被害は非常に稀であることが示されている）．そのような食品由来の汚染事件が明らかになったのは主に情報公開制度によるもので，その制度のなかった過去には報告されていない．

　EUの特殊な状況はまた，ここ10年にわたる科学の不信を増長させてしまった．その中でも，フランスの次の事例は，政府が，本来深刻な事件であるのに，その影響を最小限におさえようとした典型である．すなわちアスベスト関係のガン発生の危険性が産業界の圧力の下に多く隠ぺいされた．それが暴露されたとき，間違った情報を広めた政府委任の医療関係者の過去の責任は，国民から見ると非常に悪質なものと捉えられた．その事件により，フランスは，諸外国からの疑惑を深め，世間の人々の信用をおとしめた．核開発の分野で，国民から情報を隠す科学者の関与も同様な問題を起こしている．また，政府機関に所属する科学者はチェルノブイリ原発事故による死の灰の広がりが，実際はフランス国境付近で阻止されたと発表したが，それを事実だと信じている人はいない．HIV汚染血液製剤の広がりにおいて，ジャーナリストが証拠を突きつけるまで公的機関の関与をずっと否定し続けたこともそうである．杜撰な情報管理体制や，政府委託の科学者の過信によって，

---

1) 日本では，いまだこの菌が原因として報告された食中毒例はないが，欧米では，多くの被害者を出している．とくに米国では，毎年約2,500人が重症のリステリア症となり，そのうち，約500人が死亡していると推定されている．食品が感染源であることが証明された最初の報告例は，1981年のカナダのコールスロー（キャベツ）を原因とした集団事例．その後，食肉，牛乳，ナチュラル・チーズ，サラダ，スモークサーモンなどの食品が感染源となって報告されている．リステリア菌は自然界に広く分布していて，人獣共通感染症菌であり，動物を介して人に感染することがある（訳者）．

科学自体の不信が生まれ，食品部門における非常にデリケートな問題を生み出したといえる．テクノロジーが主導する新しい生産方法に対し，消費者不安はますます増加した．GMO 食品や成長促進剤についての消費者の関心が高まっているのも，こうした背景を考慮すると理解されやすいだろう．たしかにヨーロッパの消費者はバイオテクノロジー食品に関して米国とは違った独特の立場をとっている．GMO がアメリカで正式に受け入れられてきているときに，彼らはヨーロッパで大規模な反対運動を起こした．しかしそのアメリカでも，環境保護組織や一般消費者は，スターリンク社事件と呼ばれる一連の裁判で重要な役割を担った（Tailor and Tick 2001）．フランスでは，GMO 実験が多くの使用撤廃活動を（そしてまた活動家への処罰も）ひき起こすことになり，学問領域においても GMO 実験研究は遂行不可能であるところまできている．遺伝子組み換え成分を含む加工食品をしぶしぶ購入する消費者数が，おそらく過大報告されている一方，品質・原産地表示の責任追及がなされ始めた今日では，加工業者は可能なかぎり遺伝子組み換え素材を避けるようになった．

　BSE，ダイオキシン等の食品危機により，さらなる規制を望む声が続々と生まれ，人々は EU 加盟国間の既存ルールのさらなる厳格化を求めるようになった．これらの事件をきっかけとする一方で，すでに EU の政策議題の中で，食品安全問題を最優先事項とするよう求める声が次第に高まってきたという背景があった．消費者は，所得が上昇するにつれ，需要を増やし，自らの身体の安全のために高いハードルを設け，リスクを最小にするような安全規制の構築に積極的にお金を支払おうとするものである．

　規制は，国際環境の変化を受けて進化している．国際協定は EU に新しい手段や新しい規制手続を実行することを迫っている．規制の法的枠組みを生んだウルグアイ・ラウンドは，世界貿易機関（WTO）という紛争解決機関の創設により，食品安全分野において規制の枠組みを形成することになった．衛生植物検疫措置の適用に関する協定（SPS 協定）下で行われた論議では，EU におけるコーデックス委員会による評価決定の際に（Box 1 参照）以前

第2章 EUにおける食品安全の規制

は行われていなかったシステム的なリスク分析を含む評価を行うように取り決めた．それまではたとえば，1997 年，ホルモン操作した牛肉をめぐるWTO の調停が起きたが，EU はそのような分析による独自の評価を正当化する準備は出来ていなかった．結局いつもと変わらない手続が行われたのだった．

一般的にみると，ウルグアイ・ラウンド協定は，各国の食品安全規制の方法を劇的に変える契機となった．1995 年のマラケシュ協定から，すべてのWTO 加盟国は TBT（貿易の技術的障壁協定）を遵守しなれければならなくなり，また協定国の決定を好むと好まざるにかかわらず拒否できない．競争を制限する慣行を改善する各国の事例が多くあり，また紛争の火種についての多数の議論や通告が問題の解決を可能にしており，それは WTO 体制下での紛争解決手続をしないで行われている．

ある基準を採用する場合，特にコーデックス委員会での審査結果は，それによってもたらされる経済的影響をみると，各国の経済を左右するという意味で非常に重要なものとなる．1997 年の WTO 委員会では，成長ホルモン使用牛肉の EU 国内輸出入禁止か否かについて，国による意見の相違があることを問題とした．ホルモン使用がなされた牛肉の多くは，コーデックス内で既にテストされていて，使用物質の最大残留量制限が設定されていたにもかかわらず多様な取扱いが行われてしまったのである．

委員会の出した結論は，たとえそれが 1998 年に上訴機関（上級裁判所）によって部分的に変更されていたとしても，EU の規制プロセスにおける国際基準の存在意義を完全に変えてしまった．これらの基準は今，経済論争の中心にあるので，「科学的な」意味での議論を続けることは，コーデックス委員会内部でも難しくなった．従来は経済に大きな影響を与えるために基準の導入をめぐる議論が凍結されたり（GMO 成長ホルモン rBGH やソマトロピンの残留物の最大量規制の場合，GMO 食材の場合など），曖昧な言葉で（乳製品の低温殺菌基準のように）採用されてきた．しかし，GMO 食材のような非常に複雑で論議を呼ぶケースでは，たとえば明確な基準の採用か，

Box 1：食品安全規制の国際的枠組み

　米国政府機関と EU 機関はこのテーマに関連する様々な出版物を出しているが，そこでは，ほとんどすべての国で，輸入の障害となる国内規制があるとされている．EU の規制障壁は頻繁に，米国機関に非難されている（Bureau, Gozlan and Marette 1999）．なかでもホルモン使用乳牛の牛乳についての EU の輸入規制は事例として多く引用されている．EU 委員会の市場アクセス・データベースをみると，日本に関するページはとくに印象的である．しかし，オーストラリアという低関税で知られている国は，独自の技術基準規制を設け，頻繁に輸入を制限している．アメリカでは，どのくらいかかるか予測できない程非常に長く時間を要する衛生検査を行っている．害虫リストを発表し，しかも複雑な検疫ルールで篩い分けられたオーソライゼーション（学術認知個体）だけを輸入させるので，米国向けに食品を輸出することを予想以上に難しくさせていると非難されている．

　多国間交渉の結果，国際貿易の衛生植物検疫措置（SPS）の適用や技術規制の負の影響を最小にすることを目指そうとする方向性を打ち出した．1995 年以前は，GATT 委員会の決定が，国際ルールとして WTO 加盟国に，基本的な生産方法によっては生産物輸入の制限を認めない一般原理を確立していた．ウルグアイ・ラウンドは，WTO の紛争解決機関を通して論争を解決するような枠組みを提供した．また，SPS 協定や，強化した TBT（貿易の技術的障壁）に関する協定を通して，非関税の貿易障壁の問題に取り組んでいる．それは国際機関，とくに FAO（国連食糧農業機関）と WHO（世界保健機関）によって設置されヒトの健康保護基準の国際コードをつくるコーデックス委員会にとっては一層重要な意味を成している．SPS 協定は，食品に含まれる添加物，汚染物質，有毒物質，病原体から生じる食品安全健康リスクを扱っている．この国際基準に基づく加盟国評価は，SPS 協定と一致したものとされる．（国際基準を遵守した規制を作るだけで，WTO に通報する必要も，他の国からのクレームに対抗してそれを正当化する必要もない．）加盟国では，科学的裏付けがあり，ある一定の SPS 保護がリスクの適性評価に基づいていると見做されるならば，合理的な国際基準以上の高いレベルの安全保護をもたらすものとして SPS 協定を導入し，維持している．協定は，ヒトや動物，植物の生命，健康を守るのに必要とみなされる評価基準を採用するため，ただ科学原理に基づくものであるからといって，調印国の権利を主張する場合は，科学的裏付けなしでは維持されず，独善的な，不当なやり方では適用されない．協定は，衛生評価が，保護する側の目的には用いられないとも述べている．SPS 協定に

より，国際基準，ガイドライン，勧告に基づいてSPS評価の整合化を進めることになる．それはまた，SPS評価手法と同等なものと認められた．他のWTO加盟国間や多国間協定を含む調印を進めることにもなった．

　1979年TBT協定の範囲が，ウルグアイ・ラウンドの間で拡大した．TBT協定は大きく広がり，パッケージやラベル表示に関するものもその対象となり，すべての技術規制やSPS協定が扱われる以外の基準を扱うことになった．

　ウルグアイ・ラウンドはまた，通報手続の導入も扱うようになり，その意義は加盟国のTBTやSPS規制が貿易を制限しがちになる場合それを早期警告するシステムとしてはたらくことである．もし，そこに含まれる加盟国グループの要求で，当該国家間で合意がなされない場合は，WTO問題調査委員会を設置することになる．最終的な仲裁は，WTOによる賠償措置を実施することになる．例えばEUがホルモン使用牛肉の輸入禁止に伴い，それがSPS協定に違反するものと認められても法律改正をしようとしない場合，米国がそのような一連の手続をとることになる．

WTO委員会や国際的枠組みの中の上訴機関（上級裁判所）によるGMO食品のステータスを上げていくのかどうかは将来必要となるに違いない．それらはEU国内規制上では主な制約としてはたらいているようである．

2.　食品安全におけるEU規制の改革

　アグロフードというマスコミによくとりあげられる分野があるが，政府介入への世論の圧力は強い．さまざまな危機についての一般世論，報道・放送，国際的なルールの結合が，EUにおける大きな制度改革をもたらしてきた．ドイツと英国では，農務省は従来より総合的な省となり，その省名は農家が消費者保護の責任ある地位になることを示している．フランスと英国は健康，安全，検査責任のための広い指令権限を持った，新しい食品安全機関を設立した．EU委員会は消費者信用を取り戻すために，2000年1月に食品政策，食品法について広範囲な論争を行ったあとそれを白書（食品安全白書）としてまとめた．そこでは，ヨーロッパ食品安全機関の立ち上げの必要性が強調された．EUのこれらの変化は，加盟国の共通した政策議題のトップに食品

安全を置いたことに始まる．加盟国は「食品安全戦略書」を作成し，それは現行の EU 法の実践と変革を概説するものである．それらの国はこの分野でのイニシアティブをもつために白書を作成する予定である（EU 法を実施することについていくつかの国はすでに EU 委員会から承認されている）．

白書はフードチェーン（生産過程から流通，食卓まで）全体をカバーする新しい法的枠組みと同時に食品のあらゆる側面に適用されうる法を改善するために一連の措置を提案している．その目的というのは，消費者健康の確立，ハイレベルでの消費者保護の確立であり，安全な食品を届ける根本的な責任を，産業界，生産農家，供給者に帰することである．

とくに白書は，公的規制の 2 つの分野を強調している．第 1 の分野は国内レベルとヨーロッパ全体のレベル両方での規制手続をもつ食品安全規則である．白書は，食品チェーンの全分野に公的規制をかけながら，透明性のある，理路整然とした食品安全ルールの創設や，多様な，規制要件の見直しを行うことの必要性を提言している．その内容は，国家の検疫・検査サービスや規制管理のシステムを改善し，よりしっかりとしたものにすることである．EU の国境上の管理はさらに拡張されていく．そうして，フードチェーン全体を通して食品をトレーサビリティすることが主要な問題となる．

政府介入の 2 番目の分野は，消費者情報である．そのインセンティブはリスクコミュニケーションにあり，重要かつ正確な情報が消費者に与えられると，消費者は情報選択することができる．ヨーロッパ食品安全機関は，コミュニケーションだけではなく，リスク評価やリスク管理にも重要な役割をはたすであろう．また，白書は，新しい食品や栄養補助食品のラベル表示における広告文面，コピー文面についての一般ルールは，『ラベル表示指令 (Labelling Directives)』により拘束されると述べている．例えば，ラベル表示指令では，最終生産物に含まれる合成添加物が 25% 以下であればその成分内容を表示しなくてもよいとする現行の方法を撤廃するよう提案されている．また GMO 食材指令のラベル規定では，「情報」伝達手段に大きな役割が期待されていることが示されている（Box 2 参照）．ここでの目的の 1 つ

が，適切で一貫したコンプライアンス実施を確保し，「不必要な行政手続を避けること」である．

EU当局は責任，より一般的に言うならば自主的規制行為について，食品安全を強化するための規制法や情報行為問題ほど関心をもっているとはいえない．

いろいろな経済的手法を考えるならば家畜飼料部門での生産者の責任の明確化はおそらく法的責任カテゴリーに分類されるものである．しかしながらそれにはまた多くの強制力をもつ法律と関係している（例えば家畜飼料の法律改正など）．つい最近では，GMO食品の規制問題がEU議会で議論され，生産農家にさらに重い責任を課すというEU委員会の提案は環境団体や消費者団体に受け入れられにくいという理由でEU議会のメンバーに却下された．

食品安全への新しいアプローチの必要性を正当化するために白書が述べている食品危機は，単にさらなる予防行為を求める市民の声を生み出しただけでなく，もっと多くの責任さえも生んだ．とくに，2000年の口蹄疫（FMD）大発生と同様，BSE事件では，過去の失敗のツケは誰が払わされるのかという大きな問題を投げ掛けた．今まで主にその費用をカバーしてきたのは政府であり，少なくともそれは実現されてきた．これからは多くの利害関係者がこの不確定な費用を払わされることになる（たとえばBSEの場合のくず肉小売業者や，FMDのときの英国の地方観光業など）．プライス・ウォーターズ＆ハウスクーパーズ社（大手監査法人）の推計によると，FMD事件によって生じた観光業の見込み損は10億ポンドから34億ポンドにのぼるということである．これは農業部門における損失額の実に2倍にあたる（『エコノミスト』誌2001年3月31日号）．これらの食品危機のため，より多くの安全を求める消費者の要求のレベルを超えて，納税者は，生産農家とことによると規制担当者に対し，予見される汚染や管理ミスの責任をとってもらうことを望んでいるのである．このことは食品安全手法としての責任ルールをめぐる研究の重要性を示している．

Box 2：ヨーロッパにおける GMO 規制

　GMO（遺伝子組み換え食品）関連の規制は，ここ10年間適用されてきたEU指令に拠る．GMOの普及に関連するEU指令90/220/CEEはもともと環境保護規制対策のものである．この指令の主要な目的は，GMO普及をめぐる行政手続や評価手法を統制し，整合を図ることにある．この規制は，予防原則の精神に基づき，指令2001/18/CE「GMO生物の環境への意図的放出に関する欧州議会および理事会指令」によって最近改正されている．改正指令は，当該GMOの情報開示を行わなければならないという条件を記載している．また，人間の健康や環境に対するGMOの影響を調べるため，モニタリング計画，環境に対するリスク評価などが行われる．同じ条件は，GMOや，ラベル，パッケージの付加的表示をもって市場に置かれているGMO関連製品にも適用されている．
　責任問題に関しては，改正指令では，衛生面や環境損害の金銭的補償をGMO食品の市場関係者に対して，義務づける内容は何ら含んでいない．しかし，その32条は，当事者は，委員会がバイオセーフティのカルタゴ議定書を施行するよう法的提案を行うことを述べている．議定書の27条は，遺伝子組み換え生物の国境を越えた輸送から生まれる交配を招く場合に想定される損害の責任と補償に見合うルールや手続を用意しなければならないと述べている．
　GMO食品の安全面は新食品規則CE258/97によって規制されている．この規則は，食品の安全が，新しい食品の基本的な成分において，従来の成分とは違うもの，つまり遺伝子工学が生み出したものや，GMO成分を含んでいるときに，食品の安全性を検査，評価することを義務付けている．その結果をラベルに表示することになっている．これは新しい食品の無害性を評価する手続を踏んだことを示すものである．GMO食品は広く普及し，モンサント社の全食肉加工食品や大豆食品，ノヴァルティBtコーンは広く普及し，これらは規制が行われる前に市場に出回っていた．これらの成分を含む食品にはラベルで表示しなければならないという規則が1998年に施行された（1139/98）．規則49/2000は，ラベル指定によって，汚染事故を予見してGMO食品の含有限界量をその全体比1％に設定した．そして規則50/2000は，遺伝子組み換えの行われた，もしくは有機体の遺伝子に改変を加える操作をした添加物や香料の入った食品・食材には，特別なラベル表示を義務付けている．
　EU規則は，国際ルールと共存できる（抵触しない）関係を生み出している．遺伝子組み換え検査評価をめぐって米国，カナダのとっているアプローチはEUのそれとは異なっていて，リスク評価やリスク管理に対する予防的アプロ

ーチに基礎を置くものである．従来は，多様な概念は，WTOに持ちこまれるような公的な論争を引き起こすまでには至らなかった．（注：エジプトのタイからのGMO大豆油に漬けたツナの輸入をめぐる論争についてのWTO公式通報（WT/DS205/1, WTO）がある．）そのような大規模な論争が将来生じる可能性は高い（Sheldon 2002）．シェルドンはそのような論争が，既存のWTO手続によって，解決されるかどうかについて考えながら，そのような論争の原因の分析を行っている．IATRC（WTOの農業機関；農業交渉に帰する食品の役割2001）は，その問題を調べたが，結果はまだ出ていない．GATT協定が与えられているので，EUラベル指令は，SPSかTBTのどちらかの協定下で問題とされるであろう．GATTの第3条項は，各国はGMO食品と非GMO食品の品質，安全性の同一性のとらえ方において，原量ベースでの商品の識別はできないと記載している．予防的役割を担うSPS協定アプローチは特にその5.7条をみると，既存の基本EU規制に基づくアプローチより厳格である．倫理条項としてのGATT規定（第10項）では，禁止条文が成文化されることはなさそうである．

　EUのGMOと非GMOの品質安全性の同一性概念と，アメリカ主導のWTO協定がとらえる同一性概念には重要な違いがある．GMO穀類はその遺伝子のコピー穀類とはもはや同一性はないため，ラベルで明確に表示して区別するよう義務付けることを議論しなければならない．

3. 健康危害から消費者を守るEUと米国の法システムの違い

　白書の中では，責任とその役割において，EUと米国のそれぞれのアプローチの間に非常に顕著な違いがあることを挙げている．製造物をめぐる不法行為責任における損害のとらえ方は，米国とヨーロッパ諸国とでは非常に異なる．米国では，企業の事後責任の意味するものは，企業が明らかに安全とはいえない食品を市場に出すことを未然に防止することにおいて重要な役割を担うということである．不法行為法が成立する潜在性があるため，業界はしばしば，政府の承認審査方式に通るために要求される以上の基準を設定する．アントルはその著書（1995年）で，「これでは政府介入による"命令と規制"方式の必要性を減らすことになる」と述べている．EUのうちいくつ

かの国では経済制裁を行うといっても，食品安全問題の場面では非常に限られている．安全でない食品が市場に出回ると，ときとして消費者の死亡までもたらし，これは企業の経営者側にとって，大規模経済制裁よりもむしろ致命的制裁となってしまうのである．「ヘルス・ハザード」と呼ばれる健康危害から消費者を守るための法システムにおける根本的な違いは，基準設定での政府の役割のとらえかたである．もっと一般的に言うと事前規制対事後規制のような法の働く環境の違いが，即ち諸国間の政府基準の違いなのである．

　もし，責任追及問題が白書における中心的議論として見られないとしても，これはそれらの国で，食品安全におけるEU規制が機能していないという意味ではない．欠陥製品の責任に関する指令措置（85/374/EEC，99/34/EC指令による改正）によると，すべての加盟国に，消費者個人に対する怪我や発病，財産損害を引き起こす欠陥製品の生産者に「厳格責任」を適用することを要求した（Box 3 参照）．

　EU指令は食品安全の改善を進めることに加え，被害者保護を要求している．指令はEU内で製造されたか，EU内に持ち込まれた欠陥製品に適用される．そこでは厳格責任（無過失責任）の法理が導入され，立証責任は損害を与えた側に課される．しかし，製造者はもし，食品が市場に出回った時点で損害を発生させるような欠陥がなければ免責され，その時点での科学的知識のレベル，すなわち当該欠陥を予見することが出来なければ責任は問われない．1999年の修正条項では，未加工の農産物を生産した者は欠陥製品によって引き起こされる個人の生命・身体の健康に対する損害に対して，無過失責任を負うことを定めている〔日本のPL法とは異なることに注意：訳者〕．

　BSEやダイオキシン事件によって，EU委員会は指令85/374/EECを再改正する必要性に迫られた．これが，全部門に反映する生産者の責任についてのグリーンペーパー（規定が制定されていない特定の分野に焦点をあてた文書）を最近採用した理由である．ペーパーの目的は指令の適用情報を収集することであり，また，今後想定される法改正への反応を推測することであ

Box 3：食品に対する責任の実際：フランスの例

　欠陥製品の責任に対する EU 指令（85-374）は，フランスの法律（98-389）に移植されている．この法律では，生産者，輸入業者並びに販売業者に大きな責任を課している．

　伝統的にナポレオン法典に基礎を置くフランス法は，刑罰法規の重さにその特色がある．フランス刑法典には，他人の生命，身体を故意に侵害する行為に対する各刑罰が明記されている．一方，民法典には，法的に安全なものであると期待する人々へ製品提供をする側の民事責任の概念が述べられている．絶対的安全は求められておらず目的とされている．「安全」とは，ここでは単に抽象的な概念であり，被保全利益，被保全対象なのである．しかし，原告側は不法行為の構成要件である，欠陥と損害，そして両者の間の因果関係を立証しなければならない．一方，生産者は，たとえ法基準や適正行動規範に則って製品を製造したとしても，たまたまそこに欠陥が生じると，その責任が課されるのである．生産者が当該製品を流通に乗せなかったこと，もしくは当該製品が市場に出回った時点では欠陥が存在しなかったこと，すなわち原始的瑕疵はなかったことを証明しない限り，生産者は免責されない．

　もし，製造当時に有した知識や技術の状況では，当該欠陥の発生が避けられなかったのなら，生産者は免責される．しかし，それでも生産者には，少しでも疑わしい点があると，損害発生を予測した行動をとり，科学的情報を収集する義務はある．これは即ち，「開発リスク」と呼ばれるもので，責任の完全免除は認められないのである．しかし，法律家によると，この 1998 年制定法が実際，多くの問題を生み出してしまったという．なぜなら，「制限なき責任の発生」という大変な事態への扉を開いてしまったからである．上訴裁判所はときに，その法解釈の中で EU 指令に引き直して審判するため，開発リスクが問われている場面でさえ，生産者の潜在的責任の範囲を増大させてしまっている．産業界では，主に被害者補償を目的とした「慰労法：被害者救済法」に向けてゆるやかに動き出した法システムの，これら一連の改革に対処しようとしている．生産者の責任の有無が疑わしく，イノベーション（技術革新）の障害となっているとしても，受け入れなければならないのだろう．

　法理学の議論を生んだ最近の判例は，小売業者である精肉業者が，トリコネロシス菌が見つかった馬肉を販売した責任を問われたものである（2000 年 12 月，CA ツールーズ）．1990 年代，BSE 危機と同様に，汚染血液スキャンダルによって，汚染物質の広がりを防止する検疫検査基準をそのとき採用していなかったとして政府の責任問題が浮上した．

> そこで重要な問題ではあるが，消費者の健康や自然環境への負の影響が認められたときに，GMOを取り扱う生産者や販売業者の責任を確認するための法的手段として，フランス法98-389が利用される．法律家の考えがまだ，法の解釈適用の対象となる「食品」に，GMO穀物や遺伝的に改変を加えた動物を同一のものとする考え方と，EU指令を受けたフランス法解釈により，フランス法が「生産物」として規定している内容に限るという考え方に分かれている．このことがまだ，「生産物」の定義のなかにGMOを含めることには理論的正当性があるとされている所以である．一方で，法理学上では，GMOの欠陥性を念頭に入れて解釈する方向に，賛同したEUやフランスの委員会は向かっている．これはとりわけ，ラベル表示が不適正になされることで問題となる（ラベル表示については，フランス法1139/98に成文法化されている）．しかし，この法の実際的役割は何かといえば，答えることは難しい．GMOによる非GMO食品に対して予見される汚染事故の存在や，GMOと非GMOが同一なものか否かその定義にまだ議論が紛糾している状態である．生産者の免責の場合，EU指令における開発リスクとは何を意味するのか，そのステータスは何か，まだ実際のところ不明である．食品のサプライチェーンの流れには多様性が見られ，責任の所在はどこにあるか，責任の範囲を画するにはどの条項が発動されるか評価することが難しくなっている．重要なことは，被害者たる原告がいやでも負わなければならない立証責任の負担があることで，GMOの被害者には深刻なものと受け止められている．厳密な科学的証拠による証明力を要求することで，予測される損害の原因を特定するのが難しくなっているのである．EU指令によれば，GMOのケースでは10年という時間的制約がある．端的にいうと，GMOのケースにおける生産者の責任をめぐる法的問題について，フランス国内法が，EU指令よりきめ細かく対処できるとしてもまだ，その適用において議論の余地があり，迷走しているといえる．

る．このうち法改正には，法が適用される食品や損害のようなものも含み，立証責任や賠償額の制限，責任の消滅時効が10年であること，供給者側の責任，指令の特徴である生産者の保険加入による義務の消滅がその内容として含まれる．

4. 経済的側面からみた食品安全

政府は消費者保護及び市場の非効率を緩和しようと様々な対策，政策手段

第2章 EUにおける食品安全の規制

を講じるものである．エコノミストは指令規則の内容，たとえば，投入基準，加工基準，製品性能評価基準のような最低安全基準（通称MSS），ラベル表示などの情報規則や責任所在を区別する．これらの様々な手法は情報非効率，情報の偏在（消費者に対する製品の安全性についての不完全な情報，不十分な生産者情報）や，生産者による安全性へ向けた努力が不十分であるような市場非効率を阻止する手法としてとられている．

経済理論によれば，市場システムや，規制，法的要素といったものが企業に安全な食品を製造するというインセンティブを与える（Antle 1995）．エコノミストはしばしば市場経済力に基づく分析手法を好むものである．消費者が企業の製造物についての安全性の問題に関心を持つというのは反面，企業にはビジネスの社会的信用，評判や市場シェア，収益を失わないようにするインセンティブが働く．

人間の健康が危険にさらされているとき，まず政府が介入するのはMSSのような命令およびコントロール手法を導入しようとする考え方である．しかし，そのような手法は費用がかかることもあり，費用便益分析にかけると却下すべきとの結論が出ることがよくある（Arrow et al. 1996）．そういう場合は，消費者情報に依存する方法がより好まれる．リスクが小さく，また（もしくは）致命的なものではなく，経済効率のよい価格で消費者がリスクレベルを選べるようにする（Beales, Craswell and Salop 1981）．

経済理論では，製造物責任についてのある考えが推奨されている．とくに米国がよく行う規制手法の1つであるが，そこではヨーロッパの手法はあまり採用されていない．EUの食品安全規則の改革は生産者側の責任をより多く認める考えに基づいたところで行われてきた．ヨーロッパでは，指令85/374が，欠陥のある農産物にまでその適用を拡大している．しかし，15の加盟国の間でまだ5カ国が，その国内法に欠陥農産物についての立証責任をとり入れている（グリーンペーパーの添付資料1，34ページ参照のこと：『欠陥農産物の責任をめぐるグリーンペーパー1999』）．EU加盟国入りを望む多くの東ヨーロッパ諸国は，この点に注意して法を改正していった．

損害に対する法的責任は一般に2つの目的を持つ．1つは被害者補償をすること，他の1つは事故発生確率あるいは事故の深刻度を低める，リスク拡大を抑制することである．経済学者は通常責任規則を2つに区分している．すなわちリスク抑制にどんなに努力がなされていても必ず被害者補償をする厳格責任法令と規則が守られないときのみ加害者を罰する過失責任ルールの2タイプである（Shavell 1980）．そういう意味で法的責任というのはフレキシブルな道具のようであり，各企業はリスクを管理する裁量幅を持つ．過失責任ルールの下で規制者側（間接的に納税者も）は，規制が事後的にみて，不十分であるか，実行されないときに，その責任にさらされる．これはヨーロッパで勃発したBSE問題への対応規則がなかったことを強調する多くの評論家によって指摘されている問題である（BSE汚染源を特定することが不可能なため，フランスの規制者側である行政は被害者遺族に対して単に「個人」責任をいうにとどまった（「農業省の怠惰と妨害」2002年3月26日付リベラシオン誌より）．90年代では厳格責任制を制限しようとするロビイストからの圧力により，家畜飼料業界や，農業者団体へ，製造物責任を拡大することが持ち出された．たとえば，フランス経済財政産業省の競争・消費・不正行為抑止総局（DGCCRF）のクリスチャン・バブゾー局長が，欠陥農産物に対する政策実施をめぐって，フランス農業省の抵抗に遺憾の表明をした．バブソー氏のコメントは以下のようなものである．「我々は農業者に対して，このような事態が生じてからずっと，深いためらいを覚えている．消費者の健康保護に十分に注意を払うことなく，利益ばかりを追及してきたようだ」．

独立行政裁判所による規制者側の過失に対する制裁の脅威により，規制者側は規制の効力を発揮できるようになった．たとえば，2001年には，水質汚濁に関する規制者側の責任として，フランスのブルターニュ地方の養豚施設に関して，実際に規制をしていなかったと，裁判所が決定したのである（レーヌ地方，行政裁判官による2001年5月2日決定，97182号）．

責任に関して，食品安全が合格レベルに達するには，次の2つの条件が必要である．まず(1)事後的に生じうる事故損害について消費者に十分な情報

を開示すること，次に(2)仮に損害が発生したときに「立証責任」問題をめぐっての紛争を回避し，被害者に対して，完全な損失賠償を実現するため，加害者側に十分な担保金を積ませる（供託させる）ことである（Antle 2001）。損害，障害についての不完全な情報しか与えられないと，微生物汚染物質や，農薬による汚染源という科学的な分野では，しばしば個人たる消費者には，損害と加害行為の間の因果関係の立証があまりに専門的すぎて不可能なこともある．実際，責任所在，責任の範囲を，多数の農家，加工業者，小売業者が関係する垂直的サプライチェーンの中に厳密に画することは難しいだろう．さらに消費者は，実に多くの，さまざまなタイプの農産物を口にしているのである．さらに食べ終わって食品そのものが消えたとき，どうやって製造物責任を決めるのであろうか？　また，消費者は冷凍食品や調理加工食品に関して細やかな注意を払わない．最終的に，クロイツフェルトヤコブ病や，ダイオキシンのような化学物質に関係して発生するガンのように，発症までの病原体の潜伏はときに非常に長いこともある．消費者は食品を購入するときに情報があれば，その安全性を判断することはできる．そうでなければ，ただ，商品を信用して購入するしかないのである．このような商品すべてについて，ブランドネームを保護するために，企業努力を課すだけでは十分ではない．加工食品の製造者や，小売業者にブランドネームの保護義務を課すことは，事故発生予防に役立つのである．このような理由によってわかることは生産者責任は不完全な情報によって小さくなるということである．しかし，遵法的な手段たるトレーサビリティや認証は，責任所在プロセスを明確化するための1つの有用な方法となりうる．不正販売業者や腐敗食品を見つけ出すことが可能となるからである．たとえば，食品汚染事故の場合のトレーサビリティとして，フランスではすでに食品リコール・システムが導入されている（フランス衛生研究所によって行われている）．責任という面では，製品のリコールが行われると企業は社会的信用を失い，企業は莫大な損害を受ける（例えば『企業の市場評価』Salin and Hooker 2001 参照のこと）．

　食品のリコールは，EU 及び加盟各国と協力して，業界がボランティア的

に行っている活動である．企業もしくは規制者側機関の要望で発動する．リコールの目的は，ある製品が汚染されている，混入物がある，商標の誤表示がされているという証拠があるとき，当該製品を市場から排除することである．また，これに関して，リコールを受けた業者側は，起訴者側が証拠採用する可能性のある，製品の有害性に関する情報を提供する．

　責任とトレーサビリティとの関係は，次の3つの問題を引き起こしている．①責任を踏まえた財務保証の仕方（Crespi and Marette 2001），②科学的検証およびモニタリングなどのような供給者と顧客の間の新しい契約関係を生み出す，③アグリフードチェーンの中の垂直的統合や，市場集中に影響すると予想される新しいトレーサビリティの技術への投資をするということ，GMOの一般向けラベル表示は誤ったメッセージを伝え，真の生産物の姿をぼかしていること，制裁を要求することである（McCluskey 2001）．「GMO Free（GMO食材は含まれておりません）」のラベル表示は，一部の不完全な検証しか行わない生産者のためにその信用も非常に脆いものになってしまう．

　また，不完全な補償をめぐっては，法的責任について，「ジャッジメント・プルーフ（敗訴判決による支払不能，賠償不能判決）」[2]にのみ加害者は拘束されるにすぎないという問題が生まれている．すなわち，被害者に対してその損害の一部しか加害者は支払わないということが起こるのである．加害者の潜在的責任の度合はその保有財産と有限責任によって決定されるという事実は，リスクを強めることにもなり，ハザード予防活動に影響を与えることになる（Shavell 1986）．多くの予防努力には，より良い設備が必要である．安全性を改善し，主に収益コストとひきかえに，汚染を減少させるための企業や農家の防止努力が効を奏すことは，先進国でさえ，非常に難しい．もしも高い利益が見込めるのなら，企業は汚染防止にどんどん投資するであ

---

[2]　金銭賠償を求めた訴訟で，見積もった要求損失額を充たすような判決を出すことができないこと．その理由として加害者側に賠償できるだけの資産，財産がないことなどがある（訳者）．

ろう．アントル（Antle 2001），マクドナルドとクラッチフィールド（MacDonald and Crutchfield 1996）は，小規模加工施設は，食肉部門についての安全性規則やHACCPの施行によって結果的に高い固定費用を支払わなければならなくなっていると述べている．予防費用と，企業間競争の関係は，生産者の支払能力を決めるうえで，重要な問題になっている．Box 4 では，支払不能は市場構造（例えば企業数）によって企業が戦略的に選択している方策であると述べている．

市場の集中は，企業の利益や間接的には企業財産や「ジャッジメント・プルーフ」となる可能性に影響を与える．アグリフード部門は，寡占的な力をふるっている多国籍企業の共存が目立ち，限られてはいるが損害を補い，農家を守るとともに消費者や第三者にも損害補償をする力がある．EU でも，米国（Cottarill 1999）でも，使用責任（化学薬品などの使用に付加される事業者責任）を認める食品産業の多くの分野で，市場集中率は高い．しかし，責任をカバーできる農家の経営規模は小さく，結局責任追及先は彼らの上流の供給者（たとえば農薬製造企業）や下流の加工業者まで広がり得ることを示唆している．その一方で，規制手段としての法的責任は，企業集中化に重要な役割を担っている．それはある国を超えた，興味深い事例によって見ることができる，アベンティス社の事例である．アベンティス社の場合，Aventis Crop Science 社（正式名：Aventis Crop Science USA Holdings, Inc：現在 Starlink Logistics, Inc という社名に変更）の株をバイエル社に売却したのであるが，それは新しく開発した新スターリンク社の GMO 作物であるトウモロコシ事件によって生じた賠償支払のためであった．GMO をトレースしてみると加工食品の中に見つかり，農家と製造業者に対して，Aventis Crop Science 社は，米国だけでも 2 億 US ドルまで損害賠償金を支払うように命じられている（Taylor and Tick 2001 参照）．アベンティス社は，スターリンク社のトウモロコシ事件のために生じた大幅な出費があってから，非常に深刻な財政問題に直面することになった．米国におけるこの判例は，上述のようなヨーロッパの 2 大企業，アベンティス社とバイエル社の合併に

Box 4：責任，製品情報と支払能力

　コエスティール，ゴズラン，マレット（Coestier, Gozlan and Marette 2002a; Coestier, Gozlan and Marette 2002b）は有限責任のあり方を分析するために設計した理論モデルを紹介している．ジャッジメント・プルーフ（敗訴判決による支払不能状態）シナリオの下では，被害者は，企業の資金力には限りがあるため，その損害の十分な補償を得られない．損害賠償のケースでは，コストの面からみると企業の予防活動は，賠償金のために投入できる資金を劇的に減少させていく（予防に力を入れればそれだけ賠償問題が発生するリスクは抑えられていくのである）．被害者補償はまた，当該生産農家（製造業者）の経営規模によっても制限される．大企業と中小企業のリスクを見越した活動の違いがその有限責任のちがいを伴い，法的責任体制の効力を弱める結果になるのである．

　食品安全性リスクについて消費者が無関心の場合において公的規制の下で採り得る予防方策に投資しようとする企業のインセンティブの分析が提案されている．有効な規制実施においては，次のような側面をよく考慮することが必要である．まず，リスク回避予防活動は企業の収益に影響することである．つまり，努力を続けると，それは事故発生の確率，収益性と損害賠償による損失分のどちらも減少させるのである．それゆえ，企業が一層の努力をすることは，「ジャッジメント・プルーフ」となる確率による収益性（公共信用）は増えることになる．次に企業の収益は市場構造に影響されるということである．即ち，市場が集中すればするほど，利潤は大きくなり，損害賠償の補償に充当できる資産は増えることになる．つまり，利益が増えることは「ジャッジメント・プルーフ」となる確率を減らすのである．予防をめぐる法的責任のインパクトを研究するための統一枠組みが与えられると，企業の支払不能状態の戦略的利用を強調することが可能になる．

　市場構造がどうであれ，選択的責任ルール下で最適な民間の努力水準は，将来収益の展望やさらに細かく見ると損害の規模に関する消費者の最大支払意思額に依存する．ある一定のパラメータ値の投入を続けていくことは，予防活動に投資しようというインセンティブを弱めることになる．即ち，厳格責任の下では，加害者は，その結果回避防止努力にもかかわらず常に責任を負い，企業は予防に過小投資するか過大投資するかのどちらかの選択を迫られてしまうのである．リスク予防へ向けた過剰投資は，潜在的支払不能という状況を招き，やがては責任追及に至る致命的な影響を招いていくようである．

　即ち，企業の限られた財源，有限責任を戦略的に用いなければならないとい

第2章 EUにおける食品安全の規制　　　　81

> うことになる．そこで，法定注意義務の違反があったときのみ，加害者は責任を負うという過失責任のルールに改められ (Coestier, Gozlan and Marette 2002a)，損害の規模が大きいと，厳格責任のようなルールでは結果回避予防行為に対する投資は少なくなってしまう．
>
> 　2番目の論文では，厳格責任と，消費者に対して製品リスクについての情報を提供した場合の政策との比較を行っている (Coestier, Gozlan and Marette 2002b)．情報提供することは，ジャッジメント・プルーフ問題を回避する．たしかにリスクというものは，消費者需要の中で，吸収されてしまうものである．損害可能性があまりに大きくなると，消費者は購入を控えようとする．一方で，ジャッジメント・プルーフが厳格責任下に出現する．しかし，厳格責任や，安全性へ向けた多大な投資のような選択的政策が行う情報提供は，閉鎖市場よりも高い厚生をもたらすことがわかる．

見るように，農薬製造分野の世界市場構造に大きな影響を与えた．諸国間の規制の整合している部分を除くと，ある国の規制は自国内市場に直接影響するようである．最近の4つの合併により，農薬の世界貿易において，市場におけるメジャー3社の占拠率は，1998年の34％から2000年の60％にまで急速に伸びた．最近の合併の背景からその主な要因となっているものをさぐってみると，以下の3点に集約されるだろう．①研究開発にかかる巨額支出を引き起こす残留農薬規制・新しい環境基準が設定された，②食品安全や環境をめぐる訴訟の可能性があるため責任リスクが高まっている，③GMOのような革新技術に向けた消費者の抵抗が生じ，それにより農家はこれらの作物を作ることができなくなりつつある．ハーホフとレシビュー，ロケットは，厳格な規制の導入を進めてきた経過と，市場集中化のリスクとの間にある業界のジレンマを強調している (Harhoff, Régibeau and Rockett 2001)．このジレンマはまた，市場集中による支払不能リスクと，その代償とも言うべき責任負担との対立としても存在するのである（Box 4 参照）．

　ブシビーとフレンゼンによる実証的研究は，米国と英国における食品汚染をめぐる責任の所在，帰責性が非常に限られていることを明らかにしている (Buzby and Frenzen 1999)．とりわけ，彼らは微生物汚染の実態が不明瞭であることに言及している．「自然発生的また，予見し得る汚染」もしくは

「コントロールすべき混入物」，それは法規制を行うに際し重要な問題であり，米国における連邦レベルでの先進事例が「有責性をめぐる一貫した解釈」を提供してこなかった．たとえば，自然発生的汚染として，1974年に鶏肉で見つかったサルモネラ菌の事例がある．また，成牛の肉に見つかったE. coli O157：高病原性大腸菌について1994年に決定がなされた．それは，前者の鶏肉のケースでは，「適切な調理」がなされなかったことで本来除去できた病原菌によって発生したことがわかったが，牛肉のケースではそうではなく，「軽く焼かれた調理」のものに発生したのであった．第2に，法律問題処理にかかる費用や時間，食品から発生する疾病被害の法的救済，補償を求めるための個人レベルでの立証責任の負担の重さのゆえに，実際ほとんどの個人に提訴をためらわせることになっている．法的活動に向かわせるインセンティブは，個人が起こす裁判ケースより，病気が発生し，蔓延したような大事件を扱う場面の方がより強くはたらくものである．なぜなら，因果関係の証明は，健康問題に関する専門家に推測してもらう方が，個人がその能力と費用負担で科学的証拠を収集して科学的客観的に証明するよりも負担が軽いからである．3番目に，米国の法システムが，「弁護士，法律家に，彼らの扱う事件を選び，また仲裁・和解裁定にこぎつけるように励むインセンティブを与える」．また米国の法システムは同時に，おもしろ半分に提訴したり，過剰で不正きわまりない消費者クレームを起こすこともももたらしている．食品汚染の責任追及の限界はコラート・デュティルルの論文で扱ったフランスの事例で見ることができる（Collart Dutilleul 1997; Collart Dutilleul 1998）．

　公的賠償（たとえば，英国及びフランスで発生した狂牛病のときの賠償問題）や社会保障の存在が，不法行為責任を小さくしていった．病原菌による食品汚染の損害（サルモネラ菌やリステリア菌などのような）の評価は様々な差異がある．（たとえば，1995年における米国で発生したサルモネラ菌関連の経済損失についての経済調査局の計算では，9億ドルから122億ドルもの幅がある．）農場レベルでは，予防対策はときとして，農薬散布や土壌汚

染のようなものに対する知識の欠如のために行われない.

　正しい政策手法を見つけることは Box 5 で書いているように，大変難しいことである．非常に型にはまったケースを扱う場合にさえ，また，とりわけ非常に単純な競争構造の中でさえも，規制基準とラベル表示および責任との適切関係はいろいろな要因で異なってくる．とりわけ，消費者は消費した直後に当該食品が安全でないとわかる場合は，評判（うわさ）がどうかという情報が効果的であることがわかっている．もし，ハザードが長期間生じているなら，一般的により多くの命令やコントロール政策手法が必要である (Shavell 1987).

5. むすび

　最近連続して起きた食品危機を契機として，新しい生産技術の開発と生産物の品質と安全性を扱うウルグアイ・ラウンド協定による国際圧力のもとで，EU ではすぐに安全規則を改正することになった．白書は，その方向で第一歩を踏み出したものである．それは中枢機関を立ち上げるとともに将来，指令と各国の規則を整備していくであろう．白書と EU 食品安全規則では，情報技術手法と同様に命令と統制は当然重要なものであり，製造物責任法のように，インセンティブを基にした手法よりも，より一般的に用いられている．EU 議会が扱った最近の仲裁事例中で，GMO 生産農家の責任を最小とした事案を見ると，責任手法が EU 以外の国々ほど規制者側にとって好んで用いられるわけではないと提言している．しかし，エコノミストは，もし，企業がヒトに病気を発生させた一連のサプライチェーン・チャネルに入っている場合，懲罰的損害賠償（裁判費用，法律事務手続費用，弁護士費用）のような金銭補償をしなければならないことに加え，経営者が刑事裁判に出廷する義務や，社会的信用の失墜などのリスクを計算すると，食品安全へ投資しようと考えるようになると見ている．しかし，製造物責任法は，企業が責任を課される状況とは何かを明記しなければならないだろう．現行の EU 規制下

Box 5：情報と最適規制

　生産物の安全性の分野におけるさまざまな形態の規制の有効性を分析するとき，エコノミストが直面する主要な問題の1つは，情報構造である．消費者が生産物の安全性に関する情報を得るか（それも完全な情報），ある生産物が十分に時間をかけて調査した後に汚染していることが判明するか（調査財 search good という），また，消費の後（食事後）にすぐに見つかるか（体験財 experience good という），原因発見には非常に長い時間がかかり，見つかったときはすでに遅すぎるか，特定の財が病気を生み出すことの確信まで得られないか（確信財 credence good という）で，最適手法は，異なってくるようである．問題をより複雑にしているものは，所与の情報構造のための最適性が産業の競争構造に依存することである．競争産業は価格圧力に直面するであろうが，価格は消費者への企業の評判を下げる要因ともなるとともに，評判が価格に影響を与えることにもなる．（品質についての評判は低い売り込み価格，高くかつ他の追随を許さない価格，また広告への投資の形をとることができる．）

　さまざまな情報構造下で，食品の安全性を提供するための最適規制を導くため，マレットとブロー，ゴズラン（Marette, Bureau and Gozlan 2000）は，消費者の最大支払意思額ほど企業が直面している価格制約は他にないと推測している（すなわち，それは独占としてはたらき，価格を単独に設定する）．そのモデルにおいて，取引は2期以上発生しているとする．共通の割引係数 $\delta \geqq 0$ は，第1期収益に対する第2期の収益を評価するのに用いられる．生産の限界費用 c は，生産物の安全性とは無関係に一定である．製品が有害か無害か，販売者による安全性確保の努力のレベルがより高くなると，無害であることの確率が増す．安全性確保の努力のレベル $\lambda < [0, 1]$ と選択することで，販売業者は第1期における固定費用 f が $\lambda^2/2$（努力レベルの2乗を2で除したものの関数をとった値）と等しくなる．

　消費者が不完全な情報しか受けとれないと，このフレームワークは，モラル・ハザードと反対に向かうもう1つの効果のどちらも考えなければならない．たしかに安全性のレベルは販売業者の努力に依存する．それはモラル・ハザードに関係してくる．しかし，$\lambda < 1$ のときは，販売業者は全体的に農産品の最終的な安全性をコントロールできない．それは逆の選択に関係する．ここで消費者は生産物を1つ購入するか，全く購入しないかのどちらかを選択する．有害な製品を買い求めることは，消費者にとってゼロ効用をもたらす．安全な生産物に対する異質の最大支払意思額は，消費者数に対し分配されるパラメータ

値 $\theta \in [0, 1]$ によって表される．最初の期間（第1期）では，財に害があることを購入前に見抜いた場合消費者は，当該財を買い求めないから効用はゼロになる．消費者は第1期に無害な生産物を買い求めた場合にのみ，第2期には消費者は生産品を買うのである．

生産者の最適プログラムを解くと，次のような結論がもたらされる．(1)安全性確保努力にかかる費用 f が大きいとき，安全性確保努力は社会的最適量（完全な情報下での経験財と同じく）をより整然と下回る．(2)消費者による経験を除くと，不完全な情報であると，完全情報下にあるより，低い安全性確保努力しか行わない．(3)経験財では，販売業者は，その生産物の安全性を表示しないことを選択する．しかし，第2期における売上見込みは，重要な安全性確保努力を行おうとするインセンティブになる．その一方で確信財においては，市場の力は，安全性確保努力の欠如と市場の失敗をもたらす．

最適な政策手法に関して最低安全基準（MSS）は完全な情報と不完全情報の両方下で，準最適レベルの安全性を正すための有効なツールとなりうる．経験財では，MSS が分離均衡からプーリング均衡までシフトすることになる．これはより高い安全性確保の努力をもたらすが，販売業者の価格戦略による厚生損失を増やす．確信財では MSS は，安全性確保努力に費やすコストが低いときは，必然かつ有効なツールである．しかし，f 値（固定費用値）が大きくなると，MSS が市場を閉鎖させる．

ラベル表示は確信財の場合，市場の非効率性を減らすのに，潜在的に有用な手法である．消費者によって委任された規制者や第三者機関が安全性確保の努力を得ることはできる．これは，生産過程をモニタリングする特殊な手法を要求するのである．

"完全な情報"下では，生産者側に責任を求めることは不適切であろう．なぜなら，消費者は，前もって生産物の特徴，特性を認識して，危険な生産物を購入しないものである．確信財の場合の責任政策の施行は，特定の病気が十分に認識された原因から発生するという最終的な証拠が欠けている場合に適用される．もし規制者側が生産過程を変え，確信財で誤った説明から生じる懲罰的な損害は，MSS のそれと同様な影響を有する．

経験財の場合は，規制者が懲罰的損害を与えるかもしれないので，販売業者は有害な生産物をもつ，プーリング均衡値を選択することをしない．懲罰的損害はそれゆえ，努力をしないとプーリング均衡下での利潤より大きくなるはずである．そのような場合，責任を求めることが，厚生に関する MSS を支配する政策手法である．たしかに安全性公表メカニズムから収益を出すことが可能になる．責任を求めることと，MSS との結びつきは，社会的な最適性を形成することを示す．適切な MSS を設置することは，社会的に最適の努力を生み出

> すのである．同時に，責任を求めることは有害な生産物の売上をとどめる．それゆえ，この政策の組み合わせは，市場の均衡点をもたらす．それは，完全な情報下でのそれと同じである．経験財のあるところでさえもそうである．

での生産者責任をめぐるグリーンペーパーの考え方では，製造物責任法下で食品安全問題は多くのグレーゾーンを生み出す可能性がいまだ存在するという（Green Paper on liability for defective products 1999）．EUの規制者側によって支持されてきた，GMOについての予見される問題が発生した場合の生産者責任をめぐる不確実性は，開発リスクについての現在の法的枠組みの曖昧さを映し出す．食品サプライチェーン・チャネルにおけるトレーサビリティの開発は，責任の明確化を強めることになる．

　潜在的責任は，食品安全に関して十分な予防措置をとらなかった企業の期待原価の一部ととらえられる．企業は，金銭補償，予見される懲罰的損害のリスクを減らすような限界期待便益と，安全性の限界費用とが等しくなるところまで，安全性確保に対し投資するだろう．それゆえ，企業が適正な補償を考慮するなら，法システムは，最適な抑止力として機能することになる．規制手法のような責任の効率面に対する制限ではなく，どういった「責任追及」が有効な手法となるかといった観点からもっと多くの調査が必要である．この問題はおそらく食品安全の場合にこれからもさらに監視されていくものと思われる．インセンティブに起因した（市場）メカニズムのような手法は限界があるものの，行政負担や規制負担を最小にできる非常に強力なやり方でもある．もし，責任追及が常に正しい解決とはならない場合には，全体的に（社会にとっての）命令，統制となる手法を用いる費用は決して甘く見積もることのできないものである．

　さまざまなEUイニシアティブでは，政府規制は，自主的行動から適正な行動規範，民間の基準設定，ラベル表示，経済インセンティブの条項に至るまでの範囲を評価するのではあるが，いずれもふさわしい唯一のアプローチというわけではない．まだ，問題は複雑で，必要な政策は何かと言え

ば分からないと答えるしかないだろう．GMOのような健康リスクに対する正しい答えは，とくに消費者の強い関心がある一方で，不十分かつ不明確な科学的証拠しかない段階では確答することなどとてもできそうにないのである．

参考文献

Agriculture in the WTO: the role of product attributes in the agricultural negotiations, 2001. International Agricultural Trade Research Consortium, University of Minnesota, St. Paul, IATRC Commissioned Papers no. 17.

Antle, J.M., 1995. *Choice and Efficiency in food safety policy*. AEI Press, Washington, DC.

Antle, J.M., 2001. Economic analysis of food safety. *In:* Cardner, B.L. and Rausser, G.C. eds. *Handbook of agricultural economics, volume 1*. Elsevier, Amsterdam. Handbooks in Economics no. 18.

Arrow, K.J., Cropper, M.L., Eads, G.C., et al., 1996. Is there a role for benefict-cost analysis in environmental, health and safety regulation? *Science*, 272, 221-222.

Beales, H., Craswell, R. and Salop, S., 1981. The efficient regulation of consumer information. *Journal of Law and Economics*, 24, 491-544.

Bureau, J.C., Gozlan, E. and Marette, S., 1999. *Food safety and quality issues: trade considerations*. Organisation for Economic Co-operation and Development, Paris.

Buzby, J.C. and Frenzen, P.D., 1999. Food safety and product liavility. *Food Policy*, 24 (6), 637-651.

Cassin, I., 1999. Les organismes génétiquement modifiés et le nouveau régime de la responsabilité du fait de produits défécteux. *Gazette du Palais*, 22-23 (1), 99.

Coestier, B., Gozlan, E. and Marette, S., 2002a. Prevention limited liability and market structure. *In: Papers of the 5th INRA-IDEI conference on: industrial organization and th food processing industry, Toulouse, France June, 14-15, 2002*. UMR Economie Publique, INRA, Paris.

Coestier, B., Bozlan, E. and Marette, S., 2002b. Product safety: liability rule versus information regulation. *In: Papers of the 5th INRA-IDEI conference on: industrial organization and the food processing industry Toulouse, France, June, 14-15, 2002*. UMR Economie Publique, INRA, Paris.

Collart Dutilleul, F., 1997. Regards sur les actions en responsabilité civile à la lumiére de l'affaire de la vache folle. *Revue de Droit Rural*, 252, 227-233.

Collart Dutilleul, F., 1998. Les analyses en agroalimentaire et le droit de la respon-

sabilité civile. *Revue de Droit Rural*, 266, 450-455.
Cotterill, R.W., 1999. *Continuing concentration in food industries globally: strategic challenges to an unstable status quo.* Dept. of Agricultural and Resource Economics, University of Connecticut, Storrs. Research Report University of Connecticut, Food Marketing Policy Center no. 49.
Crespi, J.M. and Marette, S., 2001. How should food safety certification be financed. *American Journal of Agricultural Economics*, 83 (4), 852-861.
Green Paper on liability for defective products, 1999. Available: [http://europa.eu.int/comm/internal_market/en/update/consumer/greenen.pdf] (6 Mar 2003).
Harhoff, D., Régibeau, P. and Rockett, K., 2001. Some simple economics of GM food. *Economic Journal*, 111, 265-291.
MacDonald, J.M. and Crutchfield, S., 1996. Modeling the costs of food safety regulation. *American Journal of Agricultural Economics*, 78 (5), 1285-1290.
Marette, S., Bureau, J.C. and Gozlan, E., 2000. Product safety provision and consumers' information. *Australian Economic Papers*, 39 (4), 426-441.
Salin, V. and Hooker, N.H., 2001. Stock market reaction to food recalls. *Review of Agricultural Economics*, 23 (1), 33-46.
Shavell, S., 1980. Strict liability versus negligence. *Journal of Legal Studies*, 9, 1-25.
Shavell, S., 1986. The judgment proof problem. *International Review of Law and Economics*, 6, 45-58.
Shavell, S., 1987. *Economic analysis of accident law*. Harvard University Press, London.
Sheldon, I.M., 2002. Regulation of biotechnology: will we ever 'feely' trade GMOs? *European Review of Agricultural Economics*, 29 (1), 155-176.
Taylor, R. and Tick, J., 2001. *The StarLink Case: issues for the future*. Resources for the Future, Washington, DC.
Viscusi, W., 1989. Toward a diminished role for tort liability: social insurance, government regulation, and contemporary risks to health and safety. *Yale Journal on Regulation*, 6, 65-107.
White Paper on food safety, 2000. Available: [http://europa.eu.int/comm/dgs/health_consumer/library/pub/pub06_en.pdf] (6 Mar 2003).

第3章　国際貿易における食品安全の透明性

第1節　WTOと食品安全問題

はじめに

　透明化というのは，消費者や生産者，ビジネス界に向けて重要な情報を開示することにほかならない．それはまた，政府関係諸機関や民間部門の経済主体に，潜在的な市場アクセス問題を認識させ，対処させることでもある．
　世界貿易機関（WTO）では，食品安全問題はとくに衛生植物検疫措置の適用に関する協定（通称SPS協定）において扱っている．同協定の重要な目標の1つが，衛生植物検疫措置の透明性を確保することにある．各国政府は，新規もしくは変更のあったSPS措置を加盟国に通告しなければならず，それがまさに「貿易を左右する重要な影響」となるのである．各国政府は，既存の措置についてのより多くの情報を要求する声に対応して「照会所」と呼ぶものを立ち上げることにした．最後に，各国政府はまた，協定の透明化要件の施行義務として，中央政府機関である国内通報機関を設立した．このように広がりつつある透明化の動きは，不必要な技術水準を要求する隠れた貿易保護主義の横行から，貿易相手国とともに消費者の利益を守っている．
　協定の透明化義務は，5.8条，7条，追加条項Bに示されている．さらに，SPS委員会は，SPS協定の透明化義務を果たすための手続を念入りに検討し，推奨してきた．これらの手続は協定の文言を修正し，通告の仕方，通告

に関するコメントの取扱方，通告に関する書類の提出の仕方を指示している．それはまた，国内通報機関と照会所の運営や，規制の通告を指示している．

加盟国を支援するため，とくに開発途上国や開発の進行が遅い国の透明化義務の実行を支援するために，事務局長は『SPS協定の透明化条項の適用のしかた』と題する小冊子を出版した．その内容は照会所や国内通報機関の設立，運営や通告の方法，回答書の模範例などについて詳しく書かれている．小冊子は推奨手続について最近の批判を踏まえて再検討し，改訂された．

以下は，協定に書かれた各種義務を要約的に述べている．小冊子はWTOのウェブサイトから入手できる．そこではSPS協定の透明化条項の適用方法について，より詳細な実践的指導と説明がなされている．

SPS措置の公表

採用されたすべてのSPS措置は直ちに出版，公表しなければならないので，利害関係加盟国はそれらの情報を直ちに取得できるようになった．緊急の場合を除いて，加盟国はSPS措置の公表時からその規定の効力発生時まである程度の時間的余裕を持たなければならない．これは輸出国，とりわけ途上国にとって新たな条件に当該食品と生産方法を適合させるためである．

措置の通報

加盟国は自国のSPS措置を以下の条件下で公に通報する義務を負う．

・その措置は新設か変更したものであること
・既存の国際措置に基づかないもの，もしくは内容に相当する国際措置が存在しないこと
・貿易に対する重要な影響を有すること

この条件は貿易促進措置と同様に貿易を制限する措置も取り上げている．

提案された規則についての完全な原案が入手できると，直ちに通報しなければならない．多くの加盟国では，ますます加速する透明化の動きにより当該措置を国際標準に基づくものとして設定し，たとえそれが貿易に影響を与

えるかどうか不明であっても設定する．通常，規則はそれが効力を発する前に公布しておくべきである．突発的な事件が生じたような急迫状況で用いた措置は事後的にはなるが，すぐに通報するべきである．以下に表す図1，2，3では1年あたりの通報数を表している．

通報義務にみる法遵守

2002年1月時点で，WTO加盟国の85％が「照会所」を設置した．80％が国内通報機関を設置した．WTO事務局長は国内通報機関や照会所設置国の状況をリストにまとめて公表し，定期的に更新している．これらは一般の人でも入手できる文献である．直近のリストはWTO事務官からの要請をうけて作られ，WTOのホームページから誰でもダウンロードできる．2002年4月の時点では，2,800件以上のSPS通報が報告された．これでWTO全加盟国の半数以上がSPS措置を通報したことになる．

措置の説明

WTOのある加盟国が採用しているSPS措置が，国際基準に基づいてい

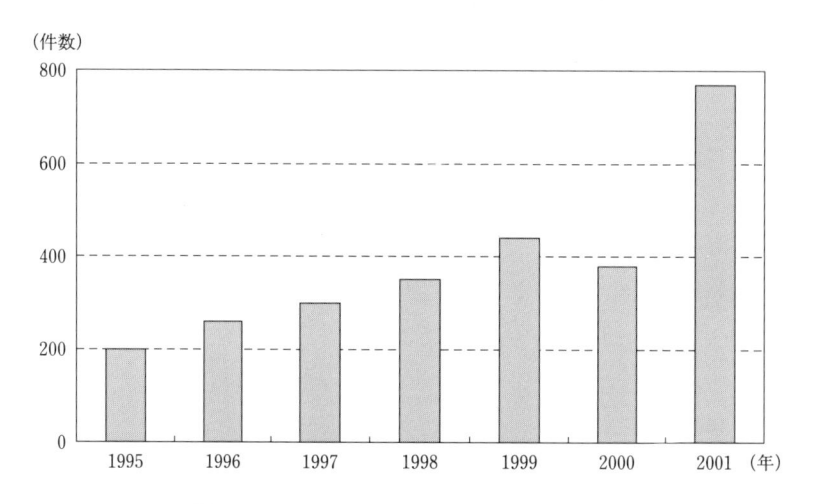

図1　1995-2001年におけるSPS通報件数

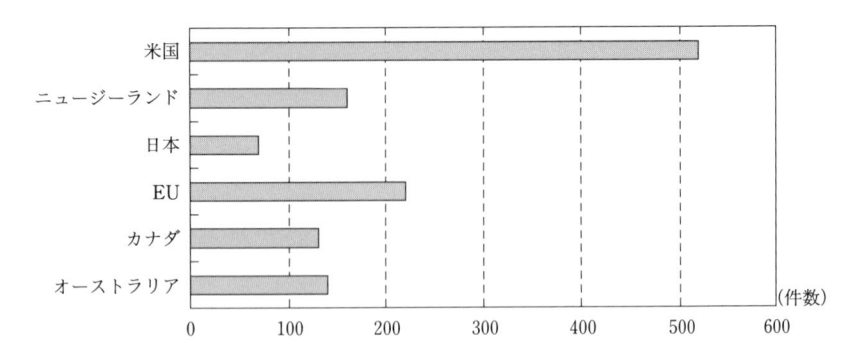

図2 1995-2001年における先進国1国あたりのSPS通報件数

最近の，アメリカにおける殺虫剤・農薬関連の大量の通報により，1996年に制定された残留農薬取扱法の改革におけるEPAの施行や，低リスクの新農薬開発がもたらされた．

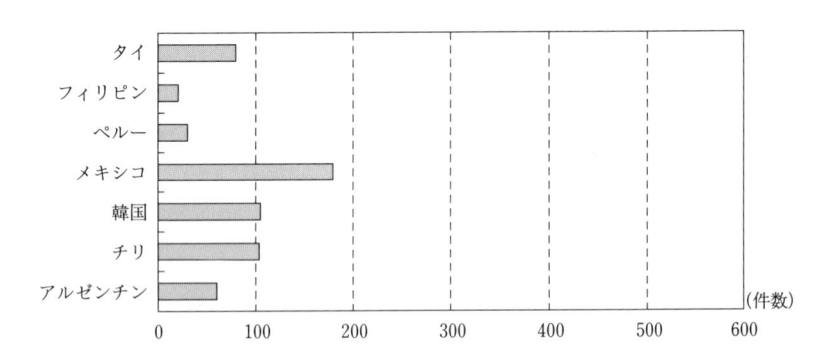

図3 1995-2001年における途上国1国あたりのSPS通報件数

ないことを理由にその国からの輸出を制限しようとすると，その相手国に対し説明義務が発生する．形式や時間的制約が協定によってあらかじめ作られていなくても，これは行わなければならない．

国内通報機関

WTO加盟国は，通報義務の実行責任を担う独立した中央機関を設立しなければならない．既知の措置原案の作成や，WTO事務局に提案された規則

の複写を提供してコメントをもらい，求めに応じてヒアリングを受け，議論を交わし，それらの結果をふまえて行われることなどが機関の活動内容となっている．WTO事務局長に，自国で設置しようとしている通報機関を十分に認識してもらうようにする．WTO事務局長はこれについて関心を向けなければならない．本稿の添付資料として，国内通報機関を持つ国のリストをあげている．

照会所の役割

加盟各国は，自国の照会所を加盟諸国からのすべての疑問に回答を与えるものとして存在させなければならない．照会所はまた次のような重要な仕事を担っている．

- すべての既存かつ新しく提案されたSPS措置
- コントロールおよび検査手続，生産及び隔離処置，農薬（殺虫剤）残留性，食品添加物の認可手続
- リスク評価手続，検討項目，適切な保護水準の決定
- 国際または国内地域の衛生植物検疫組織への加盟や参加．また2国間，多国間での協定と調整（同等性を含む），協定と調整の文書化
- WTO事務局長に照会所についての十分な情報・知識を与えなければならない．

SPS委員会

SPS協定に透明性の義務化があったとしても，問題がなくならない．実際，協定の統治機構であるSPS委員会は，健康に関係する貿易論議の特別フォーラムとして機能する．そこではWTO加盟国は，SPS協定の実施に関係する全局面についての情報を交換する．委員会は協定の遵守状況をチェックし，個々の貿易法の各条項や一般の通報や透明化に関するすべてのことを論議する．

特別な貿易関心事項と SPS 委員会

　委員会は通常 1 年に 3 回開かれる．144 の WTO 加盟国すべてが一堂に会するのである．22 の加盟予定国とオブザーバーが，その会議に出席する権利を有している．貿易関心事項についての議論，とくに市場アクセス問題は，委員会メンバーの関心をひき，その議論の中心論題となっている．1995 年 1 月 1 日に，協定が実施されてから，115 以上の健康関連貿易関心事項（人及び家畜の健康や植物保護貿易関連）がとりあげられた．取り上げられた関心事項の論議は最初ゆっくりした滑り出しであったが，2002 年に急増し，堅実にその数を伸ばしている．加盟国は 29 の新しい貿易関心事項をとり上げた．重要なことは，こういった貿易関心事項の中に，途上国からのものがますます増えてきているということである．それを見ると，委員会で取り扱う途上国の財政問題が改善されてきているという好ましい証になっている．

　WTO 加盟国がやるべきことは，前もって WTO 事務局長に，また問題を提示する関係加盟国に報告することである．

　この単純だが，低コストメカニズムは，透明性を高めるだけでなく，（貿易関心事項は非常に頻繁に複数の国において扱われている）その効果も証明してきた．そういった国の中には，委員会開催の前後，開催中，ディスカッションの結果として，貿易問題の全面解決や専門家との話し合いによる打開策を報告してきた国もある．もちろん，SPS 委員会において関心事項を選定することは有効な仕事であるが，WTO システムは加盟国を助け，その権利と義務を保全できるような範囲の中で代替アプローチを提供するのである．これらには，専門家との話し合いや，ボランティア的事務，調停や仲裁が含まれる．しかし，加盟国は，WTO 紛争処理手続下で，いつでもその貿易紛争を解決するための臨時委員会の設立を求める権利を有している．さらに紛争の関係者は WTO 上訴裁判所に，委員会評決を求めて提訴することができるという上告権を有している．

第3章　国際貿易における食品安全の透明性

添付資料

照会所または国内通報機関を設置している
WTO加盟国一覧表（2003年1月時点）

WTO加盟国	SPS設立：照会所	SPS設立：国内通報機関*	SPS措置の通報	WTO加盟国	SPS設立：照会所	SPS設立：国内通報機関*	SPS措置の通報
アルバニア	×	×	×	ジブチ[1]	×	×	
アンゴラ[1]				ドミニカ	×	×	
アンティグア・バーブーダ	×	×		ドミニカ共和国	×	×	×
アルゼンチン	×	×	×	エクアドル	×	×	
アルメニア				エジプト	×	×	
オーストラリア	×	×	×	エルサルバドル	×	×	×
オーストリア	×	EC	×	エストニア			
バーレーン	×	×	×	ヨーロッパ共同体	×	×	×
バングラデシュ[1]	×			フィジー	×	×	
バルバドス	×	×	×	フィンランド	×	EC	×
ベラルーシ[2]	×	×		フランス	×	EC	×
ベルギー	×	EC	×	ガボン	×		
ベリーズ	×	×		ガンビア[1]	×	×	
ベナン[1]	×	×	×	ジョージア	×	×	×
ボリビア	×	×		ドイツ	×	EC	×
ボツワナ	×	×		ガーナ	×		
ブラジル	×	×		ギリシャ	×	EC	
ブルネイ・ダルサラム	×	×		グラナダ	×	×	
ブルガリア	×	×	×	グアテマラ	×	×	×
ブルキナファソ[1]	×			ギニアビサウ[1]			
ブルンジ[1]				ギニア共和国[1]			
カメルーン	×	×		ギアナ	×	×	
カナダ	×	×	×	ハイチ[1]		×	
中央アフリカ（共和国）[1]				ホンジュラス	×	×	×
チャド				香港（中華人民共和国）	×	×	
チリ	×	×	×	ハンガリー	×	×	×
中華人民共和国	×	×	×	アイスランド	×	×	×
コロンビア	×	×	×	インド	×	×	×
コンゴ（共和国）				インドネシア	×	×	×
コスタリカ	×	×	×	アイルランド	×	EC	
コートジボワール	×			イスラエル	×	×	×
クロアチア	×			イタリア	×	EC	×
キューバ	×			ジャマイカ	×	×	×
キプロス	×	×	×	日本	×	×	×
チェコ共和国	×	×		ヨルダン	×	×	×
コンゴ民主主義共和国[1]				ケニア	×	×	×
				韓国	×	×	×
				クウェート	×		
デンマーク	×	EC	×	キルギス共和国	×	×	

WTO加盟国	SPS設立：照会所	SPS設立：国内通報機関*	SPS措置の通報	WTO加盟国	SPS設立：照会所	SPS設立：国内通報機関*	SPS措置の通報
ラトビア	×	×	×	ルーマニア	×	×	×
レソト[1]				ルワンダ[1]			
リヒテンシュタイン	×	×		セント・キッツ＆ネヴィス			
リトアニア	×	×		セント・ルチア	×	×	
ルクセンブルグ	×	EC		セントビンセントおよびグレナディーン諸島			
マカオ（中華人民共和国）	×	×	×	セネガル[1]	×	×	×
マケドニア[2]	×			シエラ・レオネ[1]			
マダガスカル[1]	×	×		シンガポール	×	×	×
マラウィ[1]	×	×	×	スロバキア共和国	×	×	×
マレーシア	×	×	×	スロベニア	×	×	×
モルディヴ[1]	×			ソロモン諸島[1]	×	×	
マリ[1]	×	×		南アフリカ	×	×	
マルタ	×	×		スペイン	×	EC	
モーリタニア[1]	×			スリランカ	×	×	×
モーリシャス諸島	×	×	×	スリナム			
メキシコ	×	×	×	スワジランド	×	×	
モルドヴァ				スウェーデン	×	EC	
モンゴリア	×	×	×	スイス	×	×	×
モロッコ	×	×	×	台湾	×	×	
モザンビーク[1]				タンザニア[1]	×	×	×
ミャンマー[1]	×	×		タイ	×	×	×
ナミビア	×	×		トーゴ			
オランダ	×	EC	×	トリニダード=トバゴ	×	×	×
ニュージーランド	×	×	×	チュニジア	×	×	
ニカラグア	×	×		トルコ	×	×	×
ナイジェ[1]	×			ウガンダ[1]	×	×	×
ナイジェリア	×			アラブ首長国連邦	×		
ノルウェー	×	×	×	英国	×	EC	×
オマーン	×	×		アメリカ合衆国	×	×	×
パキスタン	×	×	×	ウルグアイ	×	×	
パナマ	×	×	×	ベネズエラ	×	×	
パプア・ニューギニア	×	×		ザンビア[1]	×	×	×
パラグアイ	×	×	×	ジンバブエ	×	×	
ペルー	×	×	×				
フィリピン	×	×					
ポーランド	×	×	×	加盟国総数＝145	126	118	90
ポルトガル	×	EC		うち後発開発途上国：31	9	4	5
カタール	×	×					

*ヨーロッパ共同体の加盟国の通告はEC委員会によって行われる（表示記号：EC）
 1 準開発国：2000年1月1日におけるSPS協定適用下での義務
 2 オブザーバー国

第2節　世界銀行による食品安全への取り組み

理論的根拠

　世界銀行は世界中の貧困を減らすという使命から，食品安全活動を支援している．世界の貧困層の75％が農村に住み，農業は彼らの所得の主要財源であり，成長の原動力となっている．しかし，国内市場向けの主要食料の生産は，農村の人々が貧困の罠から抜け出すのに必要な経済成長のけん引力となるには不十分である．持続的に行っていくべき貧困解消政策にとって，高い付加価値農産物の生産が非常に望まれるのである．しかし，そのような高付加価値農産物の国内市場や輸出市場への流通は，食品安全や品質基準の遵守によって行われる．それゆえ，食品安全についての能力を開発する支援は，世界銀行の重要な使命の1つと見られている．

背　　景

　食品安全に対する世界銀行の取り組みは比較的新しい．世界銀行は長いこと植物及び動物の健康管理の取り組みを行ってきたが，ごく最近は，開発途上国が取り組んでいる基準策定やサプライチェーン管理，リスク管理，トレーサビリティなどのような特別の食品安全改善対策をつくる能力の向上に支援を強化している．しかし，世界銀行は，この分野に取り組んでいる多くの機関が他にもあることは認識しているので，自分たちが比較的得意とする分野に焦点をしぼって取り組もうとしている．それらは以下に掲げる分野である．

主要な活動分野

政策提言

　世界銀行は，開発途上国において食品安全システムの効果を上げるための

政策課題について公的ならびに民間パートナーと協働して取り組むことをめざしている．政策課題は以下のようである．

①食品安全における民間企業および公的機関の役割

公的機関が食品安全に取り組む正当性には，外部経済やモラルハザードがあるからであり，他方では食品安全には私的財の要素が強いので民間企業の役割もある．

②経済成長と資源配分の公平性優先との対立

食品安全投資の収益性に影響する重要な「規模の経済」問題があること．とくに，生産，加工部門において大きな構造改革がある国では，地方の小規模生産業者や加工業者が締め出される危険性があること．SPS基準に見合うために必要なコストに影響する要素を見ると，それらにともなう分配効果や起こりうる集中という負の影響を緩和するやりかたは，世界銀行が世界および各国レベルで行う事業の重要な側面である．

③国内市場および輸出市場への焦点

農産物が輸出市場に出荷されることが経済成長にとって重要である一方，それに見合う輸出条件は高い費用がかかる．また地方の伝統食料理が異なる基準を要求するように，輸出市場の条件は国内市場にとって最適であるとは言えない．OECDの条件レベルで国内基準を設定することは貧困層の手の届かない高価な農産物に適用されることになってしまう．しかし，輸出市場はまた，国内需要や基準にとって牽引要素であり，さらなる収益を生み出す役割も担う．政策論議において，まずはきびしい輸出基準に分析を行うことが重要であり，同時に輸出向けの飛び地的生産を確立したり，国内基準に的をしぼって議論することである．

④食品安全と食品品質の対立

これは，①にあげた公的機関および民間企業のそれぞれの役割という問題とリンクする．食品安全（たとえば，健康・衛生面の特性）は主に公共財であり，一方，食品の品質（すべては消費者から見た生産物の価値のこと）は主に民間企業の責任なのである．

制度構築のサポート

　世界銀行は，開発途上国の公的機関および民間企業の食品安全構築の強化をサポートしている．これはモニタリング能力（たとえばトレーサビリティシステム，病気の発生や経過状況及び拡大防止の監視，残留農薬テストなど）を開発することや，リスク評価，病気のコントロール及び根絶プログラム，病気が蔓延している場所や感染流行地の特定における教育，訓練も含まれる．小規模加工業者にとってのハザード防止や大規模生産業者にとってのHACCPモデルのトレーニングもまたその内容である．これには，これらの管理システムの結果についての公共情報システムと結合して，民間認証，品質基準，ラベル表示を担う民間機関（生産業者グループ，マーケティンググループの開発）を支援することも当然含まれている．

設備及びインフラ整備のサポート

　食品安全能力構築のための世界銀行の支援は強化されているが，それは関係国の開発レベルや市場アクセスのレベルに依存している．開発段階の低いところでは，公衆衛生，水道供給基盤はおそらく最も重要な内容であろう．開発のレベルが高くなるにつれ，単一原因，特定のハザードを見つけるための研究所や他の病気管理コントロール及びその根絶のための設備が必要とされる．開発レベルがさらに上がると，HACCPの設備や「農場から食卓」方式を実現する強制的基準がより重要となり，同時に重要なハザードを管理する新手法の開発研究を支援する意味が増すのである．安全な流通や加工を支援するための社会的基盤は，それに適合する補助金制度によってつくられる（かなりの費用を支払う企業経営者は補助事業によって補助金を受けとっている）．それゆえに補助金という要素は公共財とみなされる．

世界銀行の資金投資操作

　食品安全の改善における典型的な世界銀行の資金投資事業は，1件あたり約1000万から1500万USドルで，年間総計で約1億5000万USドルにの

ぽる．最も力を入れている食品安全への投資は，大規模な農村開発事業であり，「農場から食卓」方式を導入することやハードウェアとソフトウェアを制度的に再構築することに集中させている．プロジェクトの準備において，世界銀行はパートナー専門機関（とくにFAO，OIE）に依存している．

現在の研究プログラム

上述した特定の国に集中した投資プログラムは，方法論やツール開発事業によって完成され，その多くは世界銀行の中央局によって行われた．現在，SPSなどの技術的貿易障壁に関する影響や政策についての経済研究に焦点をあてており，とくに政策投資を優先しているSPSツールキットの開発を行っている．さらに，世界銀行が介入する重要な地域を決めるために，世界銀行は介入領域を判断するために開発途上国がSPS基準を遵守する場合の費用や資産効果についての研究を立ち上げつつある．

＊より詳細な情報は次の文献にて入手できる．
Unnevehr, Laurian, and Nancy Hirshhorn (2000), "Food Safety Issues in the Developing World," World Bank Technical Paper 469, Washington D.C.

第2編　リスク分析の経済学

第4章 フードシステムのリスク分析

第1節 リスク分析と HACCP
－市場の失敗とインセンティブ問題－

1. はじめに

　ここ数年来,食品安全リスクをいかに制御するかが,政策的にもまた民間でも注目されてきている.この注目の高まりにはいくつかの要因がある.すなわちヒトの健康と食品由来の危害との関係について新しい科学的証明がなされたことが1つである.今や消費者は所得の許す限りより安全性の高い食品を購入するようになったこと.消費者が「食品安全という属性を好む動き」を強めるにつれ,食品由来のハザード（危害要因）[1]問題に関心を強めていること.また食品市場と供給の様々な変化が,食品安全問題における関心を高めていること.消費者が家庭外の食品消費に支出を増やすにつれて,外食産業での調理加工やサービスでのコントロールが問題となってきたこと.食品回収の多発,食品由来の健康リスクと脅威（バイオテロリズム関心も含

---

[1] ハザード（危害要因）.健康に悪影響をもたらす原因となる可能性のある食品中の物質または食品の状態.例えば,有害な微生物,農薬,添加物や人の健康に悪影響を与えうる食品自体に含まれる化学物質などの生物学的,化学的または物理的な要因がある（訳者）.

め），大規模で集約的な生産と流通経路が，消費者を食品危害にさらす原因になっているという認識を高める要因となっているのである．加えて食品取引への技術的障壁，貿易障壁が少なくなるにつれ食品貿易が増加し，多くの国で輸入品が食品分野の成長源となった．ただし，この貿易が，食品危害要因や植物，動物の病気をより簡単に運んでしまうことで，食品供給リスクの新しい源が発生しているのである．

官民とも食品市場の変化と公衆衛生問題の1つとしての食品由来の病気についての関心が高まり，安全食品への需要を増加させている．民間認証（自主認証と第三者機関認証の両者）や品質管理システムは，食品市場と貿易における品質確保のための重要な手段となった．公共部門では，公衆衛生を確保するための政策と規制に関心が高まってきた．同時に公共資源の効率の良い利用の仕方にも関心が増した．官民における重要な技術革新によって消費者のために食品の安全性を改善し，食品供給の安全性を確保するための方法や制度の開発をもたらした．

食品の安全性の確保は食品安全問題の中心にある．民間市場はしばしば適切な食品安全を提供できなくなることがある．それは，情報費用が高くつき，汚染実態の把握が複雑なため，露見することが難しいからである．食品安全対策の基本的な失敗の多くが，外部性（外部不経済）ないしは費用の存在によるものである．費用はそれらを生み出す個人によって生まれるわけではない．互いの強い依存関係によって支配される場合，経済主体間ではこの外部性が生じてくる傾向がある．生産環境が十分でないとき，市場ベースだけで問題を解決できるとは考えられてはいない（Hennessy, Roosen and Jensen 2002）．意思決定における主体相互の強い依存関係は食品供給チェーンにも存在する．深刻な危害要因をもたらす微生物が広がり，初期の段階で制御できたとしてもまた後にしばしば発見され，再びそれは食品供給チェーンの中に入ってくるのである．企業が，費用のかかる食品危害要因の制御を取り入れても収益が十分に得られないとなると，食品の安全性確保に向けた製造手法を行おうという誘因はなくなっていくのである．

多くの政府は，科学的基礎に基づいた食品供給の安全性確保を目指して食品安全制御やリスク評価の枠組みなどの新しいアプローチをとっている．食品における家畜由来の微生物危害の制御が重視され，主な対象は，食肉，家禽，畜産物である．HACCP（危害分析重要管理点方式）の強制的な使用は，食品製造工程での様々な制御に重点を置いたものである．

米国におけるHACCPは，1994年における水産物に対して義務づけられた（安全で衛生的な加工，および魚や水産物輸入の手続：最終命令，訴訟事件整理番号93N-0195，1995年）．食肉，家禽肉に対しては1996年（病原菌低減のためのHACCPシステム：最終命令，事件整理番号93-016F，1996年），生ジュースに対しては2001年（HACCP：安全で衛生的なジュースの加工と改良の工程，最終版2001年），生卵の取扱いに関するリスクベース・アプローチをとる規制（食品ラベル表示，安全な取扱報告，生卵のラベルや冷凍食材についての小売配給の規制：最終版2000年）がそれぞれとられた．

EU指令93/43（1995年12月施行）は，加盟国の食品企業に製造工程におけるHACCP基準の遵守を義務づけ（Grijspaardt-Vink 1995: Ziggers 1999），企業自体に食品の安全性をモニターする責任を課した．しかし，最終的な責任は，各加盟国の政府にあるといえる（Bunte 1999）．近年出版されたEC食品安全白書（White Paper on food safety 2000）は，次のような内容を盛り込んだ食品安全政策についてのガイドラインを著している．

・フードチェーン全工程に明瞭な総合的アプローチをとること
・農場から食卓までフードチェーン全体を通した食品安全に対する責任を認識すること
・基準設計におけるリスク分析の実施に食品安全政策の基本を置くこと：すなわちHACCPを用いることで，危害要因を未然に防ぐこと
・物質や投入物の安全性を図ることの求めに応じてモニタリング機能を果たすトレーサビリティを実行すること

国際貿易上の衛生基準としてのHACCPを用いるケースがますます増えるにしたがって，1993年コーデックス委員会はHACCPのガイドラインを

採択した．そして1995年には食品衛生コードにHACCPを組み込むことに決めた（Whitehead and Orriss 1995）（引用 Unnevehr and Jensen 1999）．HACCPが規制側や国際機関には一般的に受け入れられているにもかかわらず，とくにフードチェーン全体を通して明瞭な総合的アプローチをとるという観点からすると，責任負担や利用に関する面で規制ツールとしてはいくつかの問題が残っている．

　まず，企業対象の食品安全規制の場合，どのようにHACCPをうまく用いて食品安全危害を制御し，除去するかが問題である．2つめに，各主体間に依存関係が成立しているとき，企業を対象とするアプローチから農場−食卓アプローチへと変化するときに，規制ツールとしてのHACCPの実体が変わるかどうかという問題である．3つめに，費用便益分析が，農場−食卓リスク分析にどのように組み入れられるかという問題である．このことは，すなわち，他の介入方式や予防システムの評価ができるようなシステムベースのアプローチをとることで，全工程の各段階でそれぞれを制御することによってかかる費用よりも，安くなるということを意味するのである．

　本稿は，規制の費用便益の各タイプを外観することから始めている．費用を測るのに用いられたアプローチにそもそも焦点をあてている．ウネヴェールとジャンセンの論文（Unnevehr and Jensen 2001）より引用しながら，微生物汚染危害の制御にかかる費用研究をまとめている．また，本稿はフードシステムにおけるリスクの体系的実体についての議論から導き出されたものでもある．食品供給についての体系的リスクの実体を調べることで，総合的枠組みの中でのリスクの評価が，どのようにもう1つの食品安全制御政策を導くまでになるのかをよりよく理解することになるだろう．フードシステムにおけるリスクのもう1つのタイプは，農場−食卓リスク分析とリスクを制御との関連で考えるときに用いられるものである．ここでは，農場−食卓アプローチと制御システムにHACCPを用いた2つの例をあげることにする．最後の節では，費用評価の性質と制御システムにおける費用の動きを考えるためにリスク分析の分類や事例を用いている．

2. 社会的費用便益の計測アプローチ

　米国環境保護局（通称 EPA）は，最近，環境規則がもたらす費用便益分析のガイドラインを刊行した（Guidelines for preparing economic analysis 2000）．これが，有用なスタートとなった．このガイドラインでは手続手法に関していろいろ議論され，規則の市場・非市場便益評価に金銭的評価値を割り当てている．食品の安全性を改善することによる社会便益には，汚染食品の消費による死亡率と罹患率のリスクを減少させるということも含まれている．対策・手法を受け入れた場合の最大支払意思額（WTP）や最小補償金額（WTA）といった厚生便益評価の手法も紹介されている．食品安全分野での罹患率・死亡率を減少させるような規制や政策分析の物理的影響の評価は，疾病費用（病気にかかることで費やされる費用）手法を用いることで，値を出すことになる．これらの手法は病気や死亡事故を減らすための政策や規則に関する市場費用の変化を調べることができる．便益分配に伴う不確実性はデータ不足の状況下では重要な意味を呈してくる．規則がもたらす費用は，表1にみられるとおり，4つのタイプに分けられる．リアルリソース・コンプライアンスコスト（新基準適応費用），政府規制費用，社会厚生損失費用，可変社会費用の4つである（Guidelines for preparing economic analysis 2000, Unnevehr and Jensen 2001）．企業が生み出す費用は，新基準，新規則に合うように何らかの形で生産過程に変更を加えなければならない．それをリアルリソース・コンプライアンスコストと呼んでいる．その費用は，数年にもわたる継続的投資を必要とする固定費用か，生産単位ごとに生じる可変費用のどちらかになる．食肉パック詰め工場で使われている蒸気の殺菌装置のような新設備の購入などを想定すれば，かかる費用は非常に具体的でわかりやすいので評価しやすい．室内温度をモニターするための労働組織の変化のように測定が困難なものもある．費用分析の最も簡易なものは，静的枠組みの中でこれらの費用を測定することである（例：多くの工場は産

表1 社会費用分類の例

社会費用分類	一　般　例	食品安全の例
リアルリソース・コンプライアンスコスト（新基準適応費用）	・新設備導入のための資金 ・新設備の操業とメンテナンス ・生産過程や投入量の変化 ・既存設備のメンテナンス変更 ・熟練労働者のような投入物の質の変化 ・生産物の質による費用の増減	・蒸気低音減菌機 ・すすぎに必要な追加水 ・頻繁なクリーニング ・HACCP手続における従業員教育 ・農薬使用を減らすことによる生産量減少
政府規制費用	・新政策の行政活動, モニター, 強化にかかる連邦, 州, 地方各政府費用	・検査官, 調査団体 ・遵法テスト ・規制基準報告にかかる費用
社会厚生損失	・消費者余剰, 生産者余剰に変化をもたらす消費者物価, 生産者物価の上昇	・食肉製品の価格上昇 ・リコール対策のための保険費用の上昇
変動的社会費用	・法律／行政費用 ・企業倒産 ・失業 ・他市場への資源シフト ・取引費用 ・生産途絶	・生産に必要な地域の変更 ・小規模食肉加工工場の閉鎖 ・リコールによるストック量の減少

米国EPA "Guidelines for Preparing Economic Analysis" (2002) Exhibit 8-2 から引用．UnnevehrとJensenの論文（2001年）に基づき作成．

出単位ごとに多くの割増金を支払っている）．政府規制費用は，行政活動やモニターにかかる政府費用を含み，食品安全を強化するものである．これは検査官，工場のモニタリング，検証の費用も含んでいる．

　企業への直接費用は，市場の他の変化，たとえば，食肉製品の消費者物価が高くなることによる社会厚生損失あるいは訴訟費用の増加，基準に適応することが出来ないで起こる企業の倒産のような過渡的な社会費用の原因ともなる（Just, Hueth, Schmitz, 1982）．このうち後の2つのカテゴリーを測定するときには，リアルリソース・コストの分配とこれらの費用の調整の両方を十分に考慮に入れなければならない．企業が基準に合った効率的方法を見出し，そのような調整方法を理解することは，もう1つの規則と比較するためにも重要である．さらに，消費者や生産者の間と，異業種の生産者と消費

者の間の双方に費用を分配することは公共政策として重要な試みとなるのである．

　問題となっている市場における直接コンプライアンス・コスト（基準適応費用）と部分均衡値を評価することが規制分析のポイントとなる．経済学者は，要素市場と産出市場の両方に与える影響をより一般的に調べるためにいくつかの事例を用いながらこの分析を拡張する．たとえば，ウネヴェール，ゴメス，ガルシアは，HACCPのコストが3つの主要な食肉製品市場（牛肉，豚肉，鶏肉）にそれぞれどのように影響するのか，費用値を動かすことによって，牛肉，豚肉，鶏肉の間でそれぞれの代替財需要にそのような変化をもたらすのか調べた（Unnevehr, Gomez and Garcia 1998）．その結果，これらの代替財は規則の総厚生費用を減少させることがわかった．もう1つの例として，ゴーランらによるHACCPの一般均衡分析では（Golan et al. 2000），規制の実行によるコストが家計に十分にいきわたると，所得減少として現れる（便益側で健康管理費用の減少によって相殺される以上の減少が生じる）ことがわかった．費用と便益の分配は世帯タイプごとに変わり，最大の純便益が子供のいる世帯に生じることになる．

　こういった種類のモデル化を行うのは，規則とそれがもたらすコストの長期的影響を解明するのに用いるためである．ヘイズらは（Hayes et al. 2001）米国においてブタの飼料に抗微生物系成長促進剤を混入させることを禁止すると，最初豚1頭あたり6ドル分の追加負担を生産者に課すものの，コスト自体は10年という長期でみると減り続け，利潤が若干回復さえしていることに気付いた．これは，少なくなった供給量にともなう高い産出価格によるものである．そのような経済力学は，技術革新や規則遵守をすすめるために重要なのである．

3. 微生物危害要因の費用

　微生物危害要因は，自然な有機物の発生である．それらは，フードサプライチェーンを通して食品に混入してくる．いったん現れると無数に増殖する．それゆえ，あるレベルで制御されたとしても，その次のレベルで制御ができることが保証されるわけではない．フードチェーンのあるレベルで制御されないと，その次の段階で重大な結果を生んでしまう．これが，危害を制御する規則の設計を一層複雑にしてしまうのである．それはまた，制御費用の経済分析を複雑にしている．ウネヴェール博士と私は，制御とHACCPの費用に関して最近判明したものをまとめてみた（Unnevehr and Jensen 2001）．この項では，その調査結果について述べることにする．HACCPシステムは工程の制御（つまり重要な生産工程におけるデータ収集やモニタリングや管理など）を最終生産物を検査する費用に代替するものである．HACCP制御は予防を強化することによって，また食品安全危害要因を減らすために簡単に受け入れることの出来る指針によって動かされていく（Unnevehr and Jensen 1996; MacDonald and Crutchfield 1996）．

　米国では水産物，食肉，家禽，ジュース産業に，EUでは食品加工業者や飼料業者に応用されているように，個々のHACCPの計画はまだ義務化されてはいないが，企業レベルに危害要因の制御責任を移すような規則の枠組みに組み込まれてきている．個々の企業はそれぞれの製品構成と工場の状況に合わせて計画を開発する．このタイプの規則には柔軟性があるが，それは費用を事前に算出することが難しいからである．たとえば，HACCP実行によって生産工程にどういった変化がもたらされたのかはわからないのである．事前費用というものを計算したり議論したりするのは難しいため，食品業界は規則が実行されるときにそのHACCP費用を測定することにかなりの関心がある．HACCPの導入に関する多くの研究が行われ（Unnevehr 1999の一連の研究を参照のこと），今や事後的に比較したり，一般化するの

第4章 フードシステムのリスク分析

が可能となったが,より決定的な答えはより多くの経験がなされた後に出てくるのだろう.病原菌の減少にかかる費用の研究は,FSIS（農務省食品安全検査局）やFDA（保健福祉省食品医薬品局）の事前分析では,HACCPの費用を過小評価していたことが明らかにした.たとえば,私とウネヴェール博士の研究によっては,病原菌を減らすための豚のと畜加工施設の施設改善費用は,と体あたり0.2ないし0.47ドルかかり,FSISが弾き出した0.0056ドルかかるという数値（Crutchfield et al. 1997）よりもずっと多いことがわかった（Jensen and Unnevehr 1999）.アントルは食肉産業における過去の品質改善コストを分析した（Antle 2000）,彼によると,安全性を20%改善することで,製品1ポンドあたり1〜9セントの範囲で追加的コストがかかることを外挿法によって推定し,それは製品1ポンドあたり1セントの1/100よりも小さい値とするFSIS数値よりも何倍もの大きな値である（Antle 2000）.最近の研究で,病原菌減少の限界費用が増加していることがいわれており,また,完全なコントロールの実現には膨大なコストがかかるのではないかといわれている.私はウネヴェール博士とゴメス博士とともに病原菌の制御をした場合の限界費用曲線が,牛肉でも豚肉でもどちらも曲線が急であり,つまり限界費用が急激に増加していることを発見した（Jensen, Unnevehr and Gomez 1998）.費用は,病原菌が対数1から対数4まで増加するにつれ,と畜牛1頭あたり0.20ドルから1.40ドルまで上昇し,と畜豚1頭あたり3ドルから25ドルまで上昇する.ナロドらは,牛肉パック詰め工場におけるE. coli（O157）の制御費用が上昇——生産段階の汚染が30%から100%完全になくなるまでにと畜1頭あたり5〜45セントコストが上昇することを発見している.しかし,これらの研究は,効率的な管理技術の先進事例があること,最小費用で病原菌減少を生み出す技術の組み合わせが存在する必要性も強調している.

現時点では,食肉,家禽肉を取り扱う企業が負担する実質費用は,総費用や生産価格に若干関係しているようである.それらは現在の加工費用の約1〜2%にあたる（Jensen and Unnevehr 1999）.そしてそのコストは平均的

に小さいけれども，出荷量や生産の規模を限界まで縮小させる理由となっている．小企業のHACCPの実行にともなって生じる費用は，HACCPプランを開発し実行するために必要な大きな投資によって大企業のコストより割合的には大きく増加しているようである．さらに，大企業は，しばしばデザインや実行を担う社内人材を多く有する（食肉検査技師や診断研究室など）ので，HACCPプランの実行にかかる取引費用はより少なくてすむ．

しかしながら，規則にかかる費用を割り当てることの困難な問題は，企業が食品安全措置を採用する上で市場と規則による誘因の重畳問題に直面することである．ある市場がますますその供給者から危害制御の証拠を求めるようになると，これは規則によって規定された最小値を超えるだけの動機を与える．マーティンとアンダーソンは，米国の食品加工業者間でHACCPもしくは食品安全制御手法の導入が広がっていると報告している（Martin and Anderson 1999）．大きな工場のうちほぼ7割は，少なくとも1つの製品製造にHACCPプランを導入している．これらの多くは，生ものの原料温度を調べたりするようなHACCPと結びついた食品安全基準を実施している．ブンテは，オランダの食品部門で，HACCPは規模の経済に特有の集約的産業で行われる傾向があることをつきとめた（Bunte 1999）．もし市場の誘因が，企業に食品安全行動を導入するように迫ったところで，規則の結果としてどの程度の追加的な食品安全性が実現されるのか，どういった内容の費用をどのように割り当てるのかは明らかになっていない．フードチェーンの1つの部分で，より厳しい食品安全規制を導入することはおよそ市場を通して供給者にもどされ，あらたな誘因をつくり出すことのようである．ヨーロッパでの経験は，フードチェーン全体を通してより安全性を高めようとする誘因を生み出しながら，食品加工業者，小売業者がますます生産供給者に食品の安全性保証を求めようとすることを示している．英国では，"適正評価"法案の議会通過によって食品小売業者が，彼等の供給者に対してハザード管理の認証を求めなければならなくなった（Henson and Northen 1998）．米国ではそのような契約は，市場誘因によって完全に支配される傾

向があり，規制がそのような役割を担っているという証拠はほとんど報告されていない．

　微生物危害要因の制御に関して生まれる費用の調査では，規制に対応するHACCP制御システムの採用には固有の柔軟性があることが示されている．企業レベルでは，食品の安全性改善の限界費用が増加している．また，食品安全の改善を求める誘因も民間自身の規制も企業レベルにおいて存在している．当面の問題は，フードチェーンにおける食品安全リスク分析のために農場－食卓システムベースのアプローチをとることで生じる費用とは何かということである．

4．フードシステム：システマティック・リスク分析

　食品安全の失敗は，普通，システム上の問題から起こることが多い．システム上の失敗は生産システムの中で発生し，それは産出と投入における相互の結びつけられ方で特徴づけられる．そして，この相互結合性が失敗の技術的原因を生むのである．同時に，誘因問題は市場の失敗の経済的原因となる（Hennessy, Roosen and Miranowski 2001; Narrod et al. 1999）．多くの農場から持ちこまれる食肉がパッカー段階，加工段階その他の中間業者段階で混合されるのであるが，その混合肉の内容は投入物が生産段階でどう結合しているか，という問題とその選択動機を表すものである．ひき肉は，多くの様々な農場から生産される食肉から製造される．農場から生まれる問題，たとえば1頭の家畜の取扱いで生じた汚染は，工場での食品製造を通してあっという間に簡単に拡がってしまう．さらに中間業者が，複数の農場から出てくる牛肉を混ぜるとき，1つの大きな失敗が広いエリアの消費者に急速に拡大していくのである（Hennessy, Roosen and Jensen 2002）．様々な段階で生産物を検査することは困難を伴う（また手早い検査がなされるはずがない）．誘因問題が起こっている．なぜならパッカー（食肉処理加工業者）は農家の払った注意に報いることは難しく，農家は生産段階でさらなる注意を

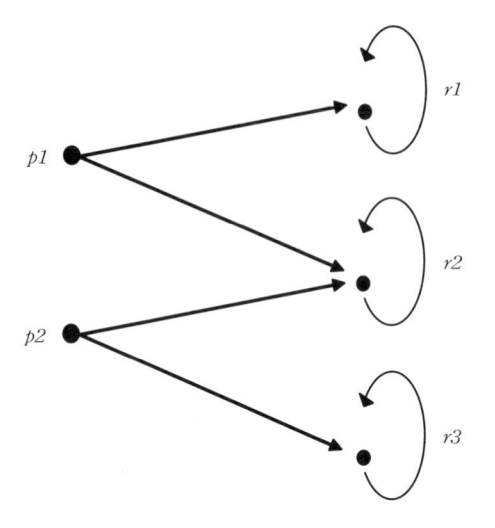

Hennessy, Roosen and Jensen 2002 より.
図1 小売業者とプロバイダーのノード・ダイアグラム

加えることや，パッカー段階での問題発生を減らすために輸送に注意をするなどの誘因策を持たないからである．また，複数の農場から出てくる牛肉を混ぜる中間業者に自社製品を売るパッカーは，食肉工場起源の病原菌を減らす技術を導入しようという市場的誘因も持たないのである．図1は，フードシステムの相互結合性に起因して生じるシステマティック・リスクのタイプを表している．図が意味するものは，市場の失敗の原因がわかっているとき，または原因が不明であるときという2つの状況下でのシステムの実態である．ここで，今，2人の供給者から資源を仕入れている3人の小売業者（レストランなど）があるとする．図1では，3人の小売業者の集合点が右側に描かれている．矢印は，生産物フローの方向を表している．小売業者 r1 は，供給者 p1 からのみ仕入れている．小売業者 r3 もまた供給者 p2 からのみ仕入れている．一方，小売業者 r2 は，p1，p2 という2人の供給者から仕入れていると仮定する．小売業者の集合点のところにある円形を描く矢印は，自分たち自身でも投入物を供給しているということを表している．

今，病気が r1 で生じたとして，病気の原因についての情報が全くないとした場合，集合点（ノード）r1，r2 そして p1 は，品質の検査のために（部分的に）経路を閉じなければならなくなる．それに対し，問題が集合点 r2 で発見されたとするとシステム全体が検査のために閉じられなければならなくなる．集合点 r2 は，システム全体の中でのすべての集合点の間を最

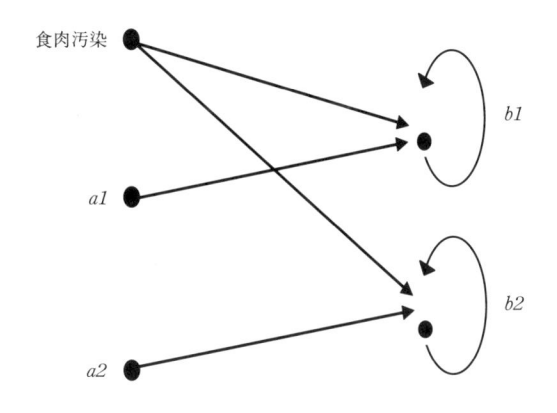

も強固に結びつける役割を持っており, もっとも深刻な問題となる証拠を内包するシステマティック・リスクがそこにある. 一方, 病気の原因がわかっていると, システムの損失はより小さなものになるだろう (少なくとも大きくなることはない). もし問題が $r2$ で起こっていることがわかったならば, $r2$ が原因であると究明されただけでなく, 損失はこの1つの集合点だけでおさまるのである.

図2　原料混合の場合のノード・ダイアグラム

このケースでの改良型として, 交差汚染が発生したケースを考えてみる. 図2は製品 $b1$ と $b2$ を生産するときに用いられたある原料が汚染されていたと仮定したものである. ここでの汚染は, 食肉源もしくは飼料源に遡って, たとえ原因が分かったとしてもシステム全体に拡がってしまう. 製品は, 混ぜ合わせて使われた原料を流通してきたすべての発生源を内包するシステムから切り離す必要がある.

相互結合性は, 投入物使用の際の補完性をも生み出す (ある分野で注意を向けることが生産の他の局面に注意を向けることにもなる). いろいろな活動における補完性の存在は, 個々の活動の限界生産にはないこの補完活動によって便益が生じることを意味している (Goodhue and Rarsser 1999). ある1つの活動のコスト変化が, 食品生産システムでの補完行動の全体のクラスターを動かす可能性がある. 川下のリスク問題に直面しているパッカーは投入材供給者の生産活動へ誘因を与えることを選択するかもしれない. 投入時の補完性では, ある生産活動における価格変化 (例えばパッカー企業の飼料部門からの撤退による変化) が, 他方の補完的活動を促すようである. そ

れは例えば物流活動をもっと慎重に追跡させるようなものである．投入材供給者への誘因に代わる手段は，投入材の購買管理をすることである（例えば，所有権や生産管理，流通業務をパッカー企業に移すことである）．この場合，垂直型調整を増加させることで，リスクと連動する地代やリスクを再分配できる．

　図1や2に示している事例からみられるようにシステム上の相互結合性は，汚染問題の原因についての情報や結合度合についての実態からも説明されうる．確率論的シナリオ分析（PSA）や非常に似た解析手法であるフォールトツリー解析（FTA）は，食品生産システム上で事件が発生する確率や複合的発生事件を検討するのに用いられる解析ツールである（Roberts Ahl and McDowell 1995）．PSAでは，フードチェーンの内部のつながりと食品の安全性を危うくする事件についての情報を用いる．つまり危害要因のタイプ，フードチェーンに入ってくる多様な回路（例えば特定の連鎖），予見されるすべての事件である．この「フードチェーンの内部の連鎖」は，ヒトの健康実績を左右する事件につながる特殊で自己完結型の活動である．「イベントツリー」というのはこの情報を要約しているものである（たとえばRoberts, Ahl and Mcdowell 1995）．PSA手法やFTA手法は，時間系列のなかのある一時点でのフード・システムにおける様々な連鎖を考えるものである．たとえば，事件発生の確率，失敗に関連するすべての確率（もしくは代わりに管理の効率性）などである．ハイリスクにつながる経路はおそらく制御分析対象の有望な候補となるだろう．

　今日，システム全域にわたるリスク評価は米国のBSE感染リスク（Cohen et al. 2001）やシガ毒素を生むタルタルステーキ（牛肉のあらびきを生で食べる料理）中のO157：H7についてのリスク（Nauta et al. 2001），牛ひき肉に見つかったO157：H7についてのリスク（同2001）のようないくつかの研究で，実際に応用されている．一例を挙げると，米国農務省が行った腸管大腸菌O157：H7研究は，入手可能なデータを用い，かつ農場-食卓の連鎖の中の，汚染を起こすリスクの分布に基づいて，米国産牛ひき肉

第 4 章 フードシステムのリスク分析

に見つかる E. coli O157 の発生リスクを評価するものである．リスクの分散程度は，分布の多様性と不確実性をめぐる情報をはじめとして，リスクと管理措置についての全情報に負っている．汚染リスクの拡散の評価は生産，と畜，加工の段階で見る．と畜業者に運ばれた肉牛は，病原菌を閾値量で持ってくる．と畜業者での肉牛に発生する E. coli O157: H7 汚染は，肉牛が農場レベルでの病原菌を持ってくるのか，と畜場で搬入されるときに病原菌が見つかるのかによって異なってくる．と畜作業はフードチェーンや加工システムから見れば，第 2 段階にあたる．システムにおける後半の段階では，食品調製（加工，調製加工，流通，輸送，卸売／小売，また料理や消費という形での最後消費者レベル）を通して発生する．食品生産システムにおいて，これらの各段階では，汚染，再汚染の潜在性を秘めているのである．

　基本的には，生産システムにおける経路は，さまざまな制御法選択に想定される費用の割り当てに用いられ，最も費用効率的な低減選択を生み出す．安全性改善のためのそれぞれのレベルに達するよう最低費用の介入対策の組み合わせをとることで，分析者は最適戦略を明確に打ち出すことができるのである．このアプローチは，優先解を導くためにリスク結果と経済費用基準を結びつける（McDowell et al. 1995）．リスク結果と費用優先アプローチは，牛肉加工（Jensen, Unnevehr and Gomez 1998; Narrod et al. 1999），豚肉加工（Jensen and Unnevehr 1999）を評価するのに用いられ結果として介入対策の費用効率性を認めた．しかし，原理的には，そのような規範的経済学は，意思決定理論，リスク分析，経済学といった組み合わせに依存しているものと思われる（McDowell et al. 1995）そのような分析を支援するためのデータの需要は非常に高い．しかし，PSA/FTA 分析や農場－食卓リスク評価アプローチが食品生産におけるシステムの連鎖性を指摘しても，全システムにわたる危害を減少させる戦略を生み出すための限られた指針しか提供していない．さまざまな経済主体の行動はどうか，選択する技術は何か，食肉生産処理段階間の制御をどうすべきかを導く誘因策を考慮していないのである．

5. 2つの事例

　今日多くの食品生産の複雑性は，システムの展望から食品安全性問題を考えることの重要性を示している．ここに揚げる2つの事例は農場－食卓リスク分析の潜在性とそれに関する費用分析をとりあげている．最初の例は，米国のFDA，FSIS，動植物検疫サービス（APHIS）によって，卵に含まれるサルモネラ菌（SE）を調べるために開発された行動計画である（Egg Safety from production to consumption: an action plan to reduce salmonella entertidis illness due to eggs 1999）．行動計画の基礎になっているのはリスク評価モデルである．リスク評価モデルでは複合的介入を行った方が一点集中型介入より，サルモネラ菌による病気をさらに減少させることに成功するということを示している．リスク評価アプローチは，リスク，リスク源，卵生産システム全体管理の可能性についての情報を結びつけることや介入のための特定的な対象を判断することができた．複合的干渉の優位性が指摘することは次に掲げるように，生産の各単独の段階に焦点をあてるより生産の全段階を対象とする広い政策アプローチの有利性である．

　図3は，食品安全をめぐる大統領評議会（*ibid.*）が作成したもので，卵生産の全段階と各段階での機関の責任を表している．とくに行動計画は各段階での1組の活動を表している．生産者とパッカー／加工業者は，卵生産の段階とパッカー／加工業者の段階においてサルモネラ菌汚染を減少させるためにつくられた同じような2つの戦略の1つを選択することができる．最初の戦略（戦略1）は，農場レベルでの検査と卵の流用に焦点をおいたものである．2つめの戦略（戦略2）は，この段階でより多くの資源を直接対象とし，パッカー／加工業者のレベルまでとりあげたもので，鶏の致命処置やこの段階でのと畜ステップを含んでいる（HACCPプランも含む）．両戦略とも農場とパッカー／加工業者段階での規制を共通の特徴としており（例えば，サルモネラ群からヒナを管理すること），パッカー／加工業者段階では衛生

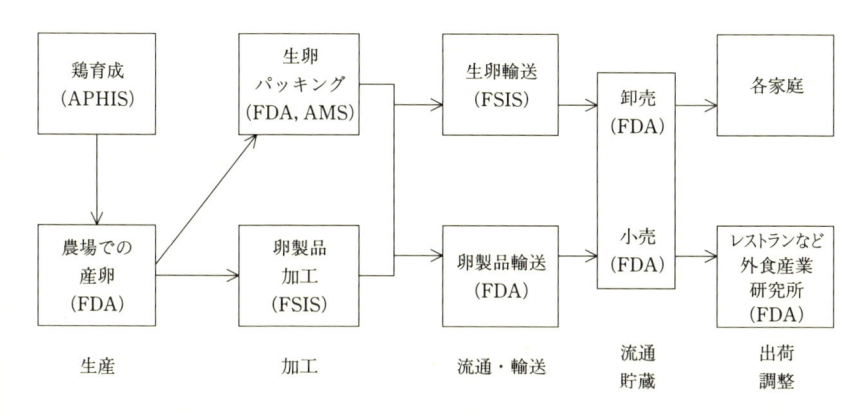

第4章　フードシステムのリスク分析　　　119

```
鶏育成        生卵
(APHIS) →   パッキング  →  生卵輸送  →  卸売    →  各家庭
            (FDA, AMS)    (FSIS)      (FDA)
   ↓           ↑
農場での  →   卵製品
産卵          加工      →  卵製品輸送 →  小売    →  レストランなど
(FDA)        (FSIS)       (FDA)       (FDA)       外食産業
                                                  研究所
                                                  (FDA)

生産         加工         流通・輸送    流通       出荷
                                      貯蔵       調整
```

図3　生産から消費にいたる過程での卵の安全性

管理，洗浄という義務的な予防プログラムが課せられている．生産段階とパッカー／加工業者段階での介入対策に加え，行動計画は流通・小売段階での冷蔵基準を設定しているが，それはフードサプライチェーンの後半の段階でサルモネラ菌の減少を維持するためである．生産者段階とパッカー／加工業者段階での管理戦略を選ぶ産業界に柔軟性をもたせることで，サルモネラ菌を除去するという全面的な目的と一致する誘因策の開発が可能となる．行動計画は，明確に行動基準を考え（たとえば，サルモネラ菌の大量発生を減らすなど），そして，農場－食卓の段階での担当機関を想定している．

卵のサルモネラ菌をめぐる行動計画は，いかにシステム全体を対象とするアプローチが用いられるのかについての良い事例を示している．こういう場合，システマティック・アプローチは卵の生産システムの官民双方の戦略の開発と調整を容易にする．リスク評価モデルは，需要の高い公衆衛生に焦点を当てる．また，行動計画は，生産や加工，パッキングといった段階を通しての誘因策の開発や調整対策を産業界が行う場合に柔軟な対応を与える．このシステム・アプローチの下で生じる費用は，フードチェーンにおける一点のみに介入が集中するときよりも小さくなると考えられる．これはリスク評価が市場誘因策を通して，管理費用をより少なくできるような経済的誘因策

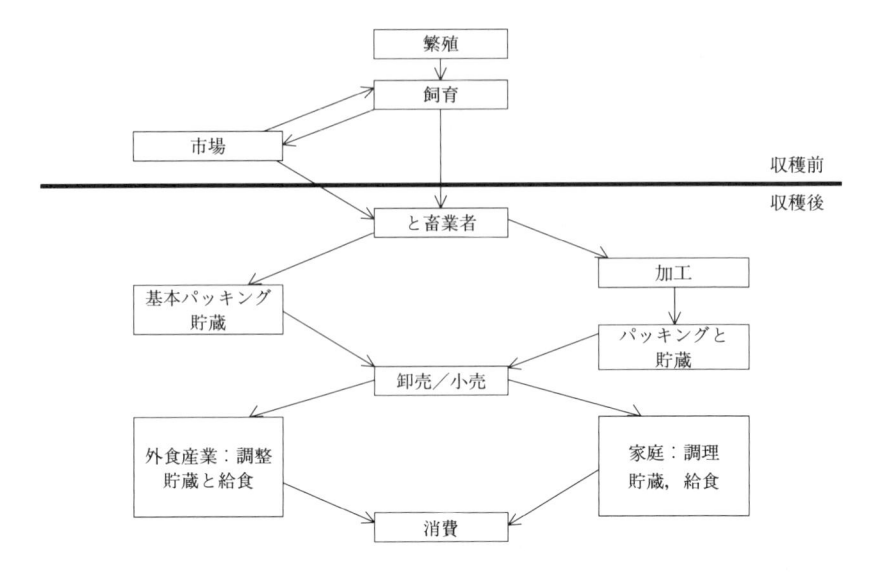

120　第2編　リスク分析の経済学

```
              ┌──────┐
              │ 繁殖 │
              └──┬───┘
                 ↓
              ┌──────┐
         ┌──→│ 飼育 │
         │    └──┬───┘
      ┌──┴───┐   │
      │ 市場 │←──┘
      └──┬───┘                         収穫前
─────────┼──────────────────────────────────
         ↓                              収穫後
      ┌──────────┐
      │ と畜業者 │
      └──┬────┬──┘
         │    │
         │    ↓
         │  ┌──────┐
         │  │ 加工 │
         │  └──┬───┘
         │     ↓
  ┌──────────┐ ┌──────────────┐
  │基本パッキング│ │パッキングと│
  │   貯蔵    │ │   貯蔵      │
  └────┬─────┘ └──────┬───────┘
       ↓               ↓
     ┌──────────────┐
     │  卸売／小売  │
     └──┬────────┬──┘
        ↓        ↓
 ┌──────────┐   ┌──────────┐
 │外食産業：調整│   │家庭：調理│
 │ 貯蔵と給食  │   │ 貯蔵, 給食 │
 └────┬─────┘   └────┬─────┘
      ↓               ↓
          ┌──────┐
          │ 消費 │
          └──────┘
```

Wong と Hald の論文"*Salmonella in Pork 2000*（豚肉に存在するサルモネラ菌）"より作成.

図4　豚肉生産チェーン

と調和できるかという例である．

　2番目の例は，「豚肉の中のサルモネラ菌」（Wong and Hald 2000）というヨーロッパでの最近の研究である．研究は9カ国の協力で行われ農場－食卓の豚肉生産システムについての学際的研究であり，と畜前後の管理方法の選択によって費用の効率化が計られるかを考察することであった．9カ国から集まったデータは，EUにおける生産システムが広い範囲にわたることを示している．図4では，豚肉生産チェーンとと畜前と後の制御の区別を示している．疫学的診断データは参加国での検定から集められ評価されたものである．表2で表しているものは管理方法の選択の採用状況である．既存の研究からの情報や専門家の意見をまとめたデータが，さまざまな管理方法の効率化をすすめるために用いられた．この評価では照射が減菌に100％有効であると示された唯一の手法であった．

　疫学的診断データやリスク評価の結果は，管理方法の選択肢についての経

済的評価に用いられる．費用は，制御手法にあてられた費用に基づいて開発される．一方，便益は，制御の手法の効力を考慮しつつ回避される病気の費用に基づいて開発される．経済的評価の結果は，消費者教育，外食企業の研修，と畜業者や加工業者での衛生改善，豚枝肉の二酸化塩素洗浄が，管理の中でも最も高い費用便益比率となることを示している．これらの措置のすべては比較的消費者や小売レベルに近いところで行われている．HACCP管理は最高費用便益比率のランクに位置づけられていない．しかしながら，加工工場でのランクが高い（衛生的洗浄が実施されているなど）のは，と畜／加工段階で行われている生産管理や取扱いがしっかりしているからであろう．

6．「農場－食卓」評価と費用効率制御

管理と介入の費用問題に経済学がどのように貢献しているのかを理解するための有効な視点には，すなわち農場－食卓システム全体のリスクをとらえる見方には，4つの側面がある．第1は，システム全体および農場－食卓のアプローチを採用する多くの研究は，そのような研究を行うのに必要とされる知識不足とデータ不足という結論を与えてきた．各段階で重要なデータと情報を求めることは，各々の努力へのチャレンジであり，しかもあるときは，管理方法のすべての選択肢をランク付けすることを不可能にする．こういった限界があるにもかかわらず，一連の研究は経済情報の貢献を明確に浮き彫りにしている．費用の分配は，管理の効果という重要な面と，フードシステムにおける規制になりうるし，市場価格効果より重要なものとなるだろう．

第2は，誘因策によって，社会的により低い費用で得られそうであることである．費用を低下するように市場調整をし，既存の市場誘因策を改善することである．そして製品の取引契約を含む民間市場メカニズムを進展させることなどは，食品由来の病気という社会的に支払わなければならない費用を減らすための最も効果的な方法となるだろう．

第3に，規則は新技術や投入物に投資しようとする長期的誘因に影響を与

表2 豚と豚肉に存在するサルモネラ菌管理の評価
（制御選択肢）

管理評価基準	効果	費用対便益	格付け
1 給餌小屋の定期的ないぶし消毒	80	1.19	12
2 数回の農場洗浄－飼育時	40	0.49	15
3 数回の農場洗浄－出荷前	40	0.27	16
4 数回の有機酸給餌	40	2.15	10
5 数回の有機酸給水	40	7.77	7
6 分離囲いの建設	20	29.48	4
7 全頭単位の移動（出し入れ）	40	2.79	8
8 屠殺業者／加工における衛生の改善	80	31.16	3
9 屠殺／加工におけるHACCPの遵守	90	2.79	9
10 屠殺体，死体の二酸化塩素洗浄	50	23.3	5
11 豚肉照射（全ての場所）	100	1.98	11
12 豚肉照射（現場／請負先）	100	1.08	13
13 豚肉照射（全現場）	100	0.63	14
14 数回にわたる現場の食品サービス・トレーニング	52	46.26	2
15 数回にわたる食品サービス部門のトレーニング	52	10.65	6
16 数回にわたる消費者の教育，意識改革	17	54.44	1

出所：Wong and Hald (2000) *Salmonella in Pork.*

えるものと思われる．危害要因の制御に関する技術は危害の減少に役立つだけでなく，市場の失敗の原因を認識するためにつくられた技術はその失敗に関係するシステムにおける損失を抑制するであろう．

最後に，リスクに基づくシステムアプローチは，多様な介入策から生じるリスク結果，インセンティブ成果および費用を理解するのに最も良い方法であると考えられる．なぜなら，多くの食品安全問題が実際にシステム化された問題から生じるので，分析や政策的処方はシステムを対象とすべきである．経済学者は他の産業（たとえば，銀行業や金融ファイナンス）におけるシステムのリスクの問題について述べている．しかし，彼らはシステム連鎖がもつ生物学的物理学的性格を研究する科学者等から多くのことを学ぶべきなのである．利用できる資源の最も効率の良い結合されたツールの使用がフードシステムにおける食品安全の危害要因を減らすのに必要なのである．

参考文献

Antle, J.M., 2000. No such thing as a free safe lunch: the cost of food safety regulation in the meat industry. *American Journal of Agricultural Economics*, 82 (2), 310-322.

Bunte, F.H.J., 1999. The vertical organization of food chains and health and safety efforts. *In:* Unnevehr, L. ed. *Economics of HACCP: new studies of costs and benefits. Proceedings of a NE-165 Conference.* Eagan Press, St Paul, MN, 285-300.

Cohen, J.T., Duggar, K., Gray, G.M., et al., 2001. *Evaluation of the potential for bovine spongiform encephalopathy in the United States.* Available: [http://www.hcra.harvard.edu./pdf/madcow_report.pdf] (29 Jan 2002).

Crutchfield, S.R., Buzby, J.C., Roberts, T., et al., 1997. *An economic assessment of food safety regulations: the new approach to meat and poultry inspection.* Economic Reserch Service-USDA, Washington, D.C. Agricultural Economic Report no. 755.

Egg safety from production to consumption: an action plan to reduce salmonella enteritidis illnesses due to eggs, 1999. Available: [http://www.foodsafety.gov/%7Efsg/ceggs.html] (29 Jan 2002).

Food labeling, safe handling statements, labeling of shell eggs; refrigeration of shell eggs held for retail distribution: final rule, 2000. *Federal Register, US Food and Drug Administration*, 65 (234), 76091-76114. [http://vm.cfsan.fda.gov/~lrd/fr001205.html]

Golan, E.H., Vogel, S.J., Frenzen, P.D., et al., 2000. *Tracing the costs and benefits of improvements in food safety: the case of hazard analysis and critical control point program for meat and poultry.* Economic Research Service-USDA, Washington, DC. Agricultural Economic Report no. 791.

Goodhue, R.E. and Rausser, G.C., 1999. Value differentiation in agriculture: driving forces and complementarities. *In:* Galizzi, G. and Venturi, L. eds. *Vertical relationships and coordination in the food system.* Physica-Verlag Publishers, Heidelberg, 93-112.

Grijspaardt-Vink, c., 1995. HACCP in the EU. *Food Technology*, 49 (3), 36.

Guidelines for preparing economic analysis, 2000. Available: [http://yosemite.epa.gov/ee/epa//eed.nsf/pages/guidelines] (6 Mar 2003).

Hathaway, S., 1995. Harmonization of international requirements under HACCP-based food control systems. *Food Control*, 6 (5), 267-276.

Hayes, D.J., Jensen, H.H., Backstrom, L., et al., 2001. Economic impact of a ban on the use of over the counter antibiotics in U. S. swine rations, *International Food and Agribusiness Management Review*, 4 (1), 81-97.

Hazard analysis and critical control point (HACCP): procedures for the safe and sanitary processing and improving of juice: final rule, 2001. *Federal Register, US Food and Drug Administration*, 66 (13), 6137-6202.
[http://www.fda.gov/OHRMS/DOCKETS/98fr/011901d.pdf]

Hennessy, D., Roosen, J. and Jensen, H.H., 2002. *Systemic failure in the provision of safe food*. Center for Agricultural and Rural Development, Iowa State University, Ames, Iowa. Card Working Paper no. 02-WP 299.
[http://www.cardiastate.edu/pubications/DBS/PDFFiles/02wp299.pdf]

Hennessy, D.A., Roosen, J. and Miranowski, J.A., 2001. Leadership and the provision of safe food. *American Journal of Agricultural Economics*, 83 (4), 862-874.

Henson, S. and Northen, J., 1998. Economic determinants of food safety controls in supply of retailer own-branded products in United Kingdom. *Agribusiness*, 14 (2), 113-126.

Jensen, H.H. and Unnervehr, L.J., 1999. HACCP in pork processing: costs and benefits, *In:* Unnevehr, L.J. ed. *Economics of HACCP: new studies of costs and benefits. Proceedings of a NE-165*. Eagan Press, St Paul, MN, 29-44.

Jensen, H.H., Unnevehr, L.J. and Gomez, M.I., 1998. Costs of improving food safety in the meat sector. *Journal of Agricultural and Applied Economics*, 30 (1), 83-94.

Just, R.E., Hueth, D.L. and Schmitz, A., 1982. *Applied welfare economics and public policy*. Prentice-Hall, Inc, Englewood Cliffs, NJ.

MacDonald, J.M. and Crutchfield, S., 1996. Modeling the costs of food safety regulation. *American Journal of Agricultural Economics*, 78 (5), 1285-1290.

Martin, S.A. and Anderson, D.W., 1999. HACCP adoption in the US food industry. *In:* Unnevehr, L.J. ed. *Economics of HACCP: new studies of costs and benefits. Proceedings of a NE-165 Conference in Washington, D.C., June 1516, 1998*. Eagan Press, St Paul, MN, 15-28.

McDowell, R., Kaplan, S., Ahl, A., et al., 1995. Managing risks from foodborne microbial hazards. *In:* Roberts, T., Jensen, H.H. and Unnevehr, L. eds. *Tracking foodborne pathogens from farm to table: data needs to evaluate control options. Confernce proceedings*. USDA, Economic Research Service, Washington, DC, 117-124. Miscellaneous Publication no. 1532.

Narrod, C.A., Malcolm, S.A., Ollinger, M., et al., 1999. Pathogen reduction options in slaughterhouses and methods for evaluating their economic effectiveness. Available: [http://agecon.liv.umn.edu/cgi-bin/pdf_view.pl?paperid = 1786& ftype =.pdf] (29 Jan 2002).

Nauta, M.J., Evers E.G., Takumi K., et al., 2001. *Risk assessment of Shiga-toxin producing Escherichia coli O157 in steak tartare in the Netherlands*. Rijksin-

第4章 フードシステムのリスク分析

stituut voor Volksgezondheid en Milieu, Bilthoven. RIVM report no. 257851003.
Pathogen reduction hazard analysis and critical control point (HACCP) systems: final rule, docket no. 93-016F, 1996. *Fedral Register, USDA, Food Safety and Inspection Service*, 61 (144), 38805-38989.
Procedures for the safe and sanitary processing and importing of fish and fishery products: final rule, docket no. 93N-0195, 1995. *Federal Register, US Food and Drug Administration*, 60 (242), 65096-65202.
Roberts, T., Ahl, A. and McDowell, R., 1995. Risk assessment for foodborne microbial hazards. *In:* Roberts, T., Jensen, H.H. and Unnevehr, L. eds. *Tracking foodborne pathogens from farm to table: data needs to evaluate control potions. Conference proceedings*. USDA, Economic Research Service, Washington, DC, 95-115. Miscellaneous Publication no. 1532.
Team, E.c.O.H.R.A., 2001. *Draft Risk Assessment of the Public Health Impact of Escherichia coli O157: H7 in Ground Beef*. Available:
[http://www. fsis. usda. gov/OPPDE/rdad/FRPubs/00-023NReport. pdf].
Unnevehr, L.J. (ed.) 1999. *Economics of HACCP: new studies of costs and benefits. Proceedings of a NE-165 Conference*. Eagan Press, St Paul, MN.
Unnevehr, L.J., Gomez, M.I. and Garcia, P., 1998. The incidence of producer welfare losses from food safety regulation in the meat industry. *Review of Agricultural Economics*, 20 (1), 186-201.
Unnevehr. L.J. and Jensen, H.H., 1996. HACCP as a regulatory innovation to improve food safety in the meat industry. *American Journal of Agricultural Economics*, 78 (3), 764-769.
Unnevehr, L.J. and Jensen, H.H., 1999. The economic implications of using HACCP as a food safety regulatory standard. *Food Policy*, 24 (6), 625-635.
Unnevehr, L.J. and Jensen, H.H., 2001. Industry compliance costs: what would they look like in a risk-based integrated food system? *In:* Taylor, M. and Hoffman, S. eds. *Risk-based priority setting in an intergrated food safety system. Resources for the Future conference on setting food safety priorities: toward a risk based system, Washington, D.C., May 23-24, 2001*. Resources for the Future, Washington, DC.
Whiti paper on food safety, 2000. Available:
[http://europa.eu.int/comm/dgs/health_consumer/library/pub/pub06_en.pdf] (6 Mar 2003).
Whitehead, A.J. and Orriss, G., 1995. food safety through HACCP. *Food, Nutrition and Agriculture*, 5, 25-28.
Wong, D.M.A.L.F. and Hald, T. (eds.), 2000. *Salmonella in Pork (SALINPORK):*

pre-harvest and harvest control options based on epidemiologic, diagnostic and economic research Final Report to the Commission of the European Communities, Agriculture and Fisheries (FAIR) . The Royal Veterinary and Agricultural University, Department of Animal Health and Animal Science and the Danish Veterinary Laboratory, Danish Zoonosis Centre.

Ziggers, G.W., 1999. HACCP, vertical coordination and competitiveness in the food industry. *In:* Unnevehr, L.J. ed. *Economics of HACCP: new studies of costs and benefits. Proceedings of a NE-165 conference.* Eagan Press, St Paul, MN.

第2節　食品由来病原菌の定量的リスク分析[1]
－モデリングアプローチ－

1. はじめに

　食品消費を通して微生物の汚染が健康状態を減退させる確率は常に一定程度は存在する．しかし，このリスクは小さいものである．食品関連の伝染病や食中毒を見ると，非常に頻繁に生じる1つが胃腸炎の発生である．これによって病気の慢性化や死亡も生じるが，たいてい個体レベルでの健康状態の急激かつ一時的な減退を招くことである．
　以上のことから，ここでは次のような視点で考察することにしたい．
- いかなる頻度で胃腸炎が生じ，微生物がどこに含まれるのか
- いかなる方法で食品由来病原菌による健康ダメージを制御し減らすことができるか

　定量的微生物リスク評価法をここで用いることとする．さらに特別に，われわれは生産チェーンに沿った病原菌の末路や，用量反応，疾病負担を，モデリングしている研究を紹介する．

2. 胃腸炎発症の頻度

　オランダでどれくらいの胃腸炎症例が発生しているかの測定値を得るため，いくつかのモニタリングや登録システムからデータを得てみた．しかし，人口の一定数のみを調査したため（図1），各システムはそれぞれ異なる推定

---

[1] 定性的リスク評価に量的概念を導入するもので，例えばどのくらいの量を摂取すると，どのくらいの確率で，どの程度の健康への悪影響があるのかを評価すること（訳者）．

値を導き出している．

患者人口に基づいたコーホート調査を用いることで，そこに含まれる患者総数を推定することになる．19世紀初頭には，そのような患者人口調査は，オランダの4つの地域で行われていた（Hoogenboom-Verdegaal et al. 1994）．そしてごく最近の1999年に，第2回の患者人口調査がなされた（De Wit et al. 2001b）．胃腸炎は年間1,000人あたり283人に発生していることが，この最近の調査でわかったのである（1560万人のオランダ人口のうち，1年あたり450万人発症しているという換算になる）．患者数を測る2番目の方法は何人の患者が一般外来の問診診療（GP）において，胃腸炎の症状を訴えるかをモニタリングすることである．オランダ国立保健サービス研究所は，慢性的罹患者登録に参加している監視型一般外来診療所のネットワークをもっている．

最近の結果としては毎年22万もの人が胃腸炎を訴えて，診療所の主治医にかかっていることがわかった．これは胃腸炎を抱えている人全体の約5％にあたる（De Wit et al. 2001a: De Wit 2002）．

医療行為が必要な胃腸炎罹患者は少数派であることに加え，微生物レベルでの病理検査を担当医が求める場合は非常に少なく，そのうち結果が陽性であるのはごく少数である．オランダでは，研究所ベースのサーベイランスシ

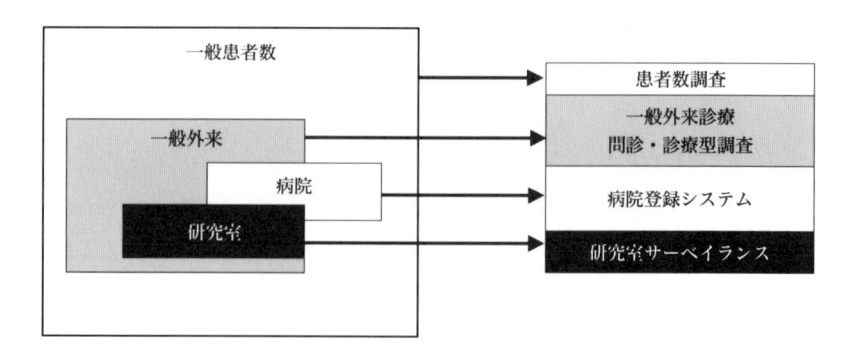

図1 胃腸炎発症頻度における入手データ経路

ステムがバクテリア病原菌に関しては存在している．このシステムは継続的なもので，傾向調査に合致している．他の既存登録システムには次のものがある．病院からの退院数登録，死亡者数登録，地方自治体と国立保健獣医公衆衛生院による発生数登録である．

最近，監視型GP研究を著したデ・ヴィット等（De Wit et al. 2001a）によれば，カンピロバクターが非常に頻繁に出現し（全ケースの10%に相当），これにジアルジア症（5%），ノーウォーク様ウィルス（5%），サルモネラ菌（4%）と続く．病原菌は胃腸炎の患者の約40%に見つかった．この見つかった様々な微生物体のランキングは，罹患者数ベースの研究で異なり（De Wit et al. 2001b），そこでは，ウィルス病原菌は，もっとも顕著な病原菌で，全症例の21%に相当し，その中でもっともよく現れたものでノーウォーク様ウィルス（Norwalk-like Viruses）である．

患者数研究で測定したようなサルモネラ菌のケースでの発現総数は，年間1,000人あたり3人という割合である．オランダでは年間約5万件が報告されている（De Wit et al. 2001b）．研究室が確認したオランダにおけるサルモネラ菌の総数はかなり以前から減少してきている（Van Delt et al. 1999）．カンピロバクターに関する胃腸炎の発症件数は年間1,000人あたり6.8人である．オランダでは年間約10万件が発症しているとされる（De Wit et al. 2001b）．

カンピロバクター事例では食品に由来する割合は90%以下である（Voedselinfecties 2000）．ある見解（Altekruse et al. 1999）によると，主に事例研究に基づいて推定されたものでは，カンピロバクター感染の70〜90%が家禽肉に直接または間接に関係しているということである．しかし，近年では他の感染ルートが疑われ，それははるかに予想を上回るほど深刻なものかもしれないのである（Harelaar et al. 2000）．1999年のベルギーでのダイオキシン騒動（危機）が起こっている間，ベルギー産家禽肉は市場から撤退し，そのためカンピロバクター感染事例数は40%減少した（Vellinda and Van Loock 2002）．

食を通して人に感染する病原菌の数は多く，発見された同じ病原菌を含む食品群の数もたしかに多い（De Boer 2000）．根源は限られているし，情報は少ないので，国立保健獣医公衆衛生検査官は最も重要な微生物を選別する方法を求めている．既存の問題及び再出現している問題の予防に目的を置く研究は，従来よりずっと重きを置かれている．これまで，検討会が設置され基準と計量方法が考察されてきた（Themarapport Gezonde Voeding & Veiliny Voedsel, 近刊）．そこでは次の5つの選出基準が用いられてきた．①発生頻度，②発生時の深刻度，③暴露の機会，④地域特有の病気と特有になりそうなもの，⑤特定の研究ニーズの有無である．

食品由来源の感染についての情報が前述のように入手できるようになっているにもかかわらず，まだ乏しいようである（Voedselinfecties 2000）．リスク分析は食品安全管理のための目標になるような方法として支持されている．

3. リスク分析とリスク評価

リスク分析というのは，一貫した3つの活動で行われている．リスク評価，リスク管理，リスクコミュニケーションである（Proposed draft principles and guidelines for the conduct of microbiological risk assessment 2001）．リスク評価は科学的なプロセスに基づいており，危害要因認識（健康に悪影響を引き起こす病因の認識），危害要因の特定化（健康被害の実態の評価），そしてリスク特定化（健康被害の発生と，深刻度の測定）（Codex Alimentarius Commission. Appendix II: Draft principles and guidelines for the conduct of microbiological risk assessment 1998）．

リスク管理から，リスク評価を機能的に分離すると，リスク評価のプロセスに偏りが生じないようにできる．しかし，特定の相互作用は総合的でシステマティックなリスク評価過程には必要なものである．リスク評価の利用による便益もしくは定量的微生物リスク評価（QMRA）をより専門的に分析す

る上で，われわれは3つの重畳的な見解を持っている．
- ある特定の病原菌・農産物・患者数の組み合わせについての健康リスクを推定することになる．
- 公衆衛生に関して，相対的重要性を比較することができる．たとえばある農産物の中にある特定の病原菌とまた違う他の農産物の中にある特定の病原菌などを比較することができる．
- 最も重要なこととして，再度公衆衛生に関して特定の公的介入の影響評価を与える．

われわれは暴露評価モデルを始めることでリスク評価を行っている．それは産出物として暴露評価測定を行う（たとえば，食事摂取量1回あたりの病原菌数，1日の食事回数と結びついた汚染食事の確率）．これは暴露を想定した病原菌・農産物・患者数の組み合わせについての公衆衛生リスクの推定に転換するための危害要因特定化モデルの使用である．

リスク評価事業の開始の際には実行される特定のリスク評価がもつ特殊な目的が明確な分かりやすい言葉で述べられるべきである．リスク分析の成果の形及び可能な別の成果物が定められるべきである．さらに，リスク評価の目的の説明には，現実的な事業規模を得るために，詳細な内容領域をもつべきである（Nauta et al, 2001）．これらの内容は次のようである．
- 食品の定義：どういう農産物を厳密に取り上げるのか（生産加工の詳細内容）．
- 細菌の分類である種／血清型の定義：細菌のどの分類タイプ・型を検討するのか，どの組のタイプを厳密に考慮するのか．
- 政府の介入：どういった介入が考えられるのか．数理モデルを開発することでこれらの介入を検討することができなければならない．

4. 暴露評価

暴露評価[2]モデルの最初の例は，家禽肉生産チェーンにおけるサルモネラ

菌伝染に適用するモデルである (Nauta, Van De Giessen and Henben 2000). このモデルはまず, 群レベルでのサルモネラ菌流行に関して介入の前の状況 (1997年) と感染変数について述べている. 変数を投入するモデルは, データが不足しているなかでの専門家の意見から得られた. オランダの家禽畜産業への2つの介入戦略の影響が予測された.

暴露評価を行う一般的枠組みであるモデュラー・プロセス・リスク・モデル (食品の基本経路リスク評価モデル: MPRM) が提案された (Nauta et al. 2001; Risk assessment of food borne bacterial pathogens: quantitative methodology relevant for human exposure assessment 2003). 提案の中心は, 農場から食卓までの様々な中間段階での個々のステップや主要な活動に対して少なくとも6つの基本プロセスのうちの1つが割り当てられる, という指摘である. これらの基本プロセスは, 任意の食品加工における任意の微生物ハザードの感染に影響する可能性のある6つの根本的な事象である. それは, 2つの「微生物学的」基本プロセスである①成育と②不活性と, 4つの食品取扱プロセスである③食品マトリクスの混合と④食品マトリクスの分割⑤単体の一部分の除去と⑥交差汚染[3]がある.

微生物リスク評価では, 微生物を集中度(C)より微生物の数(N)で計算することが多い. 計算では, CのかわりにNを用いることの理由は, 数を分離して現実的な計算を行えるようにするためであり, それはとりわけNの値が小さいときにとくに合理的な解を与える. 食品経路における各段階としては, われわれは生産物単位あたりの細胞の数N, 汚染された単体数の一部分 (有病率) P, および単位における投入産出関係に関心をもつ. ここで

---

[2] 食品を通じて危害要因をどのくらい摂取していると推定されるのか, 定性的または定量的な評価をすること. 必要があれば食品以外に起因する暴露についても評価する (訳者).

[3] ほとんど汚染されていないものが, 汚染度の高いものと接触することによって, より高く汚染されてしまうこと. 例えば, 食品製造の際, 食品自体の微生物汚染がなくとも, 食品の下処理時に汚れた調理器具 (包丁, まな板など) や人などを介して微生物汚染が引き起こされた場合はこれに該当する. また, 飼料製造の際, 他の飼料向けの原材料や汚染物質などが混入した場合もこれに該当する (訳者).

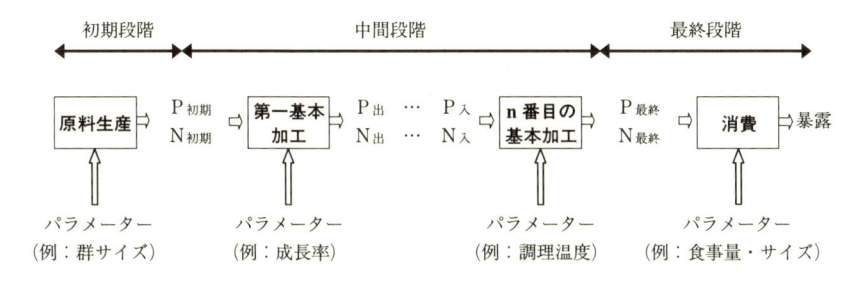

第4章　フードシステムのリスク分析　　　　　　　　133

```
 ←初期段階→ ←―――中間段階―――→ ←―最終段階―→
┌────┐ P初期  ┌────┐ P出    P入 ┌────┐ P最終  ┌────┐
│原料生産│⇒     │第一基本│⇒    ⇒  │n番目の │⇒     │ 消費 │⇒暴露
│    │ N初期  │ 加工 │ N出   N入 │基本加工│ N最終  │    │
└────┘       └────┘           └────┘       └────┘
   ⇑           ⇑                ⇑           ⇑
 パラメーター     パラメーター         パラメーター     パラメーター
（例：群サイズ）  （例：成長率）       （例：調理温度）  （例：食事量・サイズ）
```

PとNはそれぞれ汚染の流れと量を表す（Risk assessment of food borne bacterial pathogens: quantitative methodology relevant for human exposure assessment 2002：修正版より）

図2　各段階に分かれて行く食品経路概念図

いう単位は，動物1頭，ミルク1瓶のように加工における生産物を物理的に分けた量である．各段階で，この単位をその都度決定しなければならない．

図2のMPRMアプローチを，タルタルソースのかかったステーキパテに見つかったシガ（志賀）毒を生み出す腸管出血性大腸菌O157（*Escherichia coli* O157; STEC O157）に適用した（図3参照）（Nauta et al. 2001）．と畜業者によって扱いが異なり，暴露の3つのルートを比較すると，と畜業者とそれに続く加工業者両者では「産業的」方法と「伝統的」手法とで異なることがわかった．さらに，3つの調理方法のタルタルソース・ステーキパテ（生，ミディアム，ウェルダン）を考える．モデルの変数の大きな部分としては，値を測るのに必要な情報が不足していたため，専門家をそろえたワークショップを組織した．モデルは@Risk（エクセルのアドイン，環境リスク解析等に用いられるエクセル上で機能するソフト）で計量し，モンテカルロ・シミュレーション[4]で分析してみた．

4）乱数を用いて，コンピュータで行う模擬実験．またこのシミュレーションいう名称は，ギャンブルで有名なモナコの首都の名に由来する．モンテカルロシミュレーションは，特定の確率分布をする確率変数の疑似母集団を生成することが比較的容易であり，確率現象における「ある範囲の値の発生確率」や，「ある確率で発生する値の範囲」を知るのに広く利用されている．ここでは，経路依存型において，解析解法を用えない難度の高いリスク解析を行う手法で，汚染物質による暴露状況を推計把握するために用いられる．評価結果の信頼性を評価するサブシステムとして重要な役割を果たすものと期待されている（訳者コラム参照）．

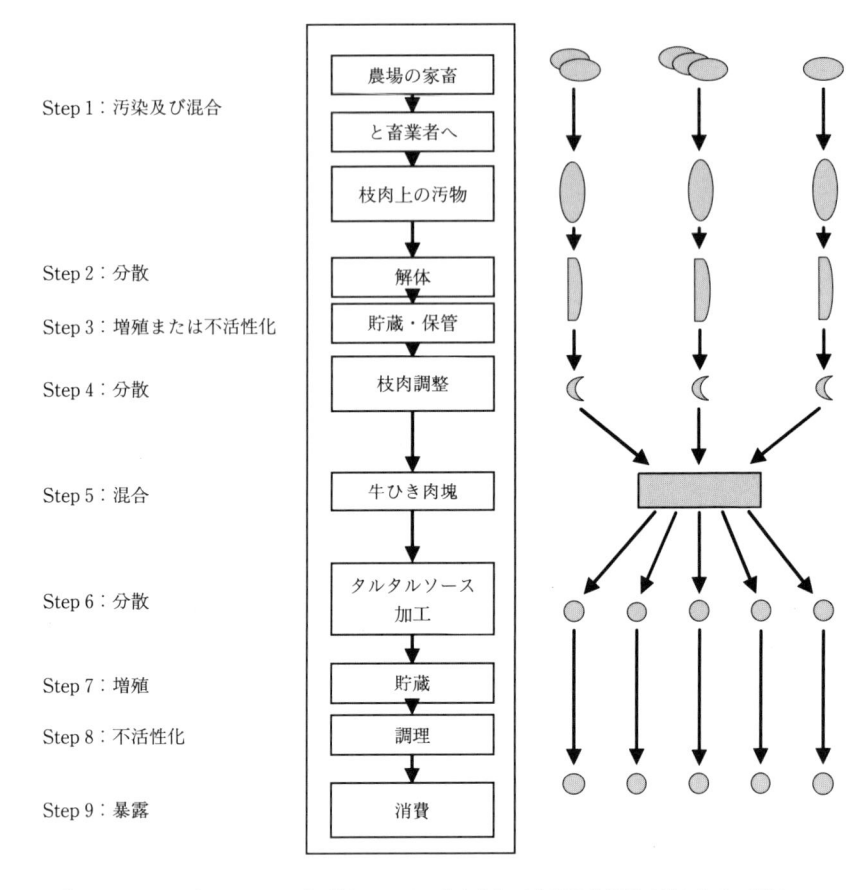

Step 1：汚染及び混合　　　農場の家畜
　　　　　　　　　　　　　と畜業者へ
　　　　　　　　　　　　　枝肉上の汚物

Step 2：分散　　　　　　　解体
Step 3：増殖または不活性化　貯蔵・保管
Step 4：分散　　　　　　　枝肉調整

Step 5：混合　　　　　　　牛ひき肉塊

Step 6：分散　　　　　　　タルタルソース加工

Step 7：増殖　　　　　　　貯蔵
Step 8：不活性化　　　　　調理

Step 9：暴露　　　　　　　消費

経路は，9つのモデル・ステップで流れている．基本的加工技術は各段階で行われる．図はユニットが分散または混合がどのように行われているかを模式化したものである．

図3　タルタルソース・ステーキ食品製造経路

　暴露モデルでは生のタルタルソース・ステーキパテの約0.3%がSTEC O157（シガ毒素産生性大腸菌）に汚染されていることが分かった．これらの汚染パテのうち，かなりの割合（60%超）が1つのコロニー形成単位（以下cfu）だけで汚染されている．高濃度汚染はむしろ稀であり，たとえば汚染された生のタルタルソース・ステーキパテの約7%，10cfu以上あることがわかった．一方，微生物検査によると，生のタルタルソース・ステー

コラム：モンテカルロ・シミュレーション

矢田部宗弥

特徴と仕組み

　乱数を用いて，コンピュータでおこなう模擬実験をモンテカルロ・シミュレーションという．また，モンテカルロ・シミュレーションを用いて近似解を求める技法の総称をモンテカルロ法と呼ぶ．「モンテカルロ」の名称は，ギャンブルで有名なモナコの首都モンテカルロに由来する．

　モンテカルロ・シミュレーションは，特定の確率分布をする確率変数の疑似母集団を生成することが比較的容易であり，確率現象における「ある範囲の値の発生確率」や，「ある確率で発生する値の範囲」を知るのに広く利用されている．

　その仕組みは下図の通りで，
　① コンピュータで疑似一様乱数を発生させる．
　② 確率分布関数に乱数を代入し，確率変数を計算する．
　③ ①，②を繰り返し，確率変数の標本数を増やす．
　④ 生成された標本を対象に統計的分析をおこなう．

利用上の留意点と課題

　① コンピュータの生成する乱数は，特定のアルゴリズムで計算をおこなっているため，真の乱数ではなく，いわゆる疑似乱数と呼ばれる．アルゴリ

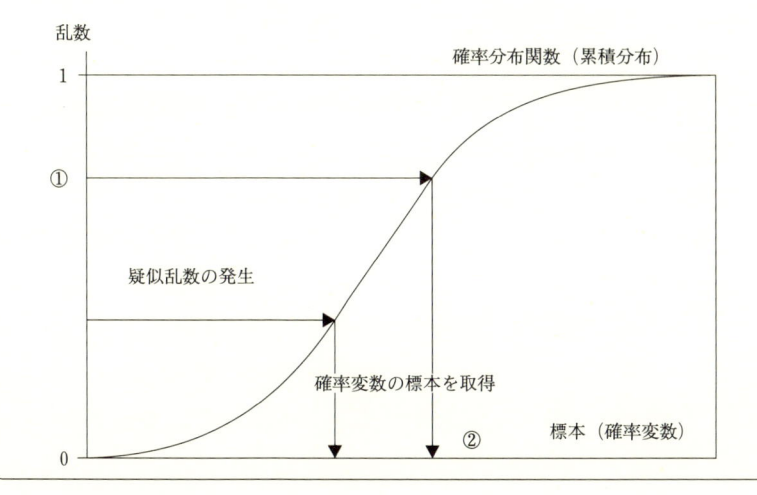

> ズムによって，疑似乱数の「質」に大きな違いが生じる．相関性が強く，独立性の弱い疑似乱数を使用してモンテカルロ・シミュレーションをおこなった場合，誤った結論を導く危険がある．
> ② モンテカルロ・シミュレーションの利用については，ある現象を確率現象と決め付け，安易にシミュレートすることは統計的分析の放棄であるとの指摘もあるが，一方では，限られた時間で不確定な事象の将来を推測するためには有用であるとの指摘もある．モンテカルロ法でシミュレートする場合，確率モデルの構築が不可欠であるが，その手法は未だ未成熟であり，構築する側の恣意に流されないように注意しなければならない．
> ③ 確率現象をモンテカルロ・シミュレーションで分析する場合，その確率現象の確率分布が既知であることが前提となる．確率分布は既往の実態調査や過去の実績という標本を元に推定される．しかし，実際は標本から確率分布を推定することは困難な場合が多く，この点がモンテカルロ・シミュレーションの課題といえる．

キパテ 82 枚のうち 1.2% が O157 に汚染されていることが判明した．そのような検査における 1 つの cfu の発見確率が小さいことがわかると，モデルの予測はタルタルソース・ステーキパテの汚染の実態的なレベルを下回っていたことになる．

　QMRA（定量的微生物リスク評価）に関係する 2 つの重要な一般的側面を考えると，最初のものは，ばらつきと不確実性の対立である．確率論的リスクモデルに用いられる確率分布はばらつきと同時に不確実性も表すものである．この意味では，不確実性は変数値について完全な知識をもっていないことを意味し，それはさらなる測定で減少する．一方のばらつきというものは，物理的システムの結果であり，他の推定で減じることができない母集団の不均質統計量を表す．QMRA モデルにおけるばらつきと不確実性の分離は（いわゆるセカンド・オーダー・モデル），いまや稀にしか行われないが，困難な仕事になり得るという事情を映し出している．しかし，この 2 つの違いを無視するなら不適切なリスク推定値をもたらす可能性があり（Nauta 2000），結果に対しては不完全な理解しか得られないであろう（Vose 2000）．こういった考えからいったん離れて，ばらつきのモデリングには，

不確実性のモデリング以上の優位性が認められる．さらに，ここで採り上げている変数不確実性に加えて，不確実性にはまた，シナリオ不確実性とモデル不確実性がある．

2つ目の局面は，かなりのデータの必要性があることである（Risk Assessment of food borne bacterial pathogens: quantitative methodology relevant for human exposure assessment 2003 より）．データは様々な加工段階での環境条件（気温，pH 等）や操作実行／試行（輸送にかかる期間，貯蔵等）で必要となる．モデルを有効にするには，データは単位規模(N)と全段階の最初と終わり(P)で必要になる．経験的にみると，計量的な情報（家畜数，その仕向先，あるいは国産か，輸入かの産地，枝肉数量と体重，その仕向先あるいは産地等）は簡単には得られない．さらに，モデルがリスク減少シナリオへの洞察を得るために用いられるときは，もう1つの食品経路全体ないし各段階におけるデータが必要となる．データの3番目の種類は消費データである．暴露評価では，伝染病流行についてのデータや病原菌の量のデータは十分でない．所与の個体数や準個体数での食品摂取の量及び頻度についてのデータが入手できる時にのみ暴露が評価される．原則的に大量のデータはリスク評価を行うのに必要であることは自明である．通常大量のデータはいかなる主題にも利用されうる．しかし，こういったデータは，たいていリスク評価の目的のために収集されるのではなく，非常に稀にしか用いられないのである．

5. 危害要因の特性評価

暴露モデルは危害要因特性評価によってフォローされ，それは効果モデルで行われる．効果モデルは用量反応モデルでできており，この用量反応モデルでは，摂取量を感染確率に置き換えるもので，また，疾病負荷モデルというのは，適宜1つひとつの病気にかかる確率，任意の感染での確率を測るものである．個々の病気は病気負荷に貢献し，それは総合的な推定値，たとえ

ばDALY（障害調整生命年）[5]のようなもので表される．

　上述したE. coli O157の研究（Nauta et al. 2001）には，暴露評価だけでなく，ヒトの母集団における3つの年代層（1～4歳，5～14歳，15歳以上）それぞれへの効果モデリングもある．オランダにおける年間のタルタルソース・ステーキの消費によるSTEC O157の感染数は，2,300件というベースラインでの予測をしており，胃腸炎数では約1,300件にベースラインを置いている．この胃腸炎のほうは，年10万人あたり8人という事故発生率に相当すると考えてもらえばよい．この結果は，伝染病理学データに基づくオランダでのSTEC O157関係の胃腸炎の全発生件数の独立点推定値である2,000件，もしくは母集団として年10万人あたり13人の割合で発生するものと比較することが可能である．これは，事例の大部分は，タルタルソース・ステーキ消費を継続した場合の事例である．STEC O157の暴露についてのより多くのルートがわかるにつれ，タルタルソース・ステーキ消費を原因として決めていたのは過大推定になるようである．しかし，これら両推定値には不確実性が大きいので，モデルと伝染病理学推定値の単純な比較は疑問である．

　もう1つのシナリオで分析すると，農場レベルでのSTEC O157の伝染と集中（O157が伝染拡散するのと反対に1カ所に集中して発生すること）における不確実性が，最後のモデル推定に大きな影響を与えることがわかる．枝肉の中でのSTEC O157の増殖と不活性現象についての不確実性にも同様のことが言える．一方，流通や国内貯蔵の間で生じるSTEC O157の増殖の効果は無視できるほど小さく，半なまで調理したタルタルソース・ステーキパテの消費をするよう推奨したとしてもその効果は疑問である．これは農場やと畜段階での公的介入の方が消費者レベルでの介入よりもSTEC O157関

---

[5] 1990年代にMurrayらが開発し，WHOや世界銀行が世界の損失や障害の総体を，単に死亡件数や患者発生件数，あるいは生命の短縮としてのみでなく，それ以外の苦痛・障害も考慮に入れて定量化したもの．この指標は各種保健政策の優先性の合理的な決定に有用なものとして世界的に注目を浴びている．

連リスクを減らすための戦略としてはより効果的であることを意味している．
　カンピロバクターについての研究（Teunis and Havelaar 2000; Havelaar 2002）を用いて，より詳しく効果モデルを見ていこう．上述のように，効果モデルの一部が用量反応モデルである．多くのモデルは用量反応モデルに利用できるが，データそのものは非常に少ない．非常に理論的なものとしての防御モデルは超幾何モデルである．このモデルの数理公式は次の仮定に基づいて得られる．

- 個々の微生物はヒトに感染可能である（シングル・ヒット仮説）
- 個々の微生物は，相互作用しない（独立運動の仮説）
- 微生物あたりの感染確率は可変的である（ベータ分布）．たとえば，病原菌の有毒性またはホスト感受性

　図4は，ヒト検体（検定volunteer）における経験値データに超幾何モデルをあてはめて見た結果を示したものである．

　効果モデルの2つめの部分は疾病負荷モデル，すなわち一度感染を生じる病気の確率の推定を行った（Havelaar 2002）．カンピロバクター感染は病気の兆候なく起こるのであるが，下痢，胃痛，発熱，頻繁ではないが嘔吐や吐血に特徴づけられる胃腸炎を引き起こす．症状の発生頻度の少ないものほど深刻な病気の兆候を意味する．そのうちギラン・バレー症候群（通称GBS），反応性関節炎（通称ReA）は最も重要である（Havelaar et al. 2000）．特に高齢者世代では胃腸炎の結果，またGBS罹患の結果，死亡に至る．しかし，ReA罹患による死亡の報告はされていない．感染の確率と感染した人に生じる病気の発生確率の組み合わせは摂取用量の関数として病気の確率についてのモデルを導き出す．

　健康状態の減退の比較としての総合値がDALYである（Murray and Lopez 1996; Van der Maas and Kramers 1998）．原理上，罹患者数と同じく死亡者数は（健康であった場合の）余命損失で表される．即ちYLL（余命損失，早期死亡による健康の損失）やYLD（障害の程度・持続が何年分の余命の損失に相当するか）でそれぞれで表される．生存年数は早期死亡

カンピロバクター A3249

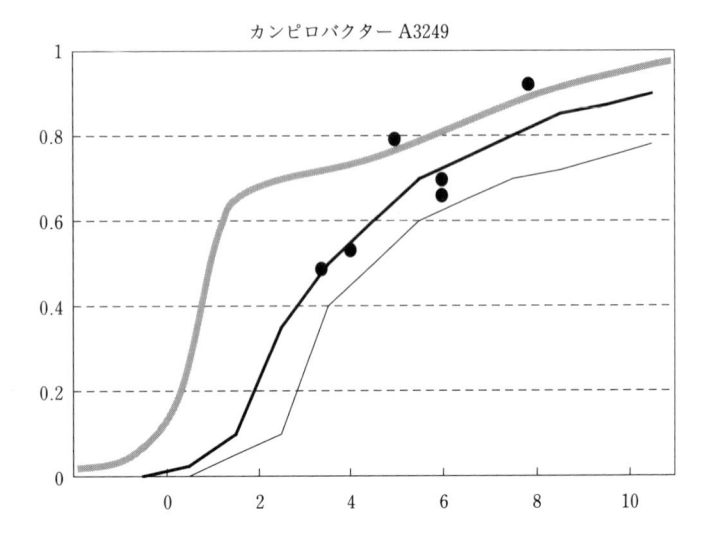

カンピロバクター A3249 についてのブラック等の論文（Black et al. 1988; *Campylobacter jejuni* A3249）データより作成．X 軸に用量対数 10 でとり，Y 軸に人体への影響の比をとった．真ん中の曲線が確率論にいうベスト・フィッティング曲線，外側の曲線が 95％の確率で見た信頼区間の極限（信頼区間とは，確率論にいうある確率で平均値，割合，率などの真の値が存在する区間のこと）

図4 超幾何用量－反応モデル

（余命損失は，死亡時において理論的に期待される生存年数に相当するものとする．このとき途中で病気は発生しなかったものとする）とすでに生きた部分が除かれたものであるが，病気や感染は生命の質を減らすからである．このすでに生きた期間は病気の程度によって決まるものである．

　DALY の応用例には，オランダにおける好熱性カンピロバクター菌種の病気負荷についての疫学研究がある．表1 はその研究結果である．主要な決定要素は，一般の急性胃腸炎，致死に関係した胃腸炎および GBS の残留症状である．

表1 オランダにおける好熱性カンピロバクターsppに感染する病気負荷

母集団	YLD	YLL	DALY
胃腸炎			
一般患者数	291	419	710
一般開業医数	159		159
ギラン・バレー症候群			
治療段階	16	25	41
残留兆候	334		334
反応性関節炎	159		159
総計			

Havelaar et al. 2000.

6. カンピロバクター・リスク管理と評価（CARMA）

上述の研究は主にリスク評価方法論の開発に焦点をあてたものであった．リスク評価とリスク管理とリスクコミュニケーションの統合は，リスク分析事業の有効性を拡げていくものと思われる．CARMA事業（図5参照．Havelaar 2002）は，これを試みたものである．リスク評価モデルは，リスク管理決定の最適な基礎を与えるような経済モデルや政策分析と結びつく．

病気の社会的効果，健康の効果は，DALYのような疾病負荷モデルで表す．経済モデルにおいて病気にかかるコストを算出する．リスク管理者や利害関係者と協議することで，公的介入シナリオを選択し，これらがリスク評価モデルでの変化を導き出す形で調べていくのである．病気の減少は病気による負荷とそれにかかる費用の減少をもたらす．これとは別に，公的介入の費用が算出される．ともに，これらすべての推定値は費用効果分析の基礎であり，異なる介入を行うことで，得られたDALYあたりの純費用の基本値と比較する．算出した効果，費用，費用対効果比は政策決定の基礎となる．しかし，他の社会的要因及び政治的要因もまた政策決定において重要な役割を担うものである．この事業では，これらの要因が新たにリストアップされ，

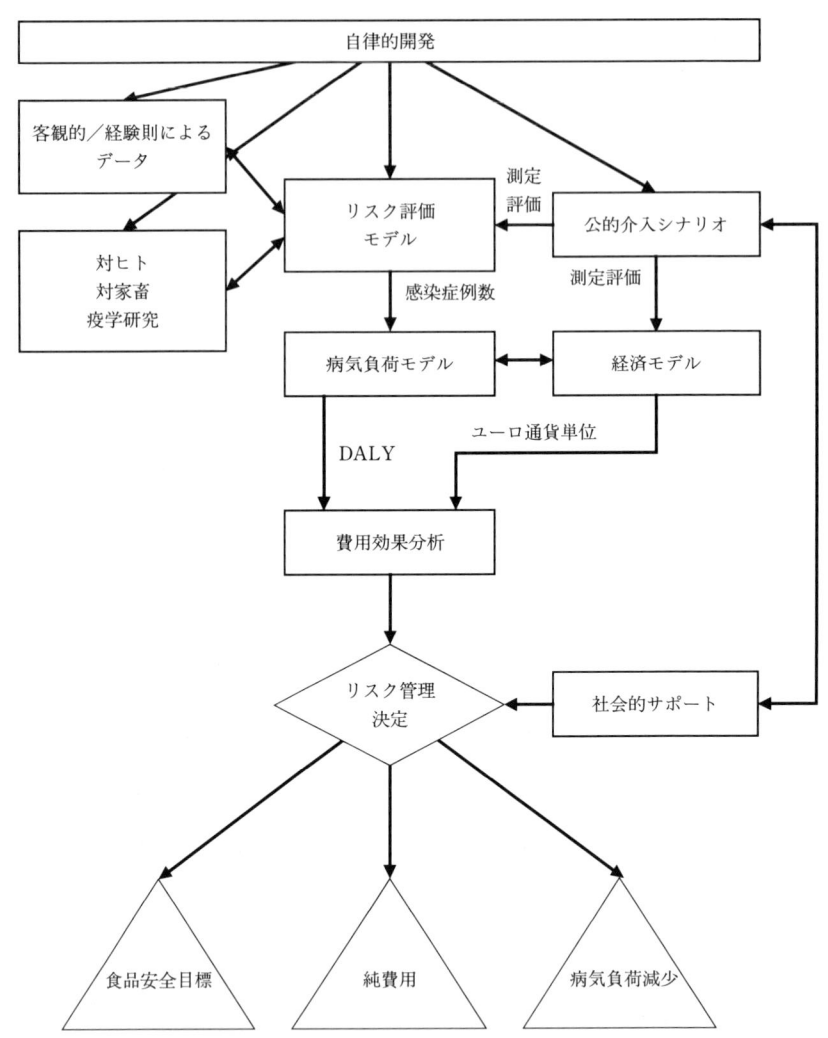

図5 CARMA（カンピロバクター・リスク管理及びリスク評価）事業

意思決定プロセスにとって有用な方式となる．

参考文献

Altekruse, S.F., Stern, N.J., Fields, P.I., et al., 1999. Campylobacter jejuni--an emerging foodborne pathogen. *Emerging Infectious Diseases*, 5 (1), 28-35.

Codex Alimentarius Commission. *Appendix II: Draft principles and guidelines for the conduct of microbiological risk assesment* 1998. Joint FAO/WHO Standards programme, Rome, ALINORM 99/13A.

De Boer, E., 2000. Surveillance en monitoring vaan pathogene micro-organismen in voedingsmiddelen. *De Ware(n) -chemicus*, 30 (3/4), 143-150.

De Wit, M.A., Koopmans, M.P., Kortbeek, L.M., et al., 2001a. Gastroenteritis in sentinel general practices, The Netherland. *Emerging Infectious Diseases*, 7 (1), 82-91.

De Wit, M.A., Koopmans, M.P., Kortbeek, L.M., et al., 2001b. Sensor, a population-based cohort study on gastroenteritis in the Netherland: incidence and etiology. *Ameican Journal of Epidemiology*, 154 (7), 666-674.

De Wit, M.A.S., 2002. *Epidemiology of gastroenteritis in the Netherlands*. PH. D., University of Amsterdam.

Havelaar, A.H., 2002. *Campylobacteriose in Nederland*. Rijksinstituut voor volksgezondheid en Milieuhygiene, Bilthoven. PIVM Rapport 250911001. [http://www.rivm.nl/bibliotheek/rapporten/250911001.pdf]

Havelaar, A.H., De Wit, M.A., Van Koningsveld, R., et al., 2000. *Health burden in the Netherlands (1990 - 1995) due to infections with thermophilic Campylobacter species*. National Institute of Public Health and the Environment, Bilthoven. RIVM Rapport no. 284550004.

Hoogenboom-Verdegaal, A.M., de Jong, J.C., Duringm M., et al., 1994. Community-based study of the incidence of gastrointestinal diseases in The Netherlands. *Epidemiology and Infection*, 112 (3), 481-487.

Murray, C.J.L. and Lopez, A.D. (eds.), 1996. *The global burden of disease: a comprehensive assessment of mortality and disability from diseases, injuries, and risk factors in 1990 and projected to 2020. Volume I*. Harvard School of Public Health, Boston, MA.

Nauta, M.J., 2000. Separation of uncertainty and variability in quantitative microbial risk assessment models. *International Journal of Food Microbiology*, 57, 9-18.

Nauta, M.J., Evers, E.G., Takumi, K., et al., 2001. *Risk assessment of Shiga-toxin producing Escherichia coli O157 in steak tartare in the Netherlands*. Rijksinstituut voor Volksgezondheid en Milieu, bilthoven. RIVM Report no. 257851003.

Nauta, M.J., Van de giessen, A.W. and Henken, A.M., 2000. A model for evaluating intervention strategies to control salmonella in the poultry meat production chain. *Epidemiology and Infection*, 124 (3), 365-373.

Proposed draft principles and guidelines for the conduct of microbiological risk assessment 2001. Joint FAO/WHO Food Standards Programme, Codex Committee on Food Hygiene, Rome CX/FH01/7.

Risk assessment of food borne bacterial pathogens: quantitative methodology relevant for human exposure assessment 2003. Available:
[http://europa. eu. int/comm/food/fs/sc/ssc/out308_en. pdf] (6 Mar 2003).

Teunis, P.F. and Havelaar, A.H., 2000. The Beta Poisson dose-response model is not a single-hit model. *Risk Analysis*, 20 (4), 513-520.

Van der Mass, P.J. and Kramers, P.G. (eds.), 1998. *Volksgezondheid toekomst verkenning 1997. III. Gezondheid en levensverwachting gewogen*. Rijksinstituut voor Volksgezondheid en Milieu, Bilthoven.

Van Pelt, W., de Wit, M.A.S., Van De Giessen, A.W., et al., 1999. Afname van infecties met Salmonella spp. bij de mens: demografische veranderingen en verschuivingen van serovars. *Infectieziekten bulletin*, 10 (5), 98-101.
[http://www.rivm.nl/infectieziektenbulletin/bull05/izboli3iz.html]

Vellinga, A. and Van Loock, f., 2002. The diozin crisis as experiment to determine poultry-related campylobacter enteritis. *Emerging Infectious Diseases*, 8 (1), 19-22.

Voedselinfecties 2000. Gezondheidsraad, Commissie Voedselinfecties, den Haag. Publicatie/Gezondheidsraad no. 2000/09. [http://www.gr.nl/pdf.php?ID = 164]

Vose, D.J., 2000. *Risk analysis: a quantitative guide*. 2 edn. Hohn Wiley & Sons, Chichester, UK.

第3節　HACCPの経済学
－デンマークプロジェクトとリスク分析－

1. はじめに

　EUにおける食品安全政策の根本原理の1つにリスク分析がある．

　EU白書によると，食品安全政策は，リスク分析における3つの要素，即ちリスク評価（科学的コンサルティングとデータ解析），リスク管理（規則と制御），そしてリスクコミュニケーション（リスク要素間のコミュニケーション）（Food safety－a worldwide public health issue 2000）に基づいて行われなければならないとされている．

　しかし，EU食品安全白書の中では，食品安全において経済学が果たす役割は明示されていない．EUの政治家や行政機関は，とるべき適切な食品政策や開発すべき政策規制を考察するリスク分析過程に経済学者を入れることに反対している．

　『食品安全経済学への新しいアプローチ』という今回のワークショップにおいて，われわれは，経済学が食品安全の改善政策と戦略において担わなければならない役割を今一度語り合うべき時がきていると主張したい．費用便益分析評価をさらに拡張した統合的手法をリスク分析へ組み込むためにシステム方法論を新しく改善したアプローチとして採用すべきである．私は，食品の品質確保と安全性保持に資する経済学研究分野で進んでいるデンマーク研究プロジェクトをとりあげ，そのようなシステム方法論の有益性と挑戦的課題を検討しようと思う．

2. デンマークプロジェクトの背景と目的

このプロジェクト（食品の品質と安全——消費者行動，食品サプライチェーン，経済的成果）は，2001年にデンマーク食品経済学研究所から発案された．このプロジェクトを始めるきっかけとなったものは，デンマークの食品品質と安全の向上に寄与する計量的関係性や消費者行動変数についての一般的知識を高める必要からであった．それは，デンマークの生産者，食品製造加工業者，消費者がおかれてきたこれまでの絶えず変わる政策及び規則のもとでは見られなかった．

プロジェクトは概ね3つの主要目的が設定されている．

第1の目的は，食品安全や品質に対する消費者の態度を調べることである．そこには消費者行動における品質表示の効果，マーケティング，商品知識などが含まれている．第2の目的は，フードチェーンの川上に対して日々変化する消費者の要求の実現を計量分析することであった．これはある任意の食品のケーススタディによってなされる．中心的問題はチェーンの各段階を通して把握される．すなわち，消費者から小売業者，加工段階と生産段階を通して把握される．第3の目的は日々生じる価格と費用を把握して全体的なシナリオ分析を行うことである．それは，一定の安全性と品質をもった食品の生産流通について経済的展望を予測するためである．

本節は食品産業の経営幹部と政策担当者のために主として向けられたものである．彼らはデンマークや外国の消費者のために食品を生産し供給する目的で，将来の食品品質と安全性を実現する戦略に関して意思決定を担っているからである．

3. プロジェクトの内容

プロジェクトは以下の図1にかかげるような5つのサブプロジェクトにお

第4章 フードシステムのリスク分析

いて行われる．

(1) プロジェクトの立ち上げ
(2) 消費者行動とマーケティング
(3) サプライチェーンにおける食品品質と安全性の確保
(4) 全体的なシナリオ分析
(5) 勧告と展望

以下，図1を参照しながら具体的にその内容について見ていくことにする．

(1) プロジェクトの立ち上げ

本プロジェクトはデンマーク食品経済学研究所と関連研究機関との間で構想された協働プロジェクトである．関連研究機関には，データ解析研究所で

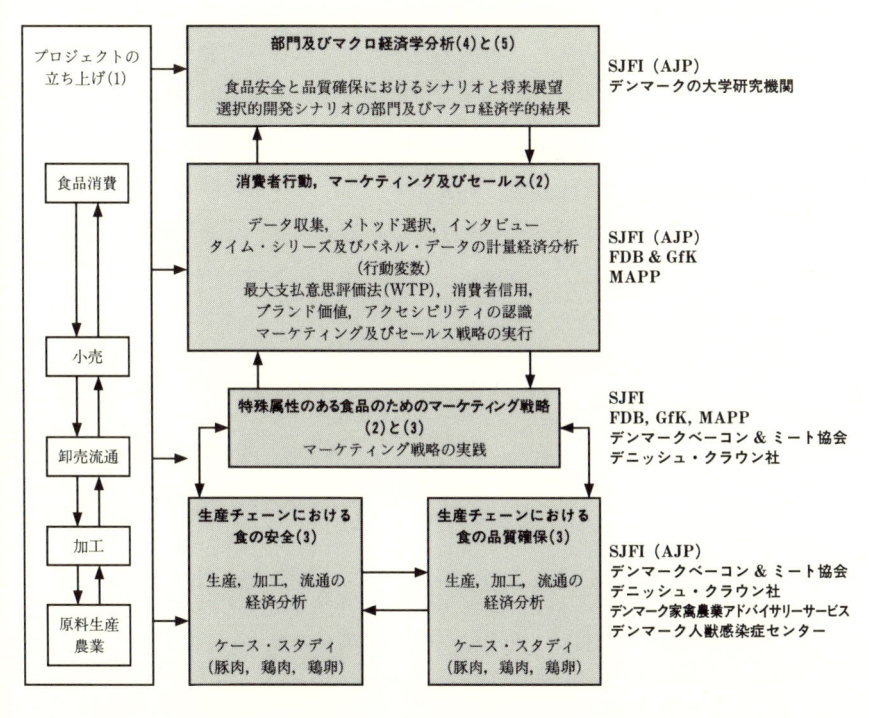

図1 食品安全と品質確保の経済学に関するデンマークプロジェクト

あるGFK，食品部門における消費者関係を主に研究するセンターであるMAPP，人獣共通感染症[1]調査研究センターであるデンマーク人獣共通感染症（Dansk Zoonose）センター，また，著名な食品小売業者団体のFDB，デンマーク最大のと畜工場であるデニッシュ・クラウン社，そしてデンマークベーコン＆ミート協会[2]，デンマーク養豚，そしてデンマーク家禽農業アドバイザリー・サービスなどである．

　サブプロジェクト(1)の目的は，総合的な一般概念のフレームワークを立ち上げることであり，また個々の参加者や，協力関係にある者の役割分担を相互に把握することである．

(2) 消費者行動とマーケティング

　このサブプロジェクトの目的は，食の需要に関するデンマークの消費者行動についての計量分析を行うことである．分析には食品消費パターンを異なる食品群と異なる品質と安全性によって区分すること，また同様に価格と所得の変化によって変わる消費パターンによる感応度を異なる食品群と品質レベルごとに評価する，ことが含まれている．

　このサブプロジェクトは4つの部分に分かれる．

①消費者データ，特性，食品価格のデータベースの立ち上げ

②消費者行動変数の推定

③情報の非対称性，信用性，アクセス可能性の影響などの分析

---

1) 自然条件下で，人にも脊椎動物にも感染する感染症．病原体はウィルス，細菌，原虫，真菌，寄生虫と多岐にわたる．人が動物から感染するばかりでなく，動物が人から感染し，さらに人に感染させることもある．狂犬病，Q熱などが代表的（訳者）．

2) http://www.dandkeslagterier.dk/smems/Danish_English/Index.htm? ID=685
　現在デンマークには，3つの大きな食肉機関があり，この他にデンマーク家畜・食肉委員会（Kødbranchens Fællesråd），デンマーク家禽肉カウンシル（Det Danske Fjerkræraad）これらはデンマーク食肉協会（Danish Meat Association: DMA）の下で新たな組織となって活動している（訳者）．

④選択的マーケティング戦略の評価
⑤計量経済的手法は，所得，価格，安全性また品質の指数のような変数を含む選択的需要システムを構築することにより，高品質食品への最大支払意思や消費者性向の評価に導入される

(3) サプライチェーンにおける食品品質と安全性の確保

このサブプロジェクトの目的は，安全な食品のために，既存のサプライチェーンにおける長所，短所を認識し評価（evaluate）すること，またこれに基づいて安全な食品の最低基準をつくることである．第2の目的は，安全性と品質においてハイレベルにある特定の食品グループの製造・流通・マーケティングに関する費用を推定することである．数字に表れているように，豚肉，卵，鶏肉の3つの事例研究で分析を行う．これら3つの食品は，フードサプライチェーンでの様々な組み合わせの度合や食品安全規制に特有な戦略をみせる代表食品である．

産業組織論と新制度学派経済学の理論を用いて既存のサプライチェーンの実態の評価を行う．一方，サプライチェーンの各段階における費用を推定する最良の方法を決定しなければならない．

(2)と(3)におけるマーケティング戦略の評価

サブプロジェクト(2)や(3)で得た知識に基づき多くの多様なマーケティング戦略を評価するのであるが，例えば関連したラベル表示スキームの設計を検討して評価することである．それゆえ分析の目的は，サルモネラ菌が非混入製品といった特定の品質水準と安全性を備えた食品のためのマーケティング戦略の機会と限界を把握することである．プロジェクトの位置からすると市場戦略の分析はサブプロジェクト(2)の一部として考えてよい．

(4) 全体的なシナリオ分析

このプロジェクトの最終目的は，他のサブプロジェクトの成果を全体的な

経済分析につなぐことである．それゆえ，食品の品質や安全性が改善されたレベルに関係する総便益と総費用を推定し，また，より改善された品質と安全性を備えたデンマーク食品の製造やマーケティング，将来の経済展望を評価する．ここでのサブプロジェクトは次の3つからなる．

1) 食品由来の病気に関する全体的な社会的評価測定
2) デンマークの食品業の将来的発展に向けたベースラインとしてのシナリオの構築と評価
3) 変化する消費者嗜好や規制政策の将来的発展のための選択的シナリオの構築と評価

シナリオの評価は，"Aage"というニックネームで呼ばれるデンマーク一般均衡値モデルを用いて，デンマーク経済におけるさまざまな経済分野やさまざまな市場の間の相互作用をシミュレートする．しかし，本プロジェクトにおいては，デンマークやEUの食料政策の潜在的変化が国際貿易にどのように左右するかに関しては明確には考察されていない．

(5) 勧告と展望

この最後にあるサブプロジェクトの目的は，前述4つのサブプロジェクトからもたらされる結果と経験則を要約することで，以下のような勧告を理論づけることになる．

・食品産業のマーケティング戦略
・将来に向けた食料政策の形成
・食品の品質と安全に関する新研究と開発活動

1例として，このプロジェクトを用いることで「"農場から食卓まで"リスク分析とHACCP」というテーマのもと，ワークショップ・プログラムの重要な問題に取り組む考えである．

4. 「農場から食卓まで」リスク分析と費用便益分析

　図1で見られるような枠組みで，農場から食卓までのリスク分析と費用便益分析を統合するのは，原理的には可能である．なぜなら，食品安全経済学の目指すものは，食品安全などに費やした限界費用を，食品安全性が最終的に増加したことから得られた限界便益とバランスする点を決定することだからである．そのようにして割り出された経済学的最適解は，たとえば環境保護から食品安全まで有限資源の再配分を全く変えないまま，一方で人間の厚生を増やすことも可能であるということも同時に意味するのである．

　実際は，統合には相当難しいものがあることは否めない．われわれが取り組もうとしている主要な問題は，食品安全面を強化することが，どの程度便益増加をもたらすかという実証的評価測定である．このような便益としては通常疾病の減少や平均寿命の改善をもたらすようなものが含まれている．それは不明確であり，また本来的に不確実性を持っているため測定が難しい．しかし，たとえば，政府が新病院の建設よりもむしろ新道路を建設しようと意思決定するとしたら，政府は人間の命を暗に評価しているということにもなる．

　費用便益分析を，"農場から食卓まで"のリスク分析の中に採り入れるという意義あるチャレンジによって，自然科学から社会科学まで，また研究団体，民間企業，公的機関の広い範囲から集まる研究者の間により強力な協力体制を築くべきだと考える．たとえば最近，家畜の病気が招く生産損失や家畜の病気について広範囲に調査されている．しかしながら，これらの情報は家畜生産や関連産業への全面的影響を評価するための全体的把握方法にはほとんど使われてこなかった．デンマークプロジェクトから得た経験によって，時間がかかるが，上記のようなタイプのネットワークづくりを進め，関係を維持する努力もまた必要なのである．

5. 家畜疾病リスクのモデル化

経験則と家畜疾病リスクの計量モデルから多くの貴重な教訓が得られた．

まず，家畜群レベルでの制御戦略における従来の意思決定は，農家や家畜アドバイザーの主観的判断，直感，経験や，リスクと制御戦略の経済的費用及び便益に対する態度にもとづいて行われてきた．それゆえ私たちは，実際意思決定する者に対し，費用便益研究だけを基に重要な意思決定をしてもらうことを望んではいないのである．言うまでもなくチャレンジというのは，エコノミストによる経済分析と思考のフレームワークが，意思決定プロセスに重要な貢献をするべきであり，できるはずなのである (Houe et al. 2001).

2番目に家畜健康管理における意思決定支援システムについての経験によって実際的な意思決定のための統合型モデルというものを構築することがどんなに難しいかがわかっている．われわれは通常，生物学的経済学的モデルが農家に提供する意思決定支援を改善するために統合しなければならないということに同意する．しかし，時にあてはまらないことがある．経済モデルはしばしば技術／生物モデルの付属物としてだけあらわれる．なぜなら，自然科学と社会科学それぞれの分野のモデル構築をする研究者の間には共通のトレーニング，共同経験ないしは専門的な共同作業の場がないからである (McInerney 2001).

3番目に，すべてのリスク要因，因果関係についての知識を得るのがどんなに難しいか分かってきたし，また，これらのリスク要因の効果面から十分かつ必要なデータを収集することがどんなに難しいか分かってきた．

4番目に，家畜の病気のモデル化がより大きな分野・関係範囲で行われるべきということがますます認識されている．ダイクハウセンの論文で示されたように (Dijkhuisen 1998)，より統合化されたチェーンアプローチは安全要求に応じるために家畜疾病についてより速くより正確に追跡する方法とし

て必要である．システム予測は対象農家数を少なくすればするほど適正になるようである．しかし大規模な生産農場では企業的精神によって経営されているので，フードチェーンへ差別化した農産物を供給する機会をつくる傾向にある（Downey 1996）．

6. システムアプローチは，フードチェーンの各段階で用いられる検査とどのように異なっているのか

　食品は，図1に示されているとおり生産農家からエンドユーザーたる最終消費者までの一連の段階で産出され，また消費されるものである．全段階の競争状況を理解することは，フードチェーン全体がどのようになっているのかを認識するだけでなく，たとえば，公的規制の本来的役割を把握することにおいても重要なのである．しかし多くの経済研究は，まだなお，フードサプライチェーンをバラバラに切り分けて部分部分に焦点をあてて行われている．

　システムという言葉は，食品会社やアグリフードビジネス企業が直面するビジネスチャレンジについて，「チェーン」という言葉よりも的確にうまく表現していると思われる．チェーンという言葉は1つの直線的理解しかえられず，企業間相互のダイナミックなビジネス競争について理解することが不充分になる．そのような競争の利益と規制が食品市場においてますます増えているからである．さらにフードサプライチェーンには多くの相互関連した各段階と投入量があり，チェーンのいかなるポイントでの汚染も全体の責任となって食品の廃棄処分が要求されることになる．異なる国々で起こる病原菌による深刻な食品汚染の事例が，これらの相互関連性を見せており，そのような食品危機に関係する高コスト問題が論文でも紹介されている．そのため，最も深刻な食品汚染問題は，システム的に本来内在するものとして性格づけられる．ヘネシー，ローセン，ミラノウスキの論文によると（Hennessy, Roosen, Miranowski 2001），システムの失敗における最も重要な2つの

側面が相互関連しており，1つはシステムの失敗に対し技術的可能性を与えるもので，もう1つは誘因策問題でシステムの失敗に対し経済的可能性を与えるのである．

もしこれら相互関連性とインセンティブがシステム的予測から把握されると，食の安全問題の再発を防ぐための措置はさらに良いものとなるだろう．1つの例としては，サプライチェーンマネージメントの全体的な影響を把握することである（Downey 1996）．他の1つは合理的な例としては，サプライチェーンの中での経済主体間の経済余剰の分配に関する問題や，同じくサプライチェーンの中での投資誘因問題である．このように，システムアプローチには次善策を避けようとする傾向がある．

7. システムアプローチはさらに低コスト解を生み出すか？

少なくとも，システムアプローチを取り入れることにより，食品供給の安全性改善のために役立つことができる多様な措置がとられる．多くの選択的規制手段は，食品由来の病気に関連する健康リスクを生産，加工，流通販売，消費という「農場から食卓まで」のサプライチェーンの中で用いられる．それらの措置は次のようである（Crutchfield et al. 1997）．

- 食肉及び鶏肉検査システムの改善する
- 消費者，小売業者，外食産業従事者の教育学習を進め，安全な食品取扱を推進する
- 食肉や鶏肉製品を照射消毒する
- 食品安全への市場重視アプローチを用いる．ラベル化，ブランド化，法的誘因策，製品及び製造手法についての食品安全情報提供

そのような手段はすべて牛肉，鶏肉，他の食品の安全性を改善する．これらの手法の間の最適選択を行うには，利用可能な選択的ランキングをすることで決定される各政策の費用便益の推定が必要である．ある種のシステムアプローチは，農業者や食肉加工業者，販売業者，消費者にとって新しい規制

政策の実施状態を評価するのに必要である．

8. EUのHACCP指令の意義

　政府や公的機関，WHO，FAOのような国際機関は，安全な食品供給に向けたもっとも効果的な手法の1つとして，ますます積極的にHACCPを受け入れる姿勢にある．HACCPシステムの基本的着想は，食品生産や流通プロセスにおいて最も監視に重要な点（CCPs）を捉え，それを制御することにある（Motimore and Wallace 2001）．しかし，ウネヴェールやジャンセンの論文によると（Unnevehr and Jensen 1999），HACCPによる強制的義務を課せることについては，反対意見が存在する．他に反対意見の出た問題としては，HACCPが食品安全の危害要因をどう効率よく効果的に制御し，排除していくかという問題がある．つまり，規制の見落としを改善するか，規制自体を減らすのかどうか，それが食品安全問題に対峙する企業にとって最も効果的手法なのか，過剰規定なのか，意見の対立があるのである．

　食品フードチェーン全体におけるHACCPシステムを実践することは当然可能であるが，HACCPはもともと個々の企業が用いられるような食品安全管理ツールとして開発されたものである．最近は食品加工業でもっとも広く用いられているようである．もし，HACCP原理がフードチェーン全体を通して実践されなければならなくなると，条件は異なってくる．直接間接の結果のすべてが予測困難になる．フードチェーンに潜在するハザードはすべて把握されるべきであり，システムのリスク評価に必要なすべての科学的情報が提供されるべきである．また，誰が食品安全基準やCCPsの重要な限界を設置すべきなのか？　誰がすべての監査と検査を実行するのかという質問が出てくる．もし，HACCPが農場から食卓までのフードシステムの各段階で食品安全性を管理するのに適用されたとなると，われわれはシステム全体をもっと適正でかつ正しく機能するのに十分なフィードバックを提

供できるように研究しなければならない．食品安全性に対する反応の1つが，食品安全が消費者間で感情的問題を引き起こすおそれがあることで，これは急速にあらわれてくるものである．

そして，現実的に食品の危険性が起こるとHACCPシステムには限界があるようにみえる．なぜならばシステムはネガティブなフィードバックメカニズムによって動くからである．食品の危険性を扱うかわりに危機管理の必要性が生まれ，そこでは「クライシスチーム」のような他のメカニズムの使用が必要となる．

フードシステム全工程の中では，HACCPの法的実践は品質管理システムを用いようという民間の誘因策と，公的規制の調整をますます難しくさせるという懸念も生じる．民間のシステムには，自己規制力，他の機関による認証のさまざまな形がある（Henson and Caswell 1999）．

9. 選択的介入や防御システムの費用便益評価方法

そのような規制による費用便益を測定することの中で最も主要な問題点は，食品安全そのものが測定困難であるということである．これはまた，われわれのデンマークプロジェクトのケースでも同様で，フードチェーンにおける選択的食品規制の便益も費用もどちらも計量しなければならない．アントルの論文では（Antle 1999）食品の品質や安全性といった属性についての様々な情報は，消費者や生産者，規制者側である政府担当官や研究者にも完全には知られていないと述べている．微細な病原菌は生産過程では容易に把握されず，それがヒトの健康へ与える影響を認識することも大変困難である．これは報告された経験学的費用便益分析によく現れている．それは既存データが，新しい食品の安全規制に関係した便益と費用に対し非常に不確実な推定を与えるということを意味するものである（Crutchfield et al 1997）．

前述したように食品の安全規制によってもたらされる便益は，汚染食材に伴う死亡率や罹患のリスクの軽減である．健康を脅かすリスク，死のリスク

第4章　フードシステムのリスク分析　　　　　157

を計測するために開発された手法は他にも多くある．健康リスクを評価するためのもっとも単純な手法は疾病コスト法であるが（Kentel 1994），しかし，用いるには簡単でも理論的土台が欠落している．そこでもっと適切な理論的アプローチとして考えられるのが，最大支払意思評価法の導入であり，それこそデンマークプロジェクトが用いているものなのである．しかし，満足の行く，十分な一般的結果を生み出す能力や効果についてはまだまだ未知数で，かなりの論争が生じている（Antle 1999）．

　規制コストの計量に利用できるよく知られた3つのアプローチがある．最初の1つが会計アプローチであり，それは簡単で直接的に用いることができることが長所だが，それでも多くの限界がある．最も深刻な問題には，品質コントロールのような任意の投入変数の変化に対して全体へ与える影響を測定することができないことが弱点である．2つめのアプローチは費用構造のより細部へ踏み込んだもので，さらには，費用関数を除いて分析することも原理的には可能な経済工学アプローチと呼ばれるものである．しかし，この経済工学アプローチをもし導入するとなると，かえって時間的不経済が生じるという欠点がある．最後に，3番目のアプローチは，計量経済手法を用いて費用関数を計量することである．伝統的な計量経済測定手法は一般的に前二者のアプローチに比べてもっと多くのデータを用いなければならないが，計量経済手法の長所ともいわれるものは，実体費用の数値動向を研究することが可能で，基礎となる生産構造や行動に関する統計的評価を行うことができるということである．

10．ま と め

　食品の安全規則の費用便益評価に，システム予測を導入することによって，多くの成果が得られることは明らかであるが，それでベストな経済ツールを指摘できたとは思わない．どんな方法を選択するかは，そこにある特殊な状況に左右される．しかし，食品の安全規則の便益費用を計量するという将来

に向けた一般的研究チャレンジは，個人的な意見であるが，不完全かつ有限ではあっても入手できるかぎりのデータを最大限，最良の方法で利用できるような手法を開発することにあると考える（Antle 1996; Antle 1999）．他の重要な潜在的研究領域は，新しい規制の形態に伴って生じる実践費用を研究することである．新規則の実行の期限によっては，企業は新しい日常業務を実行する方法を学ぶ機会を多かれ少なかれ持つようになり，これらはその調整費用に重大な影響を与えることになると思われる．

参考文献

Antle, J.M., 1996. Efficient food safety regulations in the food manufacturing sector. *American Journal of Agricultural Economics, 78, 1242-1247*.

Antle, J.N., 1999. Benefits and costs of food safety regulation. *Food Policy*, 24 (6), 605-623

Crutchfield, S.R., Buzby, J.C., Roberts, T., et al., 1997. *An economic assessment of food safety regulations: the new approach to meat and poultry inspection.* Economic Reserach Service-USDA, Washington, DC. Agricultural Economic Report no. 755.

Dijkhuisen, A.A., 1998. Animal health and quality management in the livestock production chain: implications for international competitiveness. *In: Zuurbier, P.J.P. ed. Proceeding of the third international conference on chain management in Agribusiness and the food industry*. Wageningen Agricultural University, Wageningen, 31-43.

Downey, W.D., 1996 The Challenge of food and agri products supply chains. *In: Trienekens, J.H. and Zuurbier, P.J.P., eds. Proceeding of the 2nd international conference on chain management in agri-and food business*. Wageningen Agricultural University, Wageningen, 3-13.

Food safety-a worldwide public health issue, 2000. Available: [http://www.who.int/fsf/fctshtfs.htmMar] (6, 2003)

Hennessy, D.A., Roosen, J. and Miranowski, J.A., 2001. Leadership and the provision of safe food. *American Journal of Agricultural Economics*, 83 (4), 862-874.

Henson, S. and Caswell, J., 1999. Food safety regulation: an overview of contemporary issues. *Food Policy*, 24 (6), 589-603.

Houe, H., Soerensen, J.T., Otto, L., et al. (eds.), 2001. *Animal health economics. Proceedings of workshop held by research Centre for the Management of Animal production and Health, Danish Institute of Agricultural Science,*

Foulum. Danish Institute of Agricultual Science, Foulum. Cepros Report no. 7.

Kenkel, D., 1994. Cost of illness approach. *In:* Tolley, G., Kenkel, D. and Fabian, R. eds. *Health values for policy: an economic approach*. University of Chicago Press, Chicago.

McInerney, J., 2001. Conceptual consideration when developing decision support tools for herd health management. *In:* Houe, H., Soerensen, J.T., Otto, L., et al. eds. *Animal health economics. Proceedings of workshop held by Researh Centre for the Management of Animal production and Health, Danish Institute of Agricultural Science, Foulum*. Danish Institute of Agricultural Science, Foulum. CEPROS report no. 7.

Mortimore, S. and Wallace, C., 2001. *HACCP*. Blackwell Science, Malden, MA.

Unnevehr, L.J. and Jensen, H.H., 1999. The economic implications of using HACCP as a food safety regulatory standard. *Food Policy*, 24 (6), 625-635.

第5章 トレーサビリティシステム

第1節 畜産チェーンのトレーサビリティと認証システム

1. はじめに

　家禽部門のダイオキシン危機，豚肉部門のMPA（黄体ホルモン剤）危機，そして世界を震撼させた牛肉のBSE危機のような一連のスキャンダルは，食の安全性に対する消費者の疑念をより一層強める結果となった．そのスキャンダルの最も重要な点は，汚染が直ちに発覚したのではないということである．さらに，事件が発覚した後で，正確な汚染源，汚染原因を特定するのは時間制約のために難しいということである．結果的に，食品の安全性への不信は残ったままである．

　2000年1月に，EU委員会は，食品安全白書で食品の安全についての画期的な新しい原則の概要をまとめた（*White paper on food safety* 2000）．数カ月後，新しい食品の安全衛生ルールが発表された（*Health and consumer protection directorate-general* 2000）．これらのルールが指摘しているのは，食品安全は食品製造者に基本的責任があるということである．これに関連して，HACCPシステムを実行することを食品加工業者に義務づけ，農業者には部門特有の適正衛生行動規範（Codes of Critical Control Points）を実践することを義務づけた．さらにすべての食品と食品材料は，その生産履歴が

第5章 トレーサビリティシステム

追跡されるべきであり,消費者の健康に対する深刻なリスクとなって現れないように,適正なリコール(回収)手続がとられるべきだと述べられている.

食品の安全衛生ルールには,「適正加工業規範」の認証の必要性が述べられていない.衛生管理ルールが要求しているシステムのタイプ別の認証がますます重要なものとなっている.図1は,EU委員会が掲げた食の安全衛生ルールと,認証機関の認証に用いられる公的認証基準の間の関係を表したものである.図は(向かって左から右にかけて)食の安全衛生ルールが国レベルでの規制基準をもたらし,次に会社やサプライチェーンレベルで食品安全や衛生管理システム,トレーサビリティシステムに結びついていることを示している.国の監査と管理機関が,これらのシステムが規制基準を充たしているかどうかを監視する.このシステムは公認基準を用いている公的・民間機関によって認証されることができる.

本節では,図1の右側部分の,トレーサビリティや認証システムについて焦点をあてる.本稿の目指すものは,トレーサビリティシステムや認証制度の存在意義と展望を分析し,その潜在的な費用便益を見直すことである.次の2つの項でトレーサビリティシステムや認証制度のそれぞれの目的,要件,

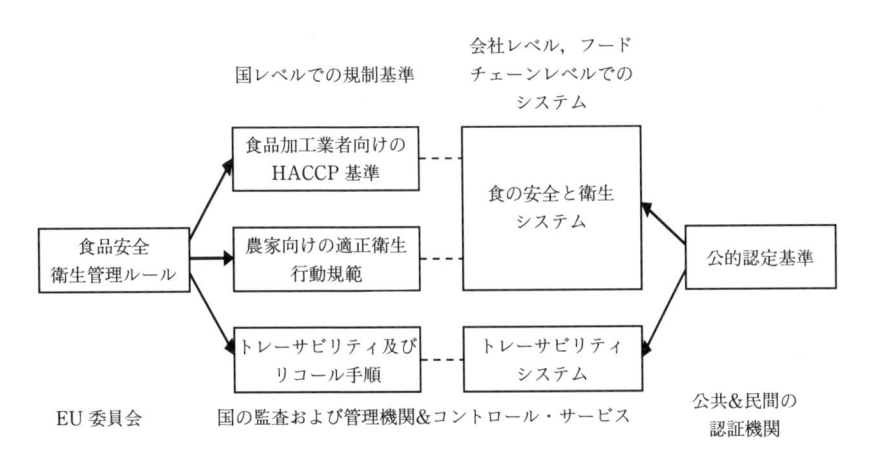

図1 食品安全衛生管理ルールと,認証に用いられる基準の間の関係

存在意義及び展望について述べる．そして，結びとして費用便益を取り上げ，畜産チェーンにおけるトレーサビリティや認証制度の経済学的研究の課題を述べることにする．

2. トレーサビリティシステム

その定義，目的，要件

　トレーサビリティシステムとは，生産チェーンにある食品や材料の生産地についてのデータを消費者に提供することである．データは「どこで」と「いつ」の両方の問題に関係している．ここに様々な理解が生まれる．「トレーシング」とは，生産チェーンに沿って，食品や材料の生産元へ遡って追跡することである．つまり，われわれ最終消費者から生産者まで，また，生産者へ納入する材料供給者に至るまで遡って追跡することである．トレーシングの目的は，農産物の履歴を見つけることであり，たとえば，汚染源がどこにあるのかということを発見することである．「トラッキング」とは，生産チェーンの時系列の先に向かって食品や材料を追跡することである．トラッキングは，消費者の健康に対する深刻なリスクの兆候を見せる農産物を見つけ出し，回収することに用いられる．「個体識別保護」というのは，最終消費者に対して，食品や材料の正確な個体識別と生産源を把握し情報交換することである．

　トレーサビリティシステムは，様々な目的で設定されている．たとえば，生産チェーンにおける透明性を強めるためである．透明性がより増すと，他の生産プロセス，食品安全管理，家畜の健康状態，農薬の使用の有無といった要素間の情報がますます増えることで，食品の安全への消費者の信用が増してくるのである．また，透明性が増すと，フードチェーンを流れる情報の改善が行われた結果として，食品の安全の実際的なレベルを向上させるのである．トレーサビリティシステムを構築するもう1つの目的は，賠償請求発生のリスクを軽減するようにすることである．適正なトレーサビリティシス

テムは，企業に賠償請求が発生したときに，また，生産チェーンにおける他の利害関係者（パートナー）からの請求に対し信用回復に有用なのである．また，トレーサビリティシステムは，リコールの効率性を開発したり改善したりする役割も担う．完全なシステムが出来上がると，リコールの質は改善され，それによってコストを減らすことができ，生産チェーン全体のイメージが向上するのである．こういった便益は，家畜伝染病の制御能力を高めるトレーサビリティシステムによるものなのである．

　トレーサビリティシステムを完璧なものにするには，多くの要件を揃えなければならない．まず，第1に，生産チェーン内の全パートナーがそれぞれはっきりと識別できるものでなければならない．小規模生産者や，自給農家なども同様である．この後者，自給農家がとくに重要となるのは，トレーサビリティシステムが家畜伝染病の制御に用いられるときである（Disney et al. 2001）．2番目に，独自の家畜個体識別システムが構築されなければならないことである（McKean 2001）．家畜の識別は加工段階になると，群識別システムに変わってしまう．3番目は，完璧なトレーサビリティシステムにするため，生産チェーンの全パートナーの間で信頼できる，完全な情報伝達，情報交換を実現しなければならないことである．

現在の状況

　トレーサビリティシステムと呼ばれるものには，3つの異なるタイプがある．図2で示しているものがそれである．システムAでは，生産チェーンにつながる1つひとつが，1つ前のものから次のものへと情報が伝わっていく．このタイプのシステムの長所は，伝達される情報量が小さいままであり，取引費用を減らすはたらきを持つことである．一方，短所は，このシステムが信用に大きく依存していることである．1つひとつのリンクは，伝わる情報の質も量も，その前のリンクを信用しなければならない．さらに，緊急事態の場合は，全リンクをすばやく動かせるために，完全な統制管理を必要とするのである．

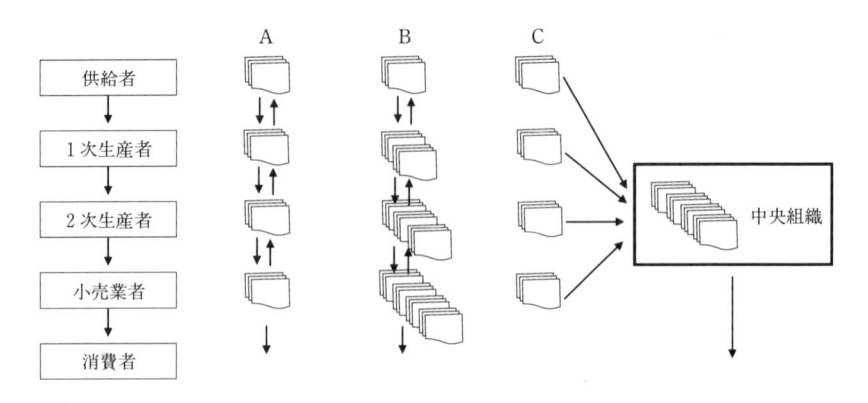

図2 生産チェーンにおけるトレーサビリティシステム

システムBでは，各リンクが，1つ前のリンクから，その前段階にあるすべての前段階のリンクについての正しい情報を得ている．これらのシステムでは，トラッキングやトレーシングでの伝達スピードはAタイプのシステムのスピードよりずっと速い．さらに，チェーンにおける各リンクは，他のすべての情報を受けるため，情報は完全な形で制御されうる．また，チェーンの透明性は，システムAの持つ透明性よりずっと高いようである．短所は，伝わる情報量がリンクごとに増加していくことだろう．

3つめのタイプのシステムCは，生産チェーンの各リンクが独立した組織に対して正しい情報を送るものであり，その組織は，生産チェーン全体における全リンクの情報を束ねていくものである．そのような組織は，"信用"という問題を解決しうる．また，トラッキングやトレーシングは基本的に急速に実行される．さらに，各組織がシステムに貢献しているため，時間や他の資源の不足によってもたらされるシステムが十分に維持されないという危険性を小さくしている．一方で総費用はより大きくなる．

Cタイプのトレーサビリティシステムの例は，ヨーロッパの牛肉産業に見られる．BSE危機のために牛肉産業は従来のトレーサビリティシステムを根本から見つめ直さなければならなくなった．牛肉パッケージごとに，牛の原産地情報だけでなく，成育段階の国名，と畜が行われた国名，食肉処理，

加工が行われた国名すべての情報が記載されるようになっている．これらの情報を提供するため，個々の国はそれに替わる個体識別＆登録システム（通称 I&R システム）が構築されている．たとえば，オランダでは，牛1頭ごとに誕生の瞬間に特別のライフナンバーをつけ，このライフナンバーがついた2個の黄色いタグが両耳につけられてすぐに識別できるようにしている．この特殊なライフナンバーは，追加情報，たとえば誕生した農場の農場コードなどとともに中央のデータベースに登録される．子牛や成牛が農場を出るとき，自動音声ダイヤルシステムを使って送り手側と受け手側双方に登録することになっている．このやり方で，当該牛のある時点から前の履歴も，それより後の履歴も追跡することができるしくみになっている．英国では，この耳タグは牛のパスポートと結合して，牛の全生涯がわかるようにしている（Pettitt 2001）．同種のシステムはまた豚にも用いられている．ただ，豚の方は，特殊な農家ナンバーのついた耳マークを使って，群単位ごとに登録されているのが現状である．

将来的展望

近い将来には，現在の耳タグシステムにかわって，農場家畜タイプごとに無線周波識別装置（RFID）が台頭してくるだろう．RFID になると，個体識別登録システムの遵守度合や利便性が改善されていくであろう（Ribô et al. 2001）．オランダでは，牛，豚，羊，山羊の RFID システムの経済学的な実現可能性の調査段階に入っている．さらにすすんだ技術は，すでに小規模ながら応用されている生物学的マーカーである．個々の家畜からとられる DNA を用いることで，DNA 構造が熱処理によってダメージを受けない限りは，食肉製品から個々の家畜へトレースバックできるようになる（Cunningham and Meghen 2001）．免疫学的識別は，鶏のようなより小さい家畜の集団を認識するための前途有望な技術である．この技術を使用すると，家畜は既知のタンパク質処理に反応し確認される．免疫識別や DNA を使用するような技術の長所は，動物の個体のどんな部位を使っても，動物あるいは

集団の個体識別ができることである．また，さらに，こうやって判明した動物の個体識別は人間による不法なやり取りが行われても不変であることである．

トレーサビリティシステム開発の新しい技術とは別に，いくつかの新しい活用方法も期待される．その１つは，家畜や農場の微生物汚染，たとえば，サルモネラ菌のような流行感染についての履歴データに基づく動物の運搬，流通，と畜の改善である．さらなる応用としては，生産や個々の動物の子孫についての情報に基づいて，当該動物の育成状況のより詳細な評価が可能となる．また，トレーサビリティシステムは将来，特別の情報を得ることにも用いられるであろう．特別の情報，つまり，動物の１次生産段階の飼育環境についてである．そういったさらなる情報は，農産物の差別化とブランド力を強化していくのである．

3. 認　　証

その定義，目的，要件

認証を次のように定義する．認証とは，自主的評価および公認された基準に基づき公的機関によって承認されることである．この定義が示すように認証とは非常に広義である．しかし，それはある基準に基づいた評価と承認を伴う．「適正規範の承認」は，国の監査・管理機関（図１）による活動とは，一線を画す．これはその実行されたシステムが公的規制基準を充たしているかどうかは問題とされていない．

「認証」は一般に自主的なものである．しかしながら準自主的な場合もある．たとえば，もし，顧客の要望がある場合や，認証制度に参加しないと価格不利が生じる場合である（Payne et al. 1999; Predahl et al. 2001）．また，銀行や保険会社のようなリスク資金供給団体は，保険証券における認証形式が必要である（Bullens, Van Asseldonk and Meuwissen 2002; Skees, Botts and Zeuli 2002）．認証団体と認証に使われる基準との関係については，公的

に認められた品質基準を用いるならば，認証手続は認定の団体によって行わなければならない，といわれている（Tanner 2000）．他のタイプの基準すべては，一方は公的に認証された認定団体で，他方は第三者機関つまり農産物出荷組織や利害関係団体，顧客団体（第二者機関とも呼ばれる）に認定されるだろう．図3は畜産チェーンにおける様々な認証団体の概観である．破線の表すものは，認定の団体と他の公的に認証されていない第三者機関，第二者機関（実需者）とつながりを示し，認証団体は認証監査を行うために他の機関によって運営されることもありうるという事実を示している．

認証の目的は，定義された行動に達することと，利害関係者にこれを認識させることである．ここでいう利害関係者には，消費者も含まれ，他の顧客，政府，銀行や保険会社のようなリスク資金供給団体も含んでいる．また，企業自身も利害関係者になり得る．なぜならば，食品安全の認証とトレーサビリティシステムは組織に適正行動規範の承認や食品安全と関わるデューデリジェンス防衛手段（リスク防衛のための詳細調査など）を与えるからである（Buzby and Frenzen 1999: Henson and Holt 2000）．

利害関係者にとって，認証を有用な手段として見るためには認証団体と同様に認証制度も信用しなければならない．また，認証された団体は，すでに

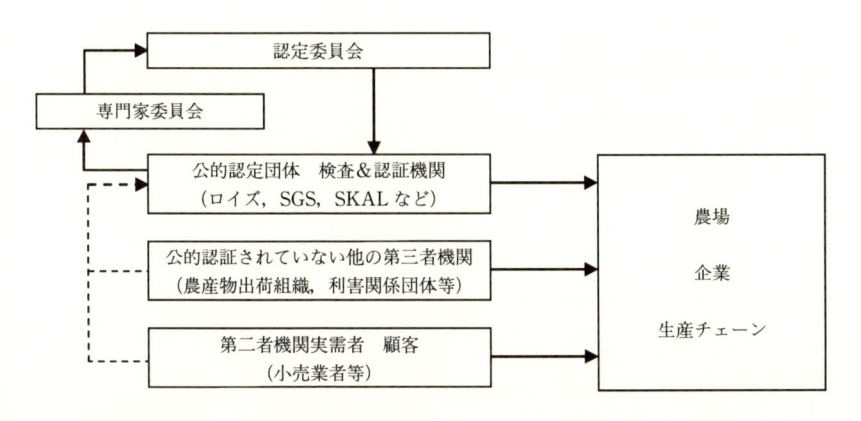

図3 畜産チェーンにおける認証団体（左）と認証されるグループ（右）

同意した行動レベルには達しているのかどうかを検証するために，定期検査と監査（認証制度で通常は指示されている）がなければならない．

現在の状況

多くの認証制度は，食品の安全衛生ルールに沿った内容をもつ（前掲図1）．認証団体は，表1のように多くの事例が存在する．

公的に認証された団体に用いられる認証制度として，その基本となるISO（国際標準化機構）ガイドラインが述べられている．ISO39（例えば英国小売業団体の新規格）に基づく制度は，検査スキームであり，それはチェックリストに基づき検査当日限り有効な認証制度である．EKO（有機農産

表1 ISOガイドラインを基礎にさまざまな認証団体から出される認証制度の事例

認証制度　提出団体	ISOガイド
品質認定団体	
BRC（英国小売業団体）	39(65?)
SQF-1000（品質安全食品：農場レベル）	65
SQF-2000（品質安全食品：産業界レベル）	65
EKO（有機農産物のオランダ認証機関）	65
EUREP-GAP（適正農業基準）	65
部門特有の適正衛生管理基準	65
認識保全（アイデンティティ・プリザベーション）	65
HACCPシステム評価理論	62
環境問題におけるISO14001	62
品質におけるISO9001	62
職業上の健康と安全におけるOHSAS18001	62
HALAL（イスラム団体）	62
他の第三者機関	
豚の統合サプライチェーンコントロール機構（PVE/IKB）	－
チェーンコントロール・ミルク機構（KKM）	－
適正製造行動規範	－
適正畜産基準	－
第二者機関	
認証有機豚肉供給者	－

HACCP基準は，品質認定におけるオランダ委員会のもとで認証可能．HACCPの国際認証は現在発展している（例：ISO22000）．

物のオランダ認証機関)のようなISO65ベースの制度は,生産過程と同様に農産物にも特殊な基準によって評価される農産物認証制度である.ISO 9001:2000のようなISO62に基づく認証制度は,システム認証制度である.それらは,完全な管理システムを評価するため,システム要件を用いる.オランダ統合チェーンコントロール機構(PVE/IKB)とチェーンコントロール・ミルク機構(KKM)は,「他の第三者機関」によって行われている認証制度の例である.顧客団体が実行する認証制度の例は,有機認証豚肉供給者機構である.多くの制度は,トレーサビリティと関連する要件をもっている.トレーサビリティ問題にとくに焦点をあてる制度は個体識別保護の要件を有している.

農産物認証やシステム認証の制度が,直接的で単純なチェックリストを用いないために,こういうタイプの制度では,個々の検査官の解釈が重要になってくる.たとえば,畜産のEKO認証制度では,雌豚飼育は野外放牧を採用すべきとしており,悪天候や不良な土地条件の下では畜舎飼育でも良いという例外規定をもっている.EKO認証制度は,また1つのグループで飼育されている羽数は「採卵鶏の最大数は3,000羽である」としている.システム認証の例として,HACCP基準は,危害要因を把握することと,リスク分析を実行することを要件としている.認定委員会(前掲図3)による制御は,個々の検査官の間にある大きな解釈の相違を防いでいる.

図3では,生産チェーンも認証されることを示している.しかし,生産チェーンが複数の法人主体によって組織されている場合は,たとえば畜産チェーンの場合は,認証の機会は極めて限られている.第二者機関の観点からは,生産チェーンの認証には実際上限界がある.また,もし複数の主体から成るチェーンがあるとしたら,単一で対処できる場はない.「他の第三者機関」にとっては基本的には限界はないものの(KKMとPVE/IKBと比較せよ),これらの認証機関は,認証基準にはもとづいていない.信用性の面で,公的な認証制度を実現することは生産チェーンにとってますます重要なものにみえる.しかし,HACCP基準やISO9001:2000のようなISO62に基づく公

的認証制度は，法人のみ適合するだけである．さらに，各個人のチェーン参加者にとっての公的認証制度（ISO62かISO65のどちらかに基づく認証スキームの下で）は，多くの小規模企業が存在する生産チェーンとしては非常に費用がかかるのである（事例としてUnnevehr and Jensen 1999; Taylor 2001）．もう1つは，農産物出荷組織は，公的団体によって設立され認証を受けることができる．これは図4に示してある．

農産物出荷組織の公的認証は，多くの特徴を持つ．まず，1人のチェーンディレクターがいること，たとえば，と畜場会社，農産物供給団体，まれに単独農家の存在である．2番目に，認証制度の権限はチェーンを十分観察できるように，チェーンディレクターに与えられる．3番目にチェーンの参加者は，チェーンディレクターによって観察され，認証機関によって調査される．4番目に「認証」はISO65に基づくスキームに制約される．それは，これらが単一の法人には適用されないからである．むしろ，農家を認証するもう1つの似たようなアプローチは「ピラミッド式認証システム」という名称の下にマーザ，ガラン，パピーによって紹介された（Mazé, Galan, and Papy 2002）．

将来の展望

現在のような開発を進めて行くと，認証の重要性がさらに増してくる．政府は，認証された農産物，生産過程及びシステムが規制基準に基づいている

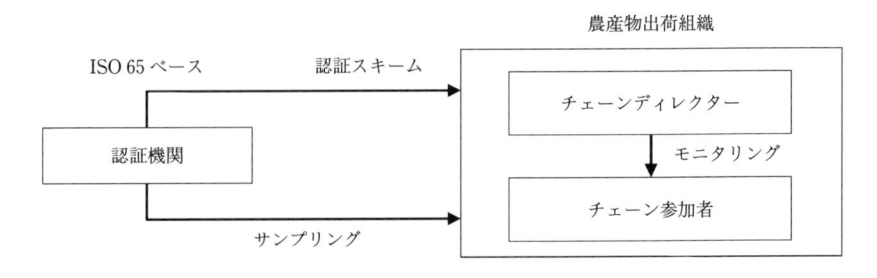

図4 農産物出荷組織の公的認証

との前提で，その責任をますます企業側に転嫁しようとしている．実際は，認証に用いられる基準でさえ，法的基準を超えてしまっている．デューデリジェンスがますます重要なものとなってくると，認証はまたさらに重要になる．

われわれは，ヨーロッパ小売業組織がEUREP-GAP（欧州小売業組合適正農業規範）のような基準を率先して導入したように，今後小売業組織の役割がますます高まることを期待している．

GFSI（国際食品ビジネスフォーラムによって立ち上げられた地球食品安全先端機構）のような指標モデルは，基準の標準化を進めるために貢献するし，ますます増える基準や認証スキームを監視することを可能とする．

4．費用と便益

表2は，食品安全と衛生管理システム（FS&Hで表す），トレーサビリティシステム（T&T），認証（Cert.）の，産業と消費者双方の観点から見た費用・便益の一覧表である．

食品安全と衛生管理システムにおいて，ここでそれぞれ一方のシステムの費用と便益が，他方のシステムの認証と混同しないように仕分けして書かれている．この表では，生産チェーンのそれぞれの参加者間を，また様々なタイプのシステムや認証制度を区別していない．

表2に表れた多くの項目は，前の節ですでに正面から議論されたものなので，ここでは3つの面に焦点を当てることにする．3つの面とは即ち，取引における正の効果，強化された生産ライセンス，そして割増価格である．これらの3つの面は，食品安全や衛生管理システムにとって，トレーサビリティシステムや認証と同じくらい重要なものと言われている．議論された諸側面の重要性には論争の余地が残っている．

取引における正の効果は，食品安全と衛生管理システムやトレーサビリティシステムが様々な国内，国外の取引相手にとっての農産品の品質や履歴の

表2 産業別・消費者別の食品安全&衛生管理システム（FS&H），トレーサビリティシステム（T&T），認証（Cert.）の潜在費用及び便益

	費用	便益
産業		
FS&H （潜在コストと，食品安全&衛生管理システムの便益）	実行：開発，トレーニング，資本調査 維持：実証（検証）と承認，分析，記録管理，プロセス管理	内部効率性の改善： 協定，タスク，責任，被用者の権限の明確化と改善 失敗の減少：リコール，工場ライン閉鎖，スクラップ，責任コスト 取引における正の効果： 「生産ライセンス」の強化： 割増価格：
T&T トレーサビリティ・システム	実行：生産過程の変換，鈍い柔軟性・自動化・余剰在庫・生産素材・人為作業・文書業務 維持：監査	生産チェーンの透明化強化： 製造物責任クレーム発生リスクの軽減： 効果的リコールの増強： 効果的ロジスティックスの強化： 家畜伝染病の拡散予防管理： 取引の正の効果： 「生産ライセンス」の強化： 割増価格：
Cert. 認証	実行： 維持：監査	供給側からの取引コストの減少：認識認証，契約公証，規制や補強にかかるコストの減少 保険やファイナンスへのアクセス拡大： デューデリジェンスの達成： 取引の正の効果： 「生産ライセンス」の強化： 割増価格：
消費者 FS&H T&T Cert. 認証	割増価格 割増価格 割増価格	食品安全の強化レベル 食品安全の強化レベル 食品安全の強化レベル 取引コスト低下

次の資料に基づいて作成．(Caswell and Hooker 1996; Roberts, Buzby and Ollinger 1996); (Bredahl and Holleran 1997); (Crutchfield et al. 1997); (Early and Shepherd 1997; Jensen, Unnevehr and Gomez 1998); (Jensen and Unnevehr 1999); (Golan et al. 2000); (Henson and Holt 2000); (Unnevehr 2000); (Bredahl et al. 2001); (Bullens, Van Asseldonk and Meuwissen 2002)

指標であるという事実から生まれるものである.さらに認証は,食品についての情報交換を容易にする.しかし,取引効果の大きさは,取引相手がそれぞれ他のシステムや認証を信用しているかの程度による.国際ISO基準や公的認証機関がかかわっているときは,信用面での問題はほとんどない.また,信用の問題は,国内の検査や国境での法規制によって(特別費用がかかるが)解決されうる(Unnevehr 2000).

「生産ライセンス」関していえば,ライセンスは検討中のシステムや制度を導入することで強化されるといえよう.しかし,問題は期間である.つまり,公開ライセンスが,改善された市場に使われるやいなや新たな要望が生まれてくるからである.「生産ライセンス」をめぐる議論は,ドイツやオランダのような国で,BSE,口蹄疫,豚コレラの流行をめぐって本格的になされるようになった.

食品安全関連システムや認証制度に対して消費者の支払う割増価格に関しては,まだ不確実性が存在している.一般的に,食品安全はとくに発展途上国では重要なものと捉えられている(Unnevehr 2000).さらに消費者は一般的により安全な食品に対し,余分な価格を支払う意思があるものである(Henson 1996参照).しかし,より安全な食品を生み出す基本となるシステムへの消費者の関心に関する文献はほとんど見当たらない(less convincing).ウォーレイ,パーソン,ブランド(Walley, Parson and Bland 1999)は,消費者は品質保証に対する支払意思があるとはいえないと述べている.ゲルニクとフェルベーケ(Gellynck and Verbeke 2001)は,トレーサビリティが重要なものだとは認めているが,とくにチェーンのモニタリングや個々のチェーン参加者の責任を追及する場合にその機能的属性の重要性を認めている.認証に関してはヴァストーラ(Vastola 1997)は,「認証に対する消費者の態度は2つある.つまり,認証農産物に対してより高い価格を支払う意思を宣言する一方で,さまざまの農産物から1つを選択する際には,認証の表示ではなく,経済的利便性を求めるというものである」という.ブレンドとファン・ラベンズウェイ(Blend and Van Ravenswaay 1999) はまた，この結論を支持している．したがってこういう文献を読むと，畜産チェーンへの参加者が食品安全と衛生管理，トレーサビリティシステムの実行やそれらを認証するために，割増価格を支払うかどうかははっきりしないという印象が残る．

いくつかの特別な側面についての論争は別にして，表2にリストされているすべての費用・便益の規模を測ることについての考察の対象は，取り上げるべき内容をいかに明示するかということと，他に選択するプロジェクトがないのかどうかということである (Belli et al. 2001)．これは，すでに実施されているシステムのタイプに関係する．たとえば，もし，すでにある部門の衛生規約があるのなら HACCP システムの実行における追加的費用や便益はより少なくなると予想される．また，チェーンの構造が検討中の場合のような畜産チェーンの性格が，費用や便益のサイズに影響を与える (Golan et al. 2000)．たとえば，オランダでは，子牛肉チェーンのような一括統合チェーンにおいてトレーサビリティシステムを実行することは，酪農部門のように部分的に分断されたチェーンにおいて同様のシステムを行うことより費用がかからない．さらに関連する側面は農場や産業の規模である．ここでかかる費用はほとんど非線形である．たとえば，中小企業にとってはおそらくかなり不利にはたらくようである．同様のことはウネヴェールとジャンセン (Unnevehr and Jensen 1999) 及びテイラーも指摘している (Taylor 2001)．

5. 結びと経済研究計画

以上，われわれの得た結果から，畜産チェーンにおけるトレーサビリティシステムには多くの展望があり，こういったチェーンでの認証制度の重要性はさらに増してきているという結論に至った．

さらに，一般的には経済考察よりも，トレーサビリティ及び認証の技術的な問題に関心が向けられているとの結論も得た．われわれは将来の発展は技

術的見直しよりも経済分析に託されていると主張したい．この面では，われわれは次のような研究行動計画を提案する．この行動計画（独断的に提案しているが）は，複数の経済理論を対象としている．

トレーサビリティシステムの経済デザイン

トレーサビリティシステムについての研究は一般に，技術面に焦点をあてている．今後の追加研究では，重要な経済問題を取り込んでいかなければならない．たとえば，トレーサビリティシステムに求められているレベルの内容は何か，ということである．誰に対しても「可能な限り詳細な」システムにしていくことに焦点をおくことが効果的なのか，あるいは損益分岐点があるのかどうかの経済問題を考察することである．関連する質問としては，それが個々の家畜まで追跡するのか，群レベルで十分なのではないかということである．さらに，特定の農産物を受け取る個々の消費者全員まで追跡していくのか，それとも日時と商品群コードが把握されれば十分でないのか，それによって商品は高いレベルで回収されるのではないかということである．さらなる考察は，トレーサビリティシステムの容認できる程度のリスクに関するものである．「容認できる程度のリスク」は，食品安全システムでは，共通の用語であるが，トレーサビリティシステムにはない．この点についての問題として，生産チェーンはすべての食品を追跡し回収できる能力を必要としているのか，あるいはチェーンの最終段階での警報システムに頼ることができるのかどうか，の疑問がある．

生産チェーンにおけるトレーサビリティの費用と便益の分配

トレーサビリティシステムの取引コストは生産チェーンに応じて増加していくものと見られている（Bredahl and Holleran 1997）．しかし，たとえば販売機会が増加することで，便益もまた増加する．生産チェーンに合わせた費用便益の分配をより考察すると，割増価格を適宜分配することにゆきつく．フェルベーケはこのような妥当性に言及している（Verbeke 2000）．

トレーサビリティシステムに参加しようとする誘因の最適化

　生産チェーンに沿った価格割増額の適切な配分が，トレーサビリティシステムに参加しようとする生産チェーンの多くの参加者にとっての誘因になる可能性はあるが，これはチェーンの各参加者には引き金とはならない．たとえば，これは農家の事例に見られる．農家は生産チェーンではずっと離れたところにいる大企業からのクレームに直面する可能性があり，彼らはそのようなクレームに対峙するには，限られた財政手段しか有していない．加工作業での複合汚染のリスクが存在するとき，誘因問題が特に生じる．その解決策は，農産物出荷組織を通しての（図4参照のこと）農場レベルでの公的認証制度に見出すことができる．そのような制度は，農家にデューデリジェンス証明の機会を増やす．トレーサビリティシステムに参加しようとする誘因に関して特別な注意を向ける農家グループは，自給農家である．自給農家たちは，家畜伝染病の感染や，感染がコントロール可能なスピードで拡大することにかなりの影響を与える．しかし，彼らは認証プログラムに参加することなく，もしトレーサビリティ要件が充たされないと，自分たちの農産物の価格がより低くなるような経済誘因策には影響されないのだろう．

法的責任とリコール対応保険制度についての再考

　ますます増える生産物責任の数とそれらが「生産チェーンの後方に移動する」ということで，生産チェーンにおける全参加者にとって法的責任問題及びリコール保険制度の再考が必要になる．一方では，保険補償の必要性そのものは，この論文で指摘してきたシステムや認証制度の実施が増えるために減少する．その一方で，適切な保険補償は，確率は小さいが重い結果責任の追及とリコールに伴うリスクのために，個々の農家や企業の長期の存立維持にはますます重要かつ不可欠なものになってきているようである．保険研究を支えるリスク分析はトレーサビリティや有用な食品安全情報の必要性によって強化されている．

食品安全関係システムと認証についての消費者とのコミュニケーション

より安全な食品を求める消費者の支払意思，食品安全システム，認証制度の実践という問題は直線的に進むものではなく，コミュニケーション問題を抱えている．

今後の重要な研究課題として以下のものをあげることにする．

- いかなる情報がラベル表示で提供されるべきか（例えば「HACCP」「安全性保証」「Umbriaブランドによる保証」もしくは「国内基準達成」など）
- 消費者はさまざまな表示の間の違いを見分けることができるのか
- コミュニケーションをめぐる多様な方法には何があるか（フレウェルの論文参照：Frewer 2000）
- 消費者の他の関心事，たとえば環境問題や動物福祉のようなものとの相互作用
- どんな市場区分があるのか

このような問題に一層洞察を深めることにより，食品安全問題をめぐる消費者とのコミュニケーションを改善していくものと期待される．

参考文献

Belli, P., Anderson, J.R., Barnum, H.N., et al., 2001. *Economic analysis of investment operations: analytical tools and practical applications*. The World Bank, Washington, DC.

Blend, J.R. and Van Ravenswaay, E.O., 1999. Measuring consumer demand for ecolabeled apples. *American Journal of Agricultural Economics*, 81 (5), 1072-1077.

Bredahl, M.E. and Holleran, E., 1997. Food safety, transaction costs and institutional innovation. *In:* Schiefer, G. and Helbig, R. eds. *Proceedings of the 49th Seminar of the European Association of Agricultural Economists, 19-21 February 1997, Bonn, Germany*. European Associations of Agricultural Economists, Bonn, 51-67.

Bredahl, M.E., Northen, J.R., Boecker, A., et al., 2001. Consumer demand sparks the growth of quality assurance schemes in the European food sector. *In:*

Regmi, A. ed. *Changing structures of global food consumption and trade.* Economic Research Service-USDA, washington, DC, 90-102. Agricultural and Trade Report no. WRS-01-1.

Bullens, A.C.J., Van Asseldonk, M.A.P.M. and Meuwissen, M.P.M., 2002. *Risk management in agriculture from a mutual insurance perspective.* 13th Conference on International Farm Management in Agriculture, 7-12 July 2002, Wageningen, The Netherland.

Buzby, J.C. and Frenzen, P.D., 1999. Food safety and product liability. *Food Policy*, 24 (6), 637-651.

Caswell, J.A. and Hooker, N.H., 1996. HACCP as an international trade standard. *American Journal of Agricultural Economics*, 78 (3), 775-779.

Crutchfield, S.R., Buzby, J.C., Roberts, T., et al., 1997. *An economic assessment of food safety regulations: the new approach to meat and poultry inspection.* Economic Research Service-USDA, Washington, DC. Agricultural Economic Report no. 755.

Cunningham, E.P. and Meghen, C.M., 2001. Biological identification systems: genetic markers. *Revue Scientifique et Technique*, 20 (2), 491-499.

Disney, W.T., Green, J.W., Forsythe, K.W., et al., 2001. Benefit-cost analysis of animal identification for desease prevention and control. *Revue Scientifique et Technique*, 20 (2), 385-405.

Early, R. and Shepherd, D., 1997. A holistic approach to quality with safety in the food chain. *In:* Schiefer, G. and Helbig. R. eds. *Proceedings of the 49th Seminar of the European Association of Agricultural Economists, 19-21 February 1997, Bonn, Germany.* European Association of Agricultural Economists Bonn, 391-400.

Frewer, L., 2000. Risk perception and risk communication about food safety issues. *Nutrition Bulletin*, 25, 31-33.

Gellynck, X. and Verbeke, W., 2001. Consumer perception of traceability in the meat chain. *Agrarwirtschaft*, 50 (6), 368-374.

Golan, E.H., Vogel, S.J., Frenzen, P.D., et al., 2000. *Tracing the costs and benefits of improvements in food safety: the case of hazard analysis and critical control point program for meat and poultry.* Economic Resarch Service-USDA, Washington, DC. Agricultural Economic Report no. 791.

Henson, S., 1996. Consumer willingness to pay for reductions in the risk of food poisoning in the UK. *Journal of Agricultural Economics*, 47 (3), 403-420.

Henson, S. and Holt G., 2000. Exploring incentives for the adoption of food safety controls: HACCP implementation in the U.K. dairy sector. *Review of Agricultural Economics*, 22 (2), 407-420.

Jensen, H.H. and Unnevehr, L.J., 1999. HACCP in pork processing: costs and benefits. *In:* Unnevehr, L.J. ed. *Economics of HACCP: new studies of costs and benefits. Proceedings of a NE-165.* Eagan Press, St Paul, MN, 29-44.

Jensen, H.H., Unnevehr, L.J. and gomez, M.I., 1998. Costs of improving food safety in the meat sector. *Journal of Agricultural and Applied Economics*, 30 (1), 83 -94.

Mazé, A., Galan, M. and Papy, F., 2002. The governance of quality and environmental management systems in agriculture: research issues and new challenges. *In:* Hagedorn, K. ed. *Environmental cooperation and institutional change: theories and policies for European agriculture.* Edward Elgar, Cheltenham, UK, 162-182.

McKean, J.D., 2001. The importance of traceability for public health and consumer protection. *Revue Scientifique et Technique*, 20 (2), 363-371.

Payne, M., Bruhn, C.M., Reed, B., et al., 1999. Our industry today: on-farm quality assurance programs; a survey of producer and industry leader opinions. *Journal of Dairy Science*, 82 (10), 2224-2230.

Pettitt, R.G., 2001. Traceability in the food animal industry and supermarket chains. *Revue Scientifique et Technique*, 20 (2), 584-597.

Ribó, O., Korn, C., Meloni, U., et al., 2001. IDEA: a large-scale project on electronic identification of livestock. *Revue Scientifique et Technique*, 20 (2), 426-436.

Roberts, T., Buzby, J.C. and Ollinger, M., 1996. Using Benefit and cost information to evaluate a food safety regulation: HACCP for meat and poultry. *American Journal of Agricultural Economics*, 78 (5), 1297-1304.

Skees, J.R., Boots, A. and Zeuli, K., 2002. The potentioal for recall insurance to improve food safety. *International Food and Agribusiness Management Review* (special issue), 99-111.

Tanner, B., 2000. Independent assessment by third-party certification bodies. *Food Control*, 11 (5), 415-417.

Taylor, E., 2001. HACCP in small companies: Benefit or Burden. *Food Control*, 12 (4), 217-222.

Unnevehr, L.J., 2000. Food safety issues and fresh food product exports from LDCs. *Agricultural Economics*, 23 (3), 231-240.

Unnevehr, L.J. and Jensen, H.H., 1999. The economic implications of using HACCP as a food safety regulatory standard. *Food Policy*, 24 (6), 625-635.

Vastola, A., 1997. Perceived quality and certification. *In:* Schiefer, G. and Helbig, R. eds. *Proceedings of the 49th Seminar of the European Association of Agricultural Economists, 19-21 February 1997, Bonn, Germany.* European Association of Agricultural Economists, Bonn, 281-304.

Verbeke, W., 2001. The emerging role of traceability and information in demand-oriented livestock production. *Outlook on Agriculture*, 30 (4), 249-255.
Walley, K., Parsons, S. and Bland, M., 1999. Quality assurance and the consumer: a conjoint study. *British Food Journal*, 101 (2), 148-161.
White paper on food safety, 2000. Available:
[http://europa.eu.int/comm/dgs/health_consumer/library/pub/pub06_en.pdf] (6 Mar 2003).

第2節　品質管理とトレーサビリティ

1. はじめに

　品質保証システムにおけるトレーサビリティと認証制度は，広く議論されている問題であり，また，政策，農業利害関係団体，アグリフード産業の活動を引き出す基礎となるものである．

　本節では，これらの問題をめぐる論争の概要に触れ，それが現在行われている基礎的研究開発を適正と考え支持するか，それとも方向を転じるかの議論を始めることにする．

　著者の意見は，ここ20年間の発展過程で，現在行われている議論と進めようとする方向が，品質管理についての主要な構想と提案の視点を失っているというものである．企業から得られてきた研究実績と経験に育まれた開発は大きく無視され，何年も前の知識レベルに頼っているのが実情である．諸外国たとえばドイツの"イニシアティブQ+S（品質Qualityと安全Safety）"のように，食品部門特有の品質保証を進めてきた実態があり，この見解はそういう事実にもとづいている（Budde and Richard 2002）．

　議論の難しさは焦点をしぼることの難しさからきている．品質管理研究の焦点は基本的に企業や，企業レベルの経営管理アプローチに置かれている．もし，ある部門が品質の議論にかかわると，それはたいていサプライチェーンとブランド問題を分けて考えてしまう．たとえば自動車産業の品質管理を見習ってしまう．この観点は企業的アプローチに密接に関係しており，伝統的な品質管理研究によって扱われてしまう．アグリフード部門は多くの面で異なっていて，伝統的な企業特有の品質管理アプローチと部門の品質保証要件と結びつけることは難しいということである．その経営基盤は片や非常に多くの小さな製造企業（農場）に特徴づけられ，他方には，国際的に経営活

動をしている大企業や投入資材や食品販売を行っている小売業などの異なる経営基盤がある．自然条件への依存が生産環境を規制し，総合的なフードプログラムを作り，地球規模で拡がる生産源の多様化に依存した食品材料の調達をすすめている．基本食品は，生産源や品質と外見上無関係であり，それゆえ消費者が事前の情報によって意思決定する力を弱めてしまう．

　しかし，部門特有の品質保証問題の解決に向けて，企業特有の品質管理方法を用いることが難しいからといって，発表された品質管理研究結果を無視するわけにはいかない．ある企業から集積した知識を産業部門全体で利用する適切な方法を見つけるために品質管理研究を試みるべきである．

　本稿の目的は，部門特有の品質確保アプローチにおける諸問題を分析することであり，また，これまで形成されてきた品質管理概念や経験を部門全体で役立たせることである．この議論を論理的に発展させるために一般的な現状分析によって得られた専門家の結論に依拠する．なぜなら，科学的な実態調査がいまだ少ないからである．

　次では，企業特有の品質管理と産業部門からの要望との違いに焦点をあてる．部門の関心をひきつけ成功の鍵となる重要な要素は「消費者信用」であり，消費者の支持による認証制度など多様な手段なのである．これら問題を後に論じることにする．

　最後に，実際行われているトレーサビリティと認証における品質管理の基本的な枠組みについて議論をする．しかし，最近広く議論されているほど重要な論点ではない．

2. 企業ビジョンと部門イニシアティブ：その対立

　「品質管理」という言葉は，前衛的で戦略的な構想をもったダイナミックな管理の考え方である．それは，デミン（Demin 1986）によって提唱されて以来4分の1世紀にわたって展開してきた．続くユラン（Juran 1988），クロスビー（Crosby 1979），石川（1982），田口（1980）その他の研究者に

受け継がれてきた．

　その中核となる提案は以下のように開発手法に集中している．
・消費者の期待に合うこと（品質表示）
・人々を自己管理と品質改善に取り組ませること
・生産流通過程の信頼性と効率性を改善すること

　農業やアグリフード部門全体にわたるトラッキング，トレーサビリティ，品質認証をめぐる現在の議論やイニシアティブはもともと防衛的である．外部検査や部門全域のモニタリング基盤の確立に焦点がおかれ，モニタリング基盤はある基本的な品質に保証を与え，流通で失敗した場合には次の行動のためにその原因を把握するものと考えられている．

　しかし，モニタリングの構築やリスクのおそれのない検査システムなどは幻想である．そのようなシステムのどんな場所にでも高い品質を出荷すること（高い品質の食品を食品企業に出荷しあるいは消費者がリスクのないあるいは低リスクで受け取ること）に失敗することは部門全体のモニタリング基盤の信用を失してしまうかもしれないが，一方では消費者はその他の成果については関心を持っていない．

　食品品質の失敗が起こった後廃止された以前の世界的なモニタリングシステムについての経験がこの見解を証明している．1つの事例はドイツのモニタリング事例「管理された生産イニシアティブ」であるが，これはBSE危機が起こってから廃止された．

　管理システムについての専門的な評価は，通常，専門家の判断あるいは統計的経験から引き出される失敗の確率に焦点を置き，また食品安全の確率論的な定義に焦点が置かれる．しかしながら，顧客の評価は顧客の主体的なリスク判断に置かれ，異なった視点から展開するものである．

　時には品質や食品安全が生産物に付属したものであり，工業製品のような他の物的商品と同様に扱われるべきという議論もある．

　任意の品質管理システムのマーケティングにおける主要な仕事は以下のものである．

・顧客のリスク感知と専門家のリスク判断の間のギャップを減らす
・リスク受容レベルを達成すること，不信ないし容認不可リスクを容認可までに転換する

3. 主要な問題としての「信用」

　信用形成への基本アプローチは，消費者の経験と信頼である．消費者に深刻に受け止められると，経験則を導き出すまでに時間がかかる．その統計的確率がどうであろうと，システムの失敗の単発の事故によってそれは台無しになってしまう．トレーサビリティの特徴は経験等を通じて得た信用を改善したり，保護したりすることではない．システムの失敗の負の効果（影響）は，トレーサビリティ機構の存在によって埋め合わされない．

　信頼から生まれる信用は，対象のグループに説得する論議よりも速く発展する．もし信頼がシステムそれ自体，そのモニタリングや管理組織体制と関係しないだけでなく，基本となるサポート要素にも関係しないのであれば，このタイプの信用は一度のシステム失敗と無関係でいられる．そこでは，システム・信用の構築は滞ったままである．もしサポート要素の安定性を実現するならば，トレーサビリティの特徴は正の効果を持つはずである．このことはサポート要素が原因のシステムの失敗を認めることになろう．

　経験と信頼の組み合わせは，持続可能な信用と目ざす目標にとって最も安定した基礎となることは明らかである．しかし，食品品質や食品安全の保証に対する市場の圧力が，食品産業部門に対して，最初の段階から信頼と経験に基づいたコンセプトの実行を強制する．信頼の開始は，専門家判断や統計的経験則から得られたシステムの失敗の客観的確率についての"適切な"情報交換の出発になりうる．低い失敗の確率は「安全な食品」が実現されていると知らされることになる．消費者が，「安全な食品」とは「失敗の確率が低い」として翻訳してしまうと，これは適切な情報交換となるかもしれない．しかし，もし消費者が安全な食品とは「失敗の確率がゼロ」であると訳して

第5章 トレーサビリティシステム

しまうと，コミュニケーションシステムの不信が生まれる．信用という感応度の高い領域におけるコミュニケーションシステムは，コミュニケーション概念についての消費者の容認態度の分析からつくられる必要がある．食品安全論議における専門家判断や統計的経験から得られる確率は，消費者によるリスク認知に比べあまりにも多くの注意が向けられ過ぎであるというのがわれわれの意見である．

基本的なサポート要素が，(a)プロセスの正確性への信用，(b)人への信用，であるということは共通の理解となっている．最初の(a)は非常に初期の段階から品質管理の本質的なものであった．このアプローチでは，信用は，顧客の印象によってつくられるものである．顧客の印象というのは，特定の品質保証システムは，品質保証が継続的で信頼できる品質確保や改善に向けた努力と結び付いた進歩的システムアプローチに基づいているということである．このような印象は，統合化されたサプライチェーンについてつくられ，チェーンにははっきりと差別化されたブランドないし有機食品のような認証された部門に対してつくられている．このアプローチにおいて食品履歴の追跡は失敗に言及するのではなく，家畜の飼育状況の表示，消費者に対する管理表示のような品質情報を与える．消費者による保証のこの個人的なモニタリングのタイプは，例えば，認証によって提供されるプロセスの保証の代用として使われる．

2番目の基本的な要素，つまり人への信用は，人的関係や長期にわたってつくられた経験の上につくられるものである．経験がつくる人々の信用価値とは，管理の成果と生産流通過程の信頼性によって個人的信用をもたらすことである．たとえば，BSE事件のときは，非常に活発に言われたものとして以下のものがあった．

・有機食品の安全性への信頼，それはトレーサビリティの上に築かれたものでなかったが，品質のイメージや貢献した人々の長年にわたる信頼の上に築いた信用による
・直接かつ長期にわたって消費者と関係を築いてきた流通業者と食肉店両

者への言及

4. 信用のための手段としての認証システム

保証の確約を支援するために第三者機関を用いることは今やどこの国でも共通したアプローチである．保証の基礎は管理システム上にあるが，監査と認証手続をもつ適切な加工業者組織と加工業務改善システムによってもつくられている．食品マーケティングにおいては，そのような手続を行うことの意義は，その能力に依存して信用を生み出すということである．認証システムはもし批判的顧客が認証アプローチを理解し，それが信用価値を高めるアプローチであると認めたのなら，信頼を醸成するはたらきをする．

しかしながら，一般的部門（ネットワーク）管理システムにおける認証がすべての期待を充足しているとは疑わしいというのが事実である．しかし，ネットワークシステムは一般的に認められた品質レベルに基づいているが，結果的には低レベルの保証しかもたらさない傾向にある．ネットワークシステムにおけるサプライチェーンは，パートナーをかえながら実際の市場オペレーションから進化したものであり，たいてい，明らかにお互い「信用され合った」流通顧客関係をつくらない．このシナリオにおいて，品質改善を実行する先進的組織は，調整問題に直面し，参入者や顧客（消費者）を限られた価値をもつ相手としかみない．参入者はネットワークのどこかでシステムの失敗が起こった場合，ネットワークからはずされるという困難に直面する．顧客は本来システムに信用を置くはずであり，そういったシステムの下では，保証はもともと検査システムによって実現されるべきである．しかし，個人の責任や加工業機関に依存するものではない．こういうことをやっていては，失敗のリスクを増やし，顧客にとっての品質保証の価値は減じる．

このシナリオにおける認証は，改善の必要性や私物化の要因がないので，失敗の場合の信用損失から守ることになる．主な適用価値は，もはや失敗が生じないかぎり，新システムの確立の中に見出されるはずである．持続可能

で効果的な認証システムは，識別できる区別化を実現しなければならない．たとえば，明らかに特化したサプライチェーンから製品をブランド化することである．明らかに区別された参入者に基づくブランド化は，自主管理，モチベーション，競争的品質改善を強化することになる．閉じたサプライチェーンは，高品質のブランド，認証の高い価値や高い差別化可能性にとっての自然な基礎になる．

しかし，一般の閉じたサプライチェーンアプローチは，品質確保の観点から魅力的であるかもしれないが，アグリフード部門全体としては，実行可能な解決とはならない．自然条件に依存する農業生産は量的にも質的にも不安定であり，逆に特定の品質の継続的調達を求める市場の必要性と，実際のサービスの可能性の間に摩擦を生じさせる．これでは，部門の緩衝組織や部門組織が必要になり，それはいくつかのチェーンとメンバー単位としての企業によって部門ネットワークを形成し，最良なモデルをつくるのである．

5. 部門の品質開発のための基本的枠組み

これまでの各項でいろいろと論じてきたことは，アグリフード部門における品質確保システムのための枠組みについてである．食品の生産や流通を担う企業のネットワークとしての部門を見ることにすると枠組みは次のような主要な特徴を含んでいる．

- さまざまなレベルの食品の量と安全性を明確に識別させる階層的関係と認証システムの確立．
- より厳格な品質要求の導入と品質サポート要素の改善された利用法のために準ネットワークの協働化を図示すること．これは一般的管理システムの失敗の場合，顧客の認識において一般のネットワークからサブネットワークの分離を促進する．
- 明らかに認識可能なサブネットワークによる品質サポートと信用発生要素の利用化．(a)個人識別化は，消費者が自分自身の行動とともに識別

可能なサブネットワーク組織化を通して導入される．またさかのぼって履歴を追跡することや，人やグループによるコミュニケーションを通して導入されることになる．(b)説得力のある継続的な品質改善機能によって過程の活性化と情報交換を図る．

　基本的枠組みは，産業部門の活動として見なされなければならない．ブランド化を通して，サブネットワークを認識することだけでは十分ではない．枠組みは品質確保のため，包括的な総合的取り組みとして，ブランド化の多様な解釈を課題とする．これから先，コンピュータ利用による統合化に向けて，市場組織の開発に目が向いてくる．サブネットワークの参入者をつなげ，相互結合した取引プラットフォームのネットワークによって最適にモデル化されるのである（Lazzarine, Chaddad and Cook 2001; Hausen, Helbig and Schiefer 2001）．同様のアプローチは，部門開発のもう一方の面で構築されなければならない．それは，アグリフード部門のための統合的な品質保証モデルの形成である．

6. むすび

　食品市場の開発は，部門特有の品質保証システムを必要としている．しかし，伝統的な品質管理検査の焦点は企業自身にあり，部門にではない．品質管理の基本を部門環境の方へ移行することや食品安全面での失敗についての顧客の反応の分析が，部門の品質保証モデルの基礎になる．そのようなモデル化の根本的な要素は一見明確に見えるが，行動への転換と組織的な基盤づくりがなお必要である．

参考文献

Brocka, B. and Brocka, M.S., 1992. *Quality management: implementing the best ideas of the masters*. Irwin, Homewood.

Budde, F.J. and Richard, A., 2002. Qualität und Sicherheit. *Landwirtschaftliches Wochenblatt für Westfalen und Lippe* (Special issue).

第5章　トレーサビリティシステム

Crosby, P.B., 1979. *Quality is Free: the art of making quality certain*. McGraw-Hill, New York, NY.
Deming, W.E., 1986. *Out of the crises*. Massachusetts Institute of Technology, Cambridge, MA.
Hausen, T., Helbig, R. and Schiefer, G., 2001. Networked trade platform. *In:* Schiefer, G., Helbig, R. and Richert, U. eds. *E-Commerce and Electronic Markets in Agribusiness and Supply Chains. Proceedings of the 75th Seminar of the EAAE, February 14-16, 2001, Bonnm Germany*. Universität Bonn, ILB-Verlag, bonn, 213-222.
Ishikawa, K., 1982. *Guide to quality control*. Asian Productivity Organization, Tokyo.
Juran, J.M., 1988. *Juran on planning for quality*. The Free Press, New York.
Lazzarine, S.G., Chaddad, F.R. and Cook, M.L., 2001. Integrating supply chain and network analysis: the study of netchains. *Journal of Chain and Network Science*, 1 (1), 7-22.
Taguchi, G., 1986. *Introduction to quality engineering*. Asian Productivity Organization, Tokyo.

第6章 リスクコミュニケーション

第1節 消費者とコミュニケーション
—消費者選好と不完全情報—

1. 消費者の健康と福祉:最大支払意思評価法を用いた試算

(1) はじめに

　食事は将来苦痛のリスクを負うかもしれないが,今の楽しみを提供するものである.この自明の理は食品由来の病気を検出し同定するわれわれの能力が高まるにつれて以前よりいっそう当てはまる.よく知られているコレラ菌,サルモネラ菌,リステリア菌,O157:H7大腸菌の発生によって,われわれは毎年食品由来の病気が多くの病人をつくっていることに気づいている.米国では毎年7千6百万人の病人が発生し,30万人以上が入院し,5,000人が死んでおり,その治療費総額は数百億米ドルにもなっている (Crutchfield et al. 1997; Mead et al. 1999).例えばバズビーとロバーツ (Buzby and Roberts 1996) の試算によると,6つのバクテリア病原体による人の病気治療にかかる費用は毎年93億〜129億米ドルになる.このうちの29億から67億米ドルは食品由来細菌によるものである.ある推定によると先進国の消費者のうち毎年3人に1人はよく知られた病気やまた新しく確認された食品由来の病気にかかっている (*Food safety—a worldwide public health issue*

第6章　リスクコミュニケーション

2000)．そして世界的に見れば世界中の数億人もの人々が汚染された食品や水によって病気にかかっている．5歳以下の子供のうち毎年約15億人が下痢状態にあると推定され，3億人以上の若年幼年死が起きている（Brundtland 2001)．

多くの専門家は食品由来の病気によって生じるリスクは増加すると予測している．リスクは環境条件や人口事情の変化によってさらに悪化している．新しいリスクの原因には気候風土，微生物システム，飲料水供給，衛生設備，高齢化，都市化，移住，消費生活習慣，観光旅行，食品と飼料の大量生産と国際貿易が含まれている（Kaferstein and Abdussalam 1999)．リスクは民間と公共の両部門において，安くしかも食品由来リスクの少ない食品の生産のためにさらなる投資需要を促している（例えばHACCPや放射線照射など)（Buzby and Roberts 1996; Lutter 1999; Unnevehr and Jensen 1999; Shogren et al. 1999)．行政専門家は弱者の保護の必要性を強調する．すなわち幼児，子供，妊娠女性，栄養不良者，高齢者，免疫無防備状態にある人々の保護である．

多くの先進国の政策担当者は現在の計画を強化し，より安全な食品のための新しい政策をつくることによってこれらの課題に対応してきた．米国では例えばクリントン政権は大統領命令13100によって食品安全問題を再生させ，1997年には大統領食品安全イニシアティブ（FSI）の導入，1998年には大統領食品安全評議会を設置した．4千3百万米ドルのFSI行動計画は微生物汚染に起因する病気の数を減らすことに焦点をおき，改善された識別制御体制，強化された監視体制，よりよいリスクコミュニケーションと教育をその手段とした（Miller and Altekruse 1998)．評議会はまた最近その2001年食品安全戦略計画を公表し，そこでは科学を基礎としたシステムの促進，予防措置，市民参加，リスク分析を優先するとしている．その計画の第5番目の目的には，リスクー便益取引を優先することに注意を払うべきと要求している．すなわち限られた資源と時間の中で科学者はその最大限の潜在能力を発揮する努力を最優先にしなければならないのである．最も重要な食品安全問題は公

衆衛生を強化する方針のもとで対処されなければならない．研究は二重の努力を避け，利益を極大化するために集中化されかつ調整されなければならない（Food safety strategic plan 2001）．

　限られた予算とともに社会から財政責任を強く求められているため，政策担当者は食品由来のすべてのリスクを軽減させることができなくなっている．どのリスクをどの程度軽減させるべきかを決定するために，新規則の施行なのか旧規則の改正にとどまるかの評価が求められる．すべての経済分野にわたってその評価を比較するためには政策担当者が共通する単位で諸規則の選択肢をランクづけることが必要である．おそらく最も共通する分母は貨幣単位か貨幣等価物である．リスク査定は系統的にそのような規則を評価するのであるが，非安全食品によるリスクの軽減を貨幣価値（費用便益）で評価することによってその規則の有効性を評価するのである．ここにわれわれはいかに合理的人間が食品由来の病原体と他の食品技術から生じるリスクの軽減を評価し，価値を計測する経済学的方法について検討することにする．

(2)　リスクの費用便益評価と最大支払意思評価法

　軽減したリスクの費用と便益を評価することは驚異的なことであり，かつまた論争の的でもある．リスクの管理費用を計測することは比較的容易なことであるが，他方便益を計測することは難題である．問題が生じるのは減少したリスク（死傷）と関連する商品が価格がつけられないままになっている場合である．

　商店やレストランはしばしば「安全食品」を販売することを好まない．それはそういう販売は彼らの商品がもしかしたら「安全ではない」かもしれないことを暗示してしまうからである．

　リスク軽減を計測することはわれわれが死と病気を測ることを要求する．このような仕事は「生命の価値」はどう計測できるかという含みのある概念とつながることになる．

　生命の貨幣価値の考え方あるいはより正しくは減少した死亡リスクの評価

は，少なからず眉をつり上げさせるほどの問題である (Schelling 1984; Viscusi 1992)．倫理的かつ道徳的信念はしばしばそのようなことを人が考えることすら躊躇させる．しかし，毎日の行為はわれわれがはっきりとそれを計測しようとしまいとにかかわらず，生命に価値を置いている．政策の変化が行われるときいつでもあるいは事態がそのままであるときでも，身体生命はたしかに価値を与えられている．

例えばノースカロライナ病院はある時，看護職員にＢ型肝炎予防の接種労働に対して1人当たり150米ドルを支払うことを拒否した．職員がその病気にかかる可能性はあるのだから，病院は暗に生命の価値を低く評価したのである．われわれが暗黙のうちにどんなことを行っているのかを明白にすることが，統計的には減少するリスクの経済的価値に情報を与えることになる．

われわれはどうやってリスクの削減から得られる福祉を評価するのか．自己防衛のレベルを一定に維持するとき，従来の回答ではリスク軽減値は同じであるということになる．

$$リスク軽減値 = \frac{リスク軽減に支払う意思}{リスクにおける外因性変化}$$

理論的なリスク政策は次のことを提示している．すなわち，リスク軽減に関する人の評価は，彼／彼女が健康でいる機会を増やすための最大支払意思や，また以前にリスク軽減に果たしたかれらの個人的活動状況の程度によるのである．例えばある人が百万人のうちの4人の死亡を百万人のうち1人の死亡にまで減らす (3人のリスク減少) ために6米ドルを支払う意思があったとすると，その生命の価値は次のようになる．

$$200 万米ドル = \frac{6 米ドル \times 1{,}000{,}000}{3}$$

もしある人が0.6米ドル支払う意思があるとすると，生命についての暗黙価値は20万米ドルとなる．もし60米ドル支払ったならばその価値は2千万米ドルとなる．この事前的な支払意思はオプション価格と称されてきた．オプション価格は人が支払おうとする最高額のものである．

実際にリスク減少の価値を測るには，どのような方法があるだろうか．理論的なリスク評価についての情報資料によってリスク軽減の経済便益を評価する2つの評価法が開発された．すなわち，人的資本評価法と最大支払意思評価法である．人的資本評価法は，リスク軽減を人の生涯所得と活動を調査することによって評価する．リスク減少の価値は将来所得と消費における利益である．生命維持の価値はしばしば個人がどのくらい社会に貢献するかを将来所得から消費を控除した現在価値によって算出する．人的資本評価法は保険統計を利用する利点をもっている．例えば，リスク削減を査定するために全年齢別計算を使用する．この分析法の重大な欠陥は，女性や少数民族の生命に対しより低い評価を与え，退職した個人にはゼロ評価を与えることである．この分析法はまた，伝統的厚生経済学理論に基づく正当性も欠いている．この理由から経済学者は人的資本評価法を軽視し，最大支払意思評価法を支持しているのである（Buzby et al. 1999）．

経済学者は最大支払意思評価法が，厚生経済学の理論に基礎を置いていることから，それを擁護する立場に至った．厚生経済学はリスク軽減の価値を評価するための基礎を据えている．人はもしそれが大きな有用性ないし社会福祉を導くのであれば，リスク軽減化を評価する．厚生の変化は，一般人がリスクを削減するための支払意思や，リスク増加の場合の最小補償値で評価される．それゆえ経済学者はこの支払意思や最小補償評価法を用いる．最大支払意思評価法は他のどれにもまして好まれるものである．十分根拠のある概算による方が，細かく計算しているが信憑性に欠ける評価法より良いというのである（Kuchler and Golan 1999）．市場にあるものを実質的選択から予測された支払意思を引き出すことでこの値を間接的に明らかにすることもできるし，また人々にリスクを変化させることにどのくらいの支払意思があるかを尋ねることで直接値を測ることができる．

市場外評価についての一般的概観を行ったフリーマンのすぐれた論文（Freeman 1993）や，食品安全活動についての標準的評価方法を用いた特殊なケーススタディを扱ったキャスウェルの論文（Caswell 1995）を参照する

第6章 リスクコミュニケーション

とよい.

　食品由来の病気リスクの軽減について最大支払意思額の評価をするために過去10年間に開発した1つの方法は実験経済学の手法である入札実験法 (experimental auction) である. 10年以上前にダーモット・ヘイズ, シーン・フォックスと私はいかに消費者が食品安全と新しい食品技術に反応するかに関心を持っていた (Shogren et al. 1994; Shogren et al. 1999). われわれは研究室における一連の実験を設計した. それは人々に実際の入札において彼らの消費者選好を正直に表現してもらう実験であり, 食品を買い消費することを実際に行ってもらった. われわれはより標準的な方法を注意深く検討したあとその研究室実験を評価方法に選んだ. われわれが考えていた最初の代替法は計量経済学手法を使用することで, 他の目的で集めたデータから多様な消費者選好を引き出すことであった. われわれはこの方法がわれわれの目的にあう結果を与えるものではないと判断した. それはこれら新しい食品の多くは必要とされるデータを生み出す市場を持っていないからであった. われわれは自身の市場を作る必要があった. 第2の代替法は小売店で食品の試験販売を実際に行うことであった. この実習の費用は別にして, われわれは科学的な設定を操作できなくなる場合に関心をもった. われわれは商品の多くの属性, 即ち量, 品質, 情報の流れを操作し続ける必要があり, それによってわれわれは実験参加者がどのような属性を評価しているのか正確にわかった. われわれが棚上げした最後の代替法は電子メールないし電話で消費者に個人的に調査することであった. しかしながらこの調査では実際的なチェック機能が欠如していることで, 参加者が非現実的かつ偏った態度で応答したかもしれないという懸念を生じさせた. われわれは小売店よりも一層型にはまった状況に参加者をおいて実験し, 人々に現実的な経済行動を求めた (Hoffman et al. 1993 を参照).

　10年間の研究の後, これらの実験手法は厳しい試験に合格した. われわれは, 使用したいくつかの代替手法からは発見できなかった食品安全に対する消費者行動と福祉利益について多くのことを学んだ. 本節では食品安全に

ついての消費者の行動と研究室での消費者実験で何が明らかになったのかを知るに至ったその内実を述べている．

(3) 食品由来病原体

実験参加者は食品由来の病原体の客観的リスクを過小評価しているが，病気と死亡の可能性についての市場と情報の経験がこれらのリスクについての最終的評価と査定に影響をあたえている．

研究室での入札実験法の結果は，人々は食品由来病原菌から生じる病気のリスクを初めのうちは過小評価していることが示されている．これらの入札実験法の中で，参加者は5つの食品由来の病原菌（カンピロバクター菌，サルモネラ菌，ブドウ球菌，旋毛虫，ウエルッシュ菌）による個別的ないし複合的なリスクを軽減するための支払意思を示した．

実験結果は，参加者は入札経験と客観的リスク情報を受けた後はより安全な食品を求めて支払意思が増すことを一般的に示している．図1は病原菌についての情報の提供前後での入札価格（買い値）平均を示している．参加者は最初はこれらの病原菌に関するリスクを過小評価しているが，購買経験と客観的情報の後ではその評価を高めている．研究によると，限界支払意思額はリスクが増加するにつれて減っていることが示されている．彼らは最初は自分の安心感の方を客観的情報より重視しているのである．この結果は通常人は低い確率で起きるリスクを過大評価するという常識と矛盾することになるけれども，人は極めて低いレベルのリスクを過小評価し，やや低いレベルのリスクは過大評価するという広い解釈とは一致している．

参加者は病原菌に対する特殊選好を持っているより，むしろ食品安全についての一般的選好や価値をもっているようにみえる．

食品由来病原菌から生じるリスクが車の運転や他の日常的な活動から生まれるリスクより相対的に低いことから，人が食品安全を評価するときに病原菌を特別に選好することはないという実験結果は当然であろう．一般的に食

第6章 リスクコミュニケーション

(米ドル)

平均入札価格

カンピロバクター菌 / サルモネラ菌 / ブドウ球菌 / 旋毛虫 / ウエルッシュ菌 / 全病原菌

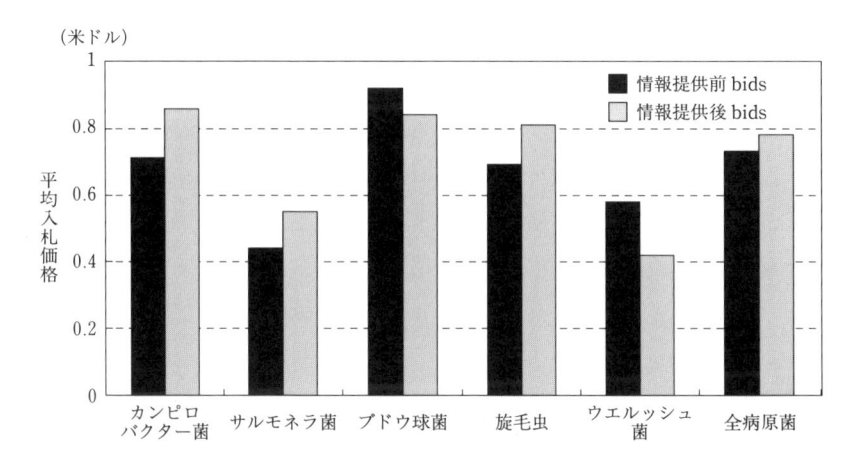

■ 情報提供前 bids
□ 情報提供後 bids

図1 リスクのあるサンドイッチをよりリスクの少ないサンドイッチに取り替えるために支払う平均支払意思額

品安全リスクは日常的には比較的低く，人々は特殊な病原菌によって生じるリスクの差を区別することはないだろう．もし特殊な病原菌の区別ができるなら，すべての病原菌から生じる複合的リスクについての評価が個別病原菌によるリスク評価とかなり異なったものとなるはずである．しかしながら結果は違ったことを示している．複合的かつ特殊病原菌の評価は，リスクについての一般人の主観的認識によるかあるいは専門家の客観的リスクによるかにかかわらず同じであった（図1を参照）．研究室での実験からの一般的評価では，平均的な実験参加者は安全な食事のために1回0.7米ドルの支払意思額を示した．もしこの評価額を米国の人口に当てはめると，食品安全の評価額は少なくとも以前得た最大の評価額の3倍にあたることになる．参加者は安全な食品にかなりの需要を示し，おそらく現在及び将来の食品安全規制のコストを妥当とするものであった．

参加者は以前には食べたことのない新しい食品に割増価格を支払う意思がある．

しかし，0.7米ドルの食品安全のための割増価格は，人々が小売市場で支

払うだろうと専門家が予想した価格を上回るものであった．説明の1つとしては実験的経験の目新しさがあげられる．未解決な問題点は，実験室での特異な環境での入札行動は食品安全への需要を強めることになったかどうかということである．入札はふつう1回限りの経験であり，そして入札費用が低いためにかれらは高い入札価格で実験することになっている．しかしながら理論的にはその高い割増価格を説明する別の回答がある——その食品の目新しさである．多くの入札者は入札するまで，当該財，たとえば照射消毒済豚肉のようなものを味わった体験がない．この場合は理論的には，入札者は2つの評価要因に反応したと言えるだろう——すなわち商品の消費価値といかにその商品がかれらの選好に合っているかの情報価値である．もし人々が以前に食べたことがないのでその商品についてより知りたいといって，かつそれが特殊な商品で，地方市場では売られていないものなので高く買おうとするならば，この選好にあうかどうかについての情報を知りたいと思うであろう．

われわれはこれらの説明を3つの熟知の程度の違いがある商品，キャンディーバー，マンゴー，照射消毒済豚肉について2週間4回継続した入札を行って実験した．この結果，実験室での目新しさはなく，選好学習は，実験室の目新しさに影響されることなく，割増価格を説明するようにみえた．キャンディーバーとマンゴーについては入札における解析上の変化は見られなかった．他方で照射消毒済豚肉の割増価格は4回の実験をとおして50％下落した．これらの結果は実験参加者は新しい商品には割増価格を支払う傾向があるということ，それはそれら商品がいかに彼らの選好全体に加味されるかを知りたいからである．これはより安全な食品を使った食事1回あたり0.35米ドルの割増金を支払うことを意味しており，その値は，それは以前の評価額を上回っている．

(4) 成長ホルモン

実験参加者は標準的な食事よりも低カロリーでホルモン操作豚肉を一般的

第6章 リスクコミュニケーション

に好んだが，何人かの消費者はホルモン操作食品に根強い嫌悪感を表している．

　実験室での入札による結果，GMO，ないしホルモン操作された食品は大多数の参加者に容認されていることが示されている．新しい入札実験法を採用して，われわれは，GMO成長促進剤を使って生産された豚肉赤身を消費する（ないし消費しない）ための支払意思額を導き出した．新しい入札実験法は，正と負のそれぞれの属性の値に区分するため，すなわち赤身豚肉とホルモン操作豚肉についての良い点，悪い点を見極めるために考案されている．その結果を見ると，平均的な参加者はホルモン操作をさけるための支払意思がある一方，GMO技術による肉質の改善へはさらに多額の支払意思を持っていることがわかった．調査結果は標準的な実験参加者はホルモン操作豚肉に対し正の正札価格を持っていることを示している．

　新しい技術についての熟知が増すほどそれの容認を促進し，この知識は地域的に学習されあるいは実験を通して学習することができるものである．

　豚肉の中の豚成長ホルモン（PST）とミルクの中の牛成長ホルモン（BST）のどちらかに含まれる成長ホルモンのソマットロピンについての消費者選好を試験するために米国のアイオワ州，アーカンソー州，マサチューセッツ州，カリフォルニア州の異なった州で入札実験法を使用して実験した（Fox et al. 1994; Fox et al. 1995）．豚肉の入札評価の結果では，平均的実験参加者はPST処理によって生産された赤身豚肉にかなりの選好を示した（図2）．

　われわれは同じような結果を成長ホルモンを投与した乳牛から生産された牛乳に対する消費者の選好を引き出した．調査対象者の60％以上がホルモンで生産された牛乳にたいしほとんど値引きなしで買う意思を示した（図3参照）．さらに2つの追加的結果が見いだされる．第1に，ホルモン操作された生産物に対する消費者選好はその処理過程についての情報が開示されればされるほど増加したことである．第2には，農村部カリフォルニア州民に

(米ドル)

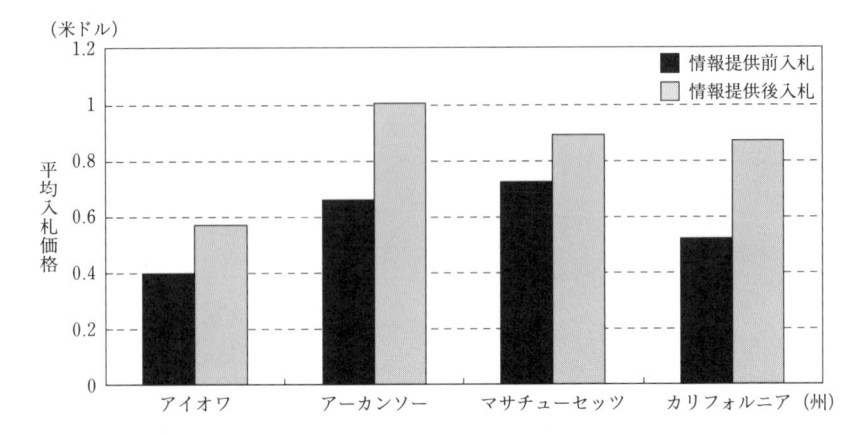

図2 PST豚肉を非ホルモン操作豚肉と変換するための平均入札価格

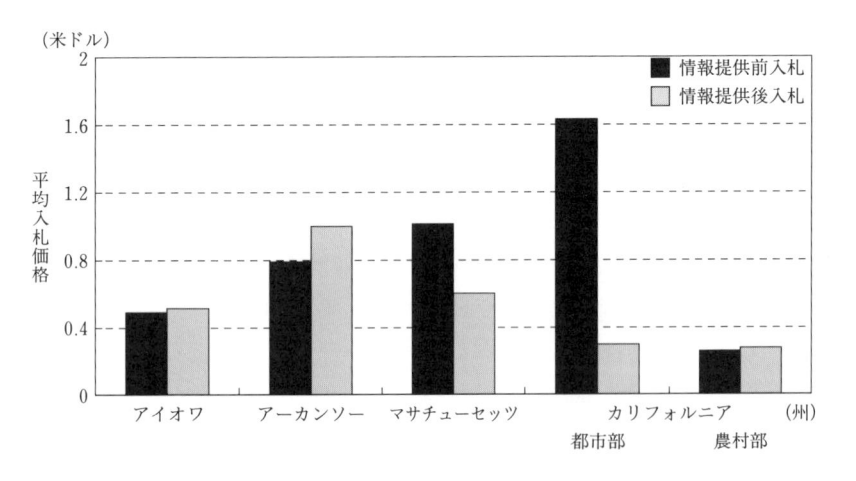

(米ドル)

図3 ホルモン処理牛乳から非ホルモン処理牛乳へ変えるための平均的入札価格

はその技術が知られているので支払意思があった．しかしながら都市部カリフォルニア州民はあまりその技術を知らないのであるが，説明されるとその処理をすぐに容認し評価した．

(5) 放射線照射

　放射線照射は人々に受け入れられているようである．ほとんどの実験参加者は放射線照射食品に割増額の支払意思を持っている．実験室での入札では，リスク軽減技術として放射線照射を使用することに反対していない．

　比較する基準として，われわれは入札実験法を採用し，その結果，リスク軽減技術について情報公開がないという条件の下で，参加者は安全な鳥ムネ肉に支払意思をもっていることが引き出された．次にこれらの結果を同じ入札法によって今度は放射線照射についての米国農務省の技術情報を公開した場合と比較した．消費者の支払意思額は統計的にみて変わらなかった——おおよそ鶏ムネ肉1ブロックあたり0.8米ドルであった．また実験室での消費者の80%は価格が同じであれば放射線照射チキンの方を非照射チキンより好む結果となった（Shogren et al. 1999）．30%の消費者が放射線照射チキンに10%高い価格で買う意思を表し，20%の消費者が20%高い価格で買う意思を表した（図4参照）．それゆえ結果として，情報を与えられた消費者はリスク軽減技術として放射線照射技術を容認しており，商業的生産のコストをカバーする以上の価格で支払う意思があることが示されている．

　放射線照射についての否定的報告が肯定的な報告よりも実験参加者の選好により大きなインパクトを与えた——たとえその否定的報告が非科学的であったとしても．

　われわれが見たいくつかの結果は混乱するものであった．実験参加者はとても新しい技術に対しては非常に受け容れる態度を見せるが，一方で平均的アメリカ人はそうではない．この難問の鍵は，実験計画が放射線照射についての情報の流れを管理しており，またほとんどのケースにおいて新しい技術についての正式説明が，その技術が安全で有益であると暗示していることにある．研究室はこの問題を直接表明することを許可し，またわれわれが活動家グループ（ロビイスト）からの否定的見解を使って実験したときにもっとも驚くべき結果が起きてしまった．

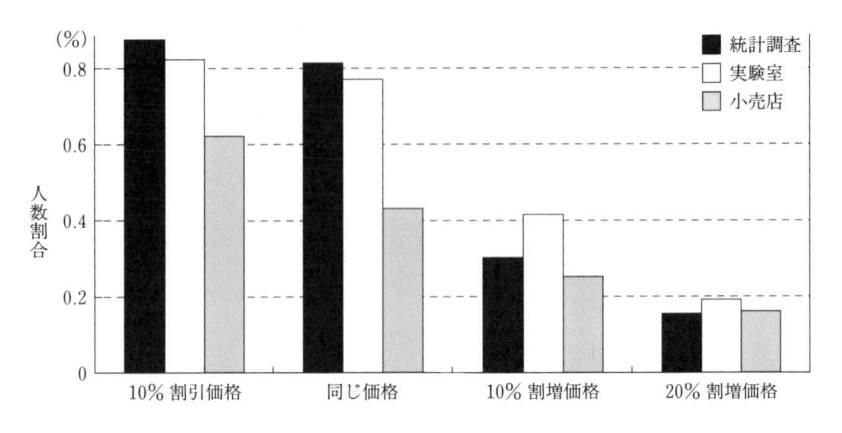

図4 放射線照射チキン肉の価格別支払意思人数割合

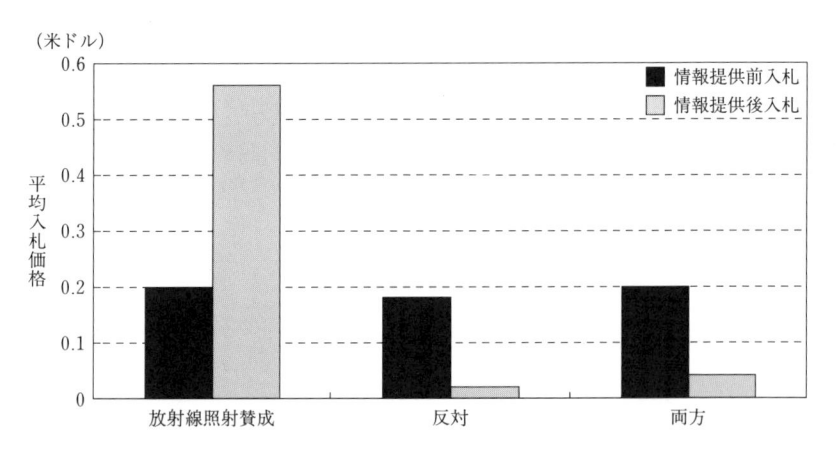

図5 情報公開前後の放射線照射肉へ取り替えるための平均入札価格

　この入札法のなかで，われわれはどのくらい消費者の安全な豚肉サンドイッチへの支払意思額が食品放射線照射の説明によって影響されるかを実験した（Fox, Hayes and Shogren 2002）．結果は次のようである．放射線照射についての肯定的な説明にたいする直感が支払意思額を高くさせ，否定的な説明が低下させる．しかし，肯定的かつ否定的説明が両方とも与えられたときは，実験参加者は否定的情報だけを読んだかのように行動した——否定的

記述が肯定的記述より情報としては優先されることが示されている（図5を参照）．

　否定的見解の影響力は，たとえその否定見解が消費者保護グループによって書かれた非科学的なものであっても明白であった．この結果は，偏向グループが一般的な社会福祉に損失を与える行動計画をすすめるために非科学的な主張を促進していかなくてはならないという動機を例証している．新しい食品加工をそれは安全でないと暗示するような方法で説明することは常に可能なのである．例えば，人はどんな食品や食品加工についても「科学者はこの食品は癌を起こさせないと100%保証することは出来ない」という声明をつくることが出来る．われわれの実験で明らかになったのは，メディアが，このような声明を用意する人たちに宣伝の場を与えると，世論はその食品や食品加工について素早く反対へ向かうのである．この結果はGMO食品についての継続的な論争へ直接に関連している．否定的情報が優先され，そしてそれから中立的立場から書かれかつ立証された情報を供給するために中立的第三者機関が存在するかどうかの問題が起こってくる．

(6) むすび

　消費者は安全な食品を評価する．彼らが食品からのリスクをいかに少なくすることを重視しているかを理解するためには，食品由来のリスクから食品の品質と量を隔離することができる手段が必要である．われわれは人々が新しい食品や問題食品をいかに評価するかという問題を考えるために，市場環境を分離させ管理できるようなツールとしての実験的方法はどのように用いられるべきかを再検討した．1つの例が際立った——即ち，新しい食品技術についての否定的または肯定的情報に対面したとき，実験参加者はあたかも否定的情報のみを受け取ったかのように反応した．かれらはただ悪いニュースにその出所がどうであろうと関係なく反応したようだった．われわれはまた次のことを知った．研究室での実験的な評価行動がなにを成し遂げたのかについては限界がある．われわれは個々の病原体を減らすことについての精

緻な評価を行うことを願っていたが，単に食品安全についての一般的な選好を見つけることが出来たにすぎない．われわれは，実験手法の些細な変化が結果にかなりの影響を与えることを知った．たとえば実験参加者へ割り当てる時間，入札の選択肢，支払意思，最小補償，あるいは市場需給均衡価格が結果に大きな影響を与えたということである．最後に，われわれは参加者が新しい食品や食品加工品を目新しいと見たときに，その入札価格は非現実的に高いことを発見した．しかしこのような限界にもかかわらず，われわれの経験は，全期間を通して実験計画が精巧になるにつれて，改善された現実的な入札実験法が食品安全の需要サイドに関心を持つ応用経済学者のために今後重要な方法となっていくだろうという結論に達した．

参考文献

Brundtland, G., 2001. *How safe is our food? Statement by the director-General*. Available: [http://www.who.int/fsf/dgstate.htm] (6 Mar 2003).

Buhr, B.L., Hayes, D.J., Shogren, J.F., et al., 1993. Valuing ambiguity: the case of genetically engineered growth enhancers. *Journal of Agriculture and Resource Economics*, 18 (2), 175-184.

Buzby, J. and Roberts, T., 1996. Microbial foodborne illness: the costs of being sick and the benefits of new prevention policy. *Choices*, 11 (1), 14-17.

Buzby, J., Roberts, T., Lin, C.T.J., et al., 1999. *Bacterial foodborne disease: medical costs and productivity losses*. Economic Research Service, USDA, Washington D.C. Agricultural Economic Report no. 741.

Caswell, J., 1995. *Valuing food safety and nutrition*. Westview Press, Boulder, Co.

Crutchfield, S.R., Buzby, J.C., Roberts, T., et al., 1997. An economic assessment of food safety regulations: the new approach to meat and poultry inspection. Economic Research Service-USDA, Washington, DC. Agricultural Economic Report no. 755.

Food safety - a worldwide public health issue, 2000. Available: [http://www.who.int/fsf/fctshtfs.htm] (6 Mar 2003).

Food safety strategic plan, 2001. Available: [http://www.foodsafety.gov/~fsg/cstrpl4.html] (6 Mar 2003).

Fox, J., Buhr, B., Shogren, J., et al., 1995. A comparison of preferences for pork sandwiches produced from animals with and without somatotropin adminis-

tration. *Journal of Animal Science*, 73 (4), 1048-1054.
Fox, J., Hayes, D. and Shogren, J., 2002. Consumer preferences for food irradiation: how favorable and unfavorable descriptions affect preferences for irradiated pork in experimental auctions. *Journal of Risk and Uncertainty*, 24, 75-95.
Fox, J.A., Hayes, D.J., Kliebenstein, J.B., et al., 1994. Consumer acceptibility of milk from cows treated with bovine somatotropin. *Journal of Dairy Science*, 77 (3), 703-707.
Freeman, A.M., 1993. *The measurement of environmental and resource values: theory and methods*. Resources for the Future, Washington, DC.
Hayes, D.J., Shogren, J.F., Shin, S.Y., et al., 1995. Valuing food safety in experimental auction markets. *American Journal of Agricultural Economics*, 77 (1), 40-53.
Hoffman, E., Menkhaus, D., Chakravarti, D., et al., 1993. Using laboratory experimental auctions in marketing research: a case study of new packaging of fresh beef. *Marketing Science*, 12, 318-338.
Kaferstein, F. and Abdussalam, M., 1999. Food safety in the 21st century. *Bulletin of the World Health Organization*, 77 (4), 347-351.
Kuchler, F. and Golan, E., 1999. *Assigning values to life: comparing methods for valuing health risk*. Food and Rural Economics Division, Economics Research Service, US Department of Agriculture, Washington. Agricultural Economic Report no. 784.
Lutter, R., 1999. Food irradiation--the neglected solution to food-borne illness. *Science*, 286 (5448), 2275-2276.
Mead, P.S., Slutsker, L., Dietz, V., et al., 1999. Food-related illness and death in the United States. *Emerging Infectious Diseases*, 5 (5), 607-625. [http://www.cdc.gov/ncidod/eid/vol5no5/mead.htm]
Miller, M. and Altekruse, S., 1998. The president's national food safety initiative. *Journal of the American Veterinary Medical Association*, 213 (12), 17371739.
Schelling, T., 1984. The life you safe may be your own. *In:* Schelling, T.C. ed. *Choice and consequence: perspectives of an errant economist*. Harvard University Press, Cambridge, MA., 113-146.
Shogren, J.F., Fox, J.A., Hayes, D.J., et al., 1999. Observed choices for food safety in retail, survey, and auction markets. *American Journal of Agricultural Economics*, 81 (5), 1192-1204.
Shogren, J.F., Shin, S.Y., Hayes, D.J., et al., 1994. Resolving differences in willingness to pay and willingness to accept. *American Economic Review*, 84 (1), 255-270.

Unnevehr, L.J. and Jensen, H.H., 1999. The economic implications of using HACCP as a food safety regulatory standard. *Food Policy*, 24 (6), 625-635.
Viscusi, W.K., 1992. *Fatal tradeoffs: public & private responsibilities for risk*. Oxford University Press, Oxford.

2. 食品安全についての消費者の認知力：行動とマーケティング

(1) はじめに

　食品生産とその消費は過去10年のあいだ厳しい批判にさらされてきた．消費者，企業，生産者，行政など多くの組織と同様に多くの学問分野の科学者たちが，夥しい食品安全危機によって引き起こされた論争に巻き込まれている．すべての論議の的になっている食品の中でも，食肉が過去10年間で消費者の信頼をもっとも失っている食品として注目されている（Richardson, MacFie and Shepherd 1994; Issanchou 1996; Becker, Benner and Glitsch 1998）．それゆえ生鮮食肉消費についての消費者の意思決定についての研究が，フードチェーンの需要者サイドすなわち消費者の視点から食品安全問題を議論するときの典型事例として選ばれている．

　食肉問題と消費者意思決定への理解を深めることとの関係性を検討することが，消費者レベルの明白な変化にともなって最も重要になってきている．食品の品質，味など感覚的刺激の機能などの重要性は増しているが，食品安全や人間の健康と福祉に関わる問題の方に関心がもたれてきている．特に生鮮食肉の生産と消費に関心が強まっている．食肉は伝統的に西ヨーロッパの食事で重要な位置を占めてきた．1950年来の経済的社会的な福祉の成長が動物性タンパク質の摂取を増加させ，1990年代の前半においてほとんどのEU諸国において食肉消費があらゆる食品の中でトップとなったことが注目されたが，しかしその後は生鮮食肉消費量は減少した．

　本節では食品安全に関係する諸問題について行動科学（消費者行動とマーケティング）が寄与する可能性について焦点を置いている．本節の目的は生

鮮食肉について不確実でリスクのある状況に置かれている消費者の意思決定についての先行研究の検討にある．本稿は1996年から2002年までの間にベルギーで実施された実験的な研究成果と既刊著書を要約したものである．読者は方法論や実態分析，図表の詳細については原著に是非あたってもらいたい．

(2) 経済的影響の評価

食品安全危機の経済的影響を評価することは難しい．例えば，もしBSE危機を考察すると，2001年1月から義務として実施されている30ヵ月を超える牛の検査実務にかかる直接費用は1回の検査に100ユーロ（約1.3万円）になる．特にベルギーを事例としてとりあげると，毎年およそ30万頭の検査が実施されるので，その直接総費用は毎年3千万ユーロ（約41億円）かかる．その上にEUの飼料禁止措置の結果として（例えば，肉骨粉や重大な危険材料を含んだ飼料の使用禁止），毎年おおよそ60万トンの危害物質が廃棄されなくてはならない．これは1kgあたり0.15～0.20ユーロ（20.3円～27円）の費用がかかると見積もられ，毎年総額で1億ユーロ（135億円）となる．

その検査費用と消費者のための新しい規則による費用によって牛肉の小売価格は1.25％から1.75％まで上昇することになろう（Verbeke 2001b）．牛肉の価格弾力性係数 −0.5（Verbeke and Ward 2001）と結びついて，このような価格上昇により牛肉需要量は1％足らず減少するだろう．この減少率は企業がBSE危機以来毎年直面してきた実際の牛肉需要の年減少率4～5％とは合っていない．

このケースは，バンスバック（Bansback 1995）によってすでに指摘されているように，消費者行動の現状変化を説明するには新古典派経済学理論が限界にきていることを証明するものである．食肉需要に影響を与える要因を分析する際に，バンスバックは次のように結論づけている．すなわち1955年から1974年までの期間では，食肉需要の変化の90％が経済的要因で説明

できたが，1975年から1994年では60％しか経済的要因では説明できないということである．新しい要因としては，味覚の変化，選好のパターン，消費者の信頼などがあげられる．消費者の信頼は主要なコストとして見なされるが，経済学的に計量することは極めて難しい．消費者行動を社会学的ないしマーケティング視点から研究することで，食品，安全，健康に関連する消費者の信頼感の重要性と役割に光を当てることが出来よう．

(3) 食肉消費行動

1955年来のベルギーにおける食肉消費の展開をみると明らかに長期的変化が現れている．動物タンパク質と脂肪の摂取量は西ヨーロッパ社会の富裕化にともなって増加している．しだいに牛肉から鶏や豚肉へ移る傾向が観察された．食肉消費は1990年代の上半期において頂点に達し，それ以降は家庭での1人当たり食肉摂取量の減少がとくに著しく，全体での消費は減退に転じている．1995年から2001年までの7年間でベルギーの家庭での牛肉と子牛肉の消費量は30％以上落ち込んでいる．それに比べ豚肉と鶏肉の消費量の減少率はそれぞれ8％，5％である．外食における食肉消費量は増加しているが，統計数字が明らかになっていない．しかしながら供給バランスシートと家計調査のデータによれば最近ではかなりの消費減退がみられ，生鮮肉の消費停滞が示されている．

生鮮肉の消費頻度についてみると，毎日生鮮肉を食べている消費者はたまに食べている消費者よりも消費程度を下げることが少ないという傾向がみられる．高い食肉消費量の消費者はその消費程度を維持する強い傾向をみせており，少ない消費者は生鮮肉の摂取頻度を減らす傾向がある．このように毎日食べている消費行動から1週間に数回かそれ以下しか食べないようになっている (Verbeke, Ward and Viaene 2000). それ以上に消費をやめるなどの強い意向をする低頻度摂取の食消費者のグループがしだいに増加している．

(4) 消費者の行動：生鮮肉についての認知力

　消費者の心理と行動規範において，広く認められていることがある．すなわち消費者の外部世界（客観）と内部世界（主体）には明らかに隔たりが存在するということである（Risvik 2001）．この隔たりは認知フィルターと呼ばれており，科学的客観性と人間の主体性の間にある相違を説明する概念である．人間の主体性ないし認知力が重要であるということは，正しい認知が必ずしも科学的事実ではなくても，選好を決定しているという事実から説明できる．それゆえ，この認知行為には健康と栄養行政の担当者が関心をもち，食品企業も確かな関心を寄せている．

　消費者の認知力の重要性は2つの消費者調査によって評価された（1998年と2000年）．1998年4月の属性格付け解析では牛肉イメージについての問題は安全性と信頼性に関係していることが明らかにされた．豚肉については最も脂肪分があり，最も味が悪く，健康に最悪で，全体としては最低な品質の食肉であると特徴づけられた（Verbeke and Viaene 1999a）．鶏肉は全体として最高の評価がなされた．

　同様な評価方法が，2000年4月のベルギーで起きたダイオキシン危機の後2年間繰り返し行われた．先に起こった食肉安全危機（ホルモン剤多用，抗生物質残留，BSE）のように，ダイオキシン恐怖はマスメディアからかなりの関心をもたれ，1999年5月には社会的関心が高まった．豚肉と鶏肉はとくにダイオキシン危機によって影響を受け，それは明らかに消費者の認知的評価が反映したものであった．

　食肉の品質そのものないし科学的な指標基準とこれらの事実に対する消費者の認知の間にはかなりの隔たりがみられる．この現象はとくに健康，脂身が少ないこと，豚肉の認知的性質の評価と関わって現れ（Verbeke et al. 1999），また肉質ラベルとの関連で現れた（Verbeke and Viaene 1999a）．豚肉の認知評価は脂身が少ないかどうかや健康的かどうかという点につき，牛肉や鶏肉との比較において最も悪くみられた．また味や柔らかさなどの食べたときの食感や味覚という観点からの評価においてもみられた．それに対

し科学的には，豚肉は脂質とコレステロールでは低く，味や柔らかさについても優れた評価がみられ，それは食肉チェーンにおける特別なカット処理如何によるものであった．同じような結論が，品質表示ラベルについての認知においても見いだされた．質問を受けた消費者のうちかなりの人数が，ラベル表示の食肉を購入するが，いかなるラベル表示についてもそれだけではリコールすることができなかったと主張した．加えて，食肉はその品質表示ラベルによって特徴を知ることや便益をえることになっているが，それらの肉はラベルがもっている実際の機能にあっているとはいえないという意見が多かった．

(5) コミュニケーションの影響

科学的事実と消費者の認知の間にある相違は大きくはコミュニケーションによって形づけられている．マスメディアの宣伝で主張された注意が生鮮肉への消費者の行動と意思決定プロセスに否定的な影響を与えることがわかった．マスメディアの取材に応じた消費者は，過去と比べても食肉消費量が著しく減少したと報告され，今後もまた強い減少傾向が伝えられている．また，メディアの報告に高い関心をもっている消費者は，より高い健康意識，健康リスクについてのより多くの誤解が存在することやマスメディアがしばしば情報を発信している潜在的な健康危害について関心があるという発言をしていることが明らかになった．消費者にとってはマスメディアからの情報，広告への関心が大きな意味を持っている一方で，肉屋と個人的なコミュニケーションや広告に対し高い関心をもつことは，限られてはいてもある程度の影響があることは分かった．肉屋からの情報に高い関心をいだく消費者には食肉属性については正の値の認知得点が出ているが，それが健康への関心や，肉屋への苦情行動ないしその他の行動には関連していなかった（Verbeke, Viaene and Guiot 1999）．

テレビの宣伝の負の影響が，計量経済学の横断的・時系列分析によって確認された．そこでは，消費者はテレビ報道による食肉問題への関心が増すに

つれて，生鮮肉消費が減少していく可能性が現れた（Verbeke, Ward and Viaene 2000）．同様にテレビ報道のパラメータは生鮮肉についての AI 需要体系分析では，広告費支出変数の値に比べるとかなりの有意かつ負の値を示した．1990年代第2半期のベルギーでの牛肉の事例をみると暗い（負の）ニュース報道によって広告効果比率が1/5にまで落ち込むことがわかった（Verbake and Ward 2001）．これは，食肉に関する明るい話題のニュース報道の5つ分が，たった1つの暗いメッセージを伝える報道でかき消されてしまうということを意味する．

(6) ラベル表示とトレーサビリティからの可能性

ラベル表示は製品品質の評価過程において外因的であるが重要な手がかりを与えることが出来ると指摘されてきた（Caswell 1992; Issanchou 1996）．それ以上に食肉ラベルは消費者の信頼を回復するための有望な戦略として報告されている（Wagner and Beimdick 1997; Wit et al. 1998）．これらの実証的結果にそって，EU 委員会は牛についての認証・登録システムに関する規則と同様に生鮮・冷凍牛肉および牛肉加工食品の強制表示についての規則を制定した．このシステムは2002年1月から施行され，牛肉のラベル表示が実現し，その中にはトレーサビリティ証明番号，と畜場・カット場登録番号，家畜の出生・飼育・と畜の国名が含まれている．企業や政府の多くのラベル表示努力にもかかわらず，ラベルについての知識や認知はラベル製品の本当の役割とは違った方向にあり，そのうちそういう状態は改善されるべきものと見られている．品質ラベルのついた食肉を購入したことのある消費者は，ラベルの表示された食肉について他の人に比べより好意的であり，より知識をもっていると述べている（Verbeke and Viaene 1999b）．

消費者が食肉を買う際に求める適切な支援は，認証・トレーサビリティ管理の防水システムの確立によって行われ，その成果としての認証とさらなる保証がラベルの貼付によって与えられるであろう．トレーサビリティ，ラベル表示および保証の体系が消費者の危機意識の希薄化のために確立されてい

るが，基準とその現実化は伝達することが難しく，不十分で無意味なものとして消費者に受け止められる危険がある．チェーンを組織化することやチェーンを監視すること，個人責任を評価することなどの能力を発揮する機会は広く消費者によって支持されており，また公的政策・規則の実施によっても支援されている．選択性のある生産方法，原産地やラベル表示などのようなチェーン過程の属性に関する普及は，一般向けではなく特別の市場分野（ニッチ産業）などの利益になるだけである．それゆえ，各過程での公的介入は私企業の先進的行動にもっとも有効であり，特定の市場における生産物の差別化と競争的利益のための機会に役立つものである（Gellynck and Verbeke 2001; Verbeke 2001c）．

(7) む す び

ベルギーにおける食肉消費についての数年間の消費者研究で，食肉安全問題の影響についての総括的な鳥瞰図が出来上がった．明らかに消費者によるかなりの誤認，知識不足，食肉についての健康と安全特性についての科学的指標基準と消費者の認知とにある隔たりが存在する．一般的にマスメディアの宣伝（以下に述べる問題点あるいはフードチェーンの至るところでの悪弊）は生鮮食肉消費の決定に重大で否定的な影響を与えることが認められる．他方積極的なコミュニケーションの効果についてのいくつか少数の事実が紹介されるであろう．

食肉チェーンの開始時点において，畜産業は大量生産から広い意味において質的生産へ特化することが緊急に必要となっている．これには生産と加工の質，家畜福祉，環境保護を含んでいる．消費者レベルでの高品質，健康，便宜性，多様な品目を要求する傾向があり，それが生産と加工段階での技術革新を促しているように，食肉産業レベルにおいても新しい技術と品質管理の採用が望まれている．最後に政府の役割は二重にある．第1は消費者を保護するために情報の拡大状況を監視し，潜在的な健康リスクと利益のために普及活動を促進することである．第2には，わかりやすく明白な法的枠組み

をつくり，生産と生産物の基準の確立と管理を行うことである．法的なトレーサビリティシステムの確立は大きな前進であるが，食品安全の本質概念はどのようなものかという議論がまだ残っている．確かにトレーサビリティは消費者の信頼と食品安全の認知という概念を生んだ．

　否定的な報道の元を取り去ることは食品産業のためにもっとも優先事項であろう．このことは安全で健全な生産物を生産すること，家畜福祉と環境保護のための生産方法を採用すること，総合的な品質とチェーンモニタリングシステムを実践的に応用することなどによって実現される．最後に真の生産物は信頼のあるコミュニケーションが伴わなければならないことである．おそらくこのコミュニケーションは生産物の安全についての挑戦より難しい．しかし消費者の信頼と生産物への信用による報酬は確実に努力に値するものといえよう．

参考文献

Bansback, B., 1995. Towards a broader understanding of meat demand. *Journal of Agricultural Economics*, 46 (3), 287-308.

Becker, T., Benner, E. and Glitsch, K., 1998. *Summary report on consumer behaviour towards meat in Germany, Ireland, Italy, Spain, Sweden and The United Kingdom - results of a consumer survey.* Universität Hohenheim, Göttingen. Working Paper FAIR CT-95-0046.

Caswell, J., 1992. Current information levels on food labels. *American Journal of Agricultural Economics*, 74 (5), 1196-201.

Gellynck, X. and Verbeke, W., 2001. Consumer perception of traceability in the meat chain. *Agrarwirtschaft*, 50 (6), 368-374.

Issanchou, S., 1996. Consumer expectations and perscptions of meat and meat product quality. *Meat Science*, 43, S5-S19.

Richardson, N., MacFie, H. and Shepherd, R., 1994. Consumer attitudes to meat eating. *Meat Science*, 36 (1/2), 57-65.

Risvik, E., 2001. The food and I: sensory perception as revealed by multivariate methods. *In:* Frewer, L., Risvik, E. and Schifferstein, H. eds. *Food, people and society: a European perspective of consumers' food choices.* Springer-Verlag, Heidelberg, 23-37.

Verbeke, W., 2001a. Beliefs, attitude and behaviour towards fresh meat revisited

after the Belgian dioxin crisis. *Food Quality and Preference*, 12 (8), 489-498.
Verbeke, W., 2001b. Consumer reactions and economic consequences of the BSE crisis. *Verhandelingen van de Koninklijke Academie voor Geneeskunde van België*, 63 (5), 483-492.
Verbeke, W., 2001c. The emerging role of traceability and information in demand-oriented livestock production. *Outlook on Agriculture*, 30 (4), 249-255.
Verbeke, W., Van Oeckel, M., Warnants, N., et al., 1999. Consumer perception, facts and possibilities to improve acceptability of health and sensory characteristics of pork. *Meat Science*, 53 (2), 77-99.
Verbeke, W. and Viaene, J., 1999a. Beliefs, attitude and behaviour towards fresh meat consumption in Belgium: empirical evidence from a consumer survey. *Food Quality and Preference*, 10 (6), 437-445.
Verbeke, W. and Viaene, J., 1999b. Consumer attitude to beef quality labeling and associations with beef quality labels. *Journal of International Food and Agribusiness Marketing*, 10 (3), 45-65.
Verbeke, W., Viaene, J. and Guiot, O., 1999. Health communication and consumer behavior on meat in Belgium: from BSE until dioxin. *Journal of Health Communication*, 4 (4), 345-357.
Verbeke, W. and Ward, R., 2001. A fresh meat almost ideal demand system incorporating negative TV press and advertising impact. *Agricultural Economics*, 25 (2/3), 359-374.
Verbeke, W., Ward, R. and Viaene, J., 2000. Probit analysis of fresh meat consumption in Belgium: exploring BSE and television communication impact. *Agribusiness*, 16 (2), 215-234.
Wagner, P. and Beimdick, E., 1997. Determinanten des Erfolgs von Markenfleischprogrammen. *Berichte über Landwirtschaft*, 75 (2), 171-205.
Wit, M.A.D., Koopmans, M.P., Kortbeek, L.M., et al., 1998. Consumer-oriented new product development: principles and practice. *In:* Meulenberg, M. ed. *Innovation of food production systems: product quality and consumer acceptance*. Wageningen Pers, Wageningen, 37-66.

第2節　企業責任とリスクコミュニケーション

1. 食品汚染と企業倫理の欠如

(1) 相次ぐ食品汚染事故

1955年以降の主な食品事故を一覧表にしてみた（表1参照）．1955年に発生した森永ヒ素ミルク事件は，各地から集めた牛乳を粉ミルクにする過程で使われていた乳質安定剤第二リン酸ソーダにヒ素が混じっていたために発生した．企業が，コスト削減の目的で安い工業用第二リン酸ソーダを使用したため不純物としてヒ素が混入したのである．これにより，乳児12,000人以上が発症し，130名もの死者を出した．事故発生当時，企業側は後遺症はないとしていたが，被害乳児の親がねばり強い運動を続け，14年後に後遺症を認めさせることができた．その後企業の全額出資による協会が設立され，被害者の救済事業に当たった．

その翌年には，公害病として世界的に知られることになった水俣病が発生している．これは肥料製造会社窒素が，製造工程で出る有機水銀を水俣湾に垂れ流し，湾に生息する魚介類を汚染し，その魚介類を食べた人たちが，有機水銀中毒になったもので，やはり11,000人もの被害者と50名近い死者を出している．胎児性水俣病患者もいる．水俣病は環境汚染を介した食品事故ということで，公害健康被害補償法（公健法）という公的救済制度の対象となっている．

1968年にみつかったカネミ油症事件は，油の製造工程で熱媒体として使われていたPCBと不純物のダイオキシンが油に漏れたもので，世界初のダイオキシン食中毒事件である．しかし加害企業の規模が零細であったため，前述の協会のような企業独自の救済措置を施せず，店で買った油による被害なので公健法の対象にならないという2点において，被害者は40年近く悲

表1 わが国における食品事故の歴史

年月	事件	備考
1955年6月	森永ドライミルク事件（砒素混入）	患者数12,131名，死者130名
1956年5月	水俣病発生　有機水銀中毒	患者数11,000名以上，死者46名以上
1965年6月	新潟水俣病発生	患者数49名以上，死者5名以上
1968年10月	カネミ油症事件発生（米ぬか油にPCBが混入していた事件）（訴訟上の和解1987年・1966年仮払金返還請求・2002年ダイオキシンの観点から見直し・2004年4月日本弁護士連合会へ人権救済申立）	届出患者14,000人 認定患者1900名
1969年10月	食品添加物指定の人工甘味料チクロ（サイクラミン酸）使用禁止	
1971年4月	DDTなど有機塩素系農薬（殺虫剤）の販売禁止命令	
5月	母乳中のBHC・DDT汚染発覚	
1973年4月	千葉ニッコー油（食用油にビフェニール混入）事件（第2のカネミのおそれ）	
1974年8月	食品添加物AF-2（ニトロフラン系化学物質）使用禁止	海外では早くから発がん性質が知られていた．
1975年4月	輸入かんきつ類から指定外添加物OPP・TBZ検出	77年，78年に指定される
1980年5月	小中学校の学校給食でカンピロバクター集団食中毒	患者520名
1981年9月	アフラトキシン汚染ナッツ事件	肝臓癌に有意的基因が認められる
1982年2月	食品添加物（酸化防止剤）BHAに発ガン性	
1983年6月	アメリカ五大湖産ワカサギ　ダイオキシン汚染	
1984年6月	辛れんこん事件（ボツリヌス菌A型）	患者31名，死者11名
1985年7月	ジエチレングリコール入りオーストラリア産ワイン事件	貴腐ワインに原料としてブレンドされていた
1989年	トリプトファン（遺伝子組み換え技術利用健康食品）事件	主としてアメリカで患者1万人以上，死者38名
1990年6月	指定外添加物イマザリル発見	92年11月指定
1996年5月	O-157食中毒発生	（堺市：患者6,000人以上）
2000年7月	雪印加工乳食中毒	患者14,000人以上
2001年9月	国内初の狂牛病発見	（2006年4月現在25頭）
2002年5月	中国産野菜農薬違法残留問題	
6月	協和香料指定外添加物製造発覚・加工食品回収	
7月	中国産偽やせ薬により被害発生	被害者約300名，死者1名
8月	無登録農薬販売使用発覚	（02.12，03.5　農薬取締法改正）
2004年1月	高病原性鳥インフルエンザ発生	
10月	水俣病，国・県の責任を認める最高裁判決	
2005年2月	わが国最初のBSE由来vCJD患者発生報告	

出所：中央法規，食品衛生関係法規等を参考に作成．

惨な状況に放置されてきた．しかも公的制度がないにもかかわらず，被害者認定制度だけがあり，油を食べて健康被害を訴えている被害者を切り捨てる役割を担ってきたのである．2002年にダイオキシン被害であるという観点から血液検査などをするようになり，その結果，血中ダイオキシン濃度の高い人が新たに被害認定されるようになったが，認定された被害者は，わずか20万円程度の見舞金を加害企業から受け取り，油症と認定された範囲内の治療につき，健康保険の自己負担分をカネミ倉庫に請求して支払わせることができるだけなのである．油症に関係ないとされた疾病は患者負担で受診せざるをえない．救済というにはほど遠い状況が今もなお続いている．

　こうした事件事故の背景は，今に至るもほとんど変わっておらず，2000年に大阪で発生した雪印加工乳食中毒事件は，半世紀近い時間を経て森永ヒ素ミルク事件がよみがえったようであった．雪印乳業は，脱脂粉乳を原料としてこれに乳脂肪分を調整するためのバターを加えたり，カルシウムを加えるなどして，加工乳を製造販売していたが，北海道大樹工場での停電事故により，保管中の脱脂粉乳が病原菌で汚染され，その菌が作り出した毒素が最終製品にまで残って，14,000人もの被害者を出したのである．しかも，専門家と大阪市が合同で，近畿地方一帯の工場を検査した結果異常はなかったとの新聞1面広告を出した後，大樹工場での汚染が発覚したのである．

　こうした数々の食品汚染事故は，食品製造工程の機械化・化学化による大量生産開始とともに起きているが，それでも製造企業が，人の命と健康の元である「食べ物」を作っていることを自覚し，安全第一の姿勢で取り組んでいれば防げたはずのものであった．

(2) 修復されない企業倫理

　食品事故は，零細な個人事業でも起きるが，最近の問題は株式会社という企業により引き起こされる事故であり事件である．株式会社は，多くの出資者を集めることにより，個人では行えない事業を幅広くかつ永続的に行うことができる．しかし，株式会社の出資者は，出資した範囲内でしか責任を負

わないので，仮に株式会社が不祥事を起こして倒産しても，株券がただの紙切れになるだけで，迷惑をかけた顧客などに対する賠償責任は負わない．

しかし会社も1つの社会的存在であるから，会社に出資する投資家は，その会社の社会的責任を問わなくてはならない．アメリカでベストセラーになった『より良い世界のためのお買い物ガイド』という本がある．この本の著者は当時投資顧問の仕事をしていたアリス・テッパーという女性である．彼女はある教会から，戦争に荷担しない会社に投資したいと相談され，投資先が武器を扱っているかどうかを調べるうちに，対象企業が女性や障害者をどう処遇しているか，環境保護にはどう関わっているかなどの情報を集め，これを1冊の本にしたのである．買物は1つの投票であると言われるが，投資も1つの投票である．出資者は，出資先の会社を監視し，顧客の命と健康，環境保護などを重視させるべき社会的責務がある．

株式会社の事業責任は，取締役などの役員にあるが，それも基本は会社に対する責任であって，顧客に対する責任ではない．顧客に対して過失責任や欠陥商品の責任を負うのは，あくまで会社そのものである．したがってその会社が倒産すると，顧客は会社から補償を受けるのが難しくなる[1]．

会社の事業によって，顧客の生命や健康に被害を与えたとしても，会社そのものに刑事罰としての懲役刑を課することは不可能であり，罰金刑しかありえない．最近の法改正により罰金額が高額になってはきたが，たとえばJAS法（農林物資の規格化及び品質表示に関する法律）でも最高1億円であり，これを超える利益を上げる商品を製造販売しているなら，罰金を払っても安いものだということになる．

森永ヒ素ミルク事件や雪印事件においても，刑事処分を受けたのは，工場長など個人であった．社長などのトップは知っていたか違法を指示しない限り処罰されることはない．しかし最高責任者の社長は，仮に自らは直接関与していなかったとしても，部下に過失があって刑事責任を負うことになった

---

1) 風評被害を見通して計画倒産ということがある．会社財産を別の場所に移すことで，債権者，そして被害者は泣き寝入りを余儀なくされる．

ら連座制で一緒に処罰されるという制度を作り出すべきである．最も高い報酬を得て，最も高い責任を負っている社長や専務などのトップ経営者が，自社の起こした食品汚染事故について，個人的責任を問われないことが問題の根本にあるのではないだろうか[2]．

刑事責任だけでなく民事上の賠償責任も，会社とともに，役員が個人として責任を負うことにしないと，会社経営者の意識は変わらないと思われる．もし会社が償い切れないような被害を社会に与えたら，経営者も私財を投げ出して償わなくてはならないはずだ．

そのような緊張感で企業経営に当たれば，安全よりコスト削減を重視し，安全より見た目を重視するような経営はできなくなる．

しかし商法上，会社の取締役は悪意または重大な過失があったときだけ，会社と連帯して責任を負うとされている．社長や専務が知らなかったで済まされるのが今の制度である．

会社という有限責任の団体こそが，企業倫理が修復されず，無責任が続けられる根源であり温床でもある．

会社も法人として法律により存在を認められている組織であることを，会社経営者は認識すべきである．

2. 製造物責任と生産者責任

(1) ようやくできた製造物責任法

製造物責任法と情報公開法は民主主義という車の両輪である，とラルフネーダーが語ったのは，1989年に松江で開かれた日本弁護士連合会主催の人権大会シンポジウムだった．当時日本にはどちらもなかったので，両輪のない車だったわけである．

日弁連（日本弁護士連合会）も，東京弁護士会も，早くから製造物責任法

---

[2] 上場企業における株主代表訴訟のような取締役執行責任追及を株主ではない被害者は起こすことはできない．

の私案を作成したり意見書を提出するなどし，消費者団体も共同して法制定を求める運動をくり広げた結果，ようやく製造物責任法が1994年に成立し，翌年7月に施行されたのである．情報公開法はさらに遅れ，1999年制定，2001年4月1日施行であった．

製造物責任法は，Product liability の頭文字をとってPL法といわれるもので，損害賠償請求する場合の根拠が過失責任から欠陥責任に転換されたのである．製造物責任法は，製造物の欠陥によって人の生命・身体や財産に被害が生じたときに，製造者などに損害賠償を求めるための法律である．

食品関係のPL訴訟は多くないが，製造物であるかどうかが争われたものがイシガキダイのシガテラ毒素中毒事件である（東京地裁判決・2002年）．

この裁判では製造物とは何かが争われた．製造物責任法で製造物とは，「製造または加工された動産」とされている．これによれば，欠陥住宅などの不動産はこの法律でいう「製造物」に当たらないし，未加工の農産物も「製造物」ではない．

イシガキダイ事件の判決によれば，製造とは原材料に人の手を加えることによって新たな物品を作ること，加工とは原材料の本質を保持させつつ新しい属性ないし価値を付加することをいうと定義され，より具体的には，原材料に加熱，味付けなどを行って新しい属性ないし価値を付加したといえるほどに人の手が加えられていれば，「加工」に該当するとされている．そして，「イシガキダイという食材に手を加え，客に料理として提供できる程度にこれを調理したもの」といえるとして，このような調理行為が加工に当たるとしているのである．つまりこの料理屋で提供された兜やアライは加工された魚介類として，製造物に該当するとされたのである．

また「欠陥」とは何かも争点となった．提供されたイシガキダイにシガテラ毒素が付着していたのは事実であるが，この毒素は料理の過程で付着したものではなく，海の海藻の表面に付着棲息する鞭毛藻が作る毒で，これが魚に蓄積して毒化し，それを食べた人が中毒になるというものである．しかし裁判所は，「食品は，その性質上，無条件的な安全性が求められる製品であ

る」として，食中毒の原因となる毒素が含まれている料理には欠陥があると認定した．そして原告8人に対し，約1,200万円の損害賠償をするよう被告の料理屋に命じたのである．被告の料理屋は控訴したが，そこでも敗訴となった．被告はPL保険に加入しているので，この損害賠償金は保険会社が負担することになる．この裁判は，事実上，被害者と保険会社の間の争いだったようだ．

　もう1つこの裁判で問題になったのが「開発危険の抗弁」というものである．これは被告がこの料理を"提供した当時，入手可能な最高の科学技術の水準をもってしても"，イシガキダイにシガテラ毒素が含まれるという"欠陥があったことを認識できなかったといえるかどうか"というものである．千葉県付近でイシガキダイがシガテラ毒に汚染される事例は報告されていないということから，開発危険の抗弁が被告から出されたのであるが，判決は，既存の文献を調査すれば判明するような事項に開発危険の抗弁が認められる余地はない，として開発危険の抗弁を否定した．

　ちなみにシガテラ中毒は下痢や嘔吐だけでなく，金属などに触れたときショックを感じるドライアイスセンセーション（冷感亢進）という感覚異常をも引き起こすそうだ．

　この事件は製造物責任法がなかったら被害者が勝訴するのは困難だったと思われる．

(2) 製造物責任と生産物責任：その課題と限界

　前述のように，製造物責任法では，不動産と未加工の農産物，未加工の魚介類などはカバーできない．

　食品には無条件の安全性が要求されることは，加工食品であれ未加工の農産物であれ，同じはずである．加工食品には無過失の欠陥責任が課せられ，未加工ではその責任がないというのは趣旨が一貫していない．

　製造物責任法は製造者の責任を問う法律であるが，"Product"を製造物に限定したことがそもそもの誤りではなかっただろうか．

PL法先進国であるEUにおいては，未加工農産物を製造物に加えるかどうかは，加盟国のオプションとされたが，ギリシャ・フランスなどは未加工農産物にも適用を認めたのである．

　また判例法の国であるアメリカにおいては，「製造物責任法」という法律があるわけではないが，不法行為についての解釈基準（リステイトメント）では，すべての製造物としているだけである．

　わが国において，製造物責任法による無過失責任・欠陥責任を，製造・加工した食品に限らなくてはならない法的な理由はないはずである．

　農産物・畜産物・魚介類の生産方法は機械化・合理化され，あたかも工業製品のような産物もある．たとえば窓のない人工換気の鶏舎内で，何段にも積み重なったケージに身動きもできない鶏が生む卵は，まさしく製造物ではないだろうか．また人為的に他の生物の遺伝子を組み込まれた作物（GMO）も，同様に製造物と呼ぶべきである．

　わが国は世界に先駆け，主食穀物の遺伝子組換え実用化に取り組んでいるので，遺伝子組換え米を食べる日も近いかもしれない．遺伝子組換えは未だ未熟な技術であり，どのような有害作用が起きるか予測も予防も困難な作物が作り出されることになる．もし仮に遺伝子組換え米を食べてアレルギー反応が出たとしたら，その損害は遺伝子組換えイネの製造者が負担すべきものである．

　製造物責任法が製造者の不法行為責任に，無過失責任を加重する形で立法されたのは，そうした製造の過程で欠陥が生じることが多いという事情によるものであろう．そうであるなら，普通のイネに他の生物の遺伝子を組み込むなどという人工的な行為は製造そのものである．

　さらに最近の水耕栽培は，首都圏のビルの地下でさえ野菜の生育を可能にした．ビルの地下室で太陽光に代わる人工の光，土に代わる人工の肥料を含む水に浮かぶ発泡スチロールに植えられて栽培される工場生産に等しい野菜は，未加工の農産物ではなく，製造物として扱うべきである．

　特に最近のように，家畜関連の伝染性疾患やBSE（牛海綿状脳症）など

が多発している状況を考えると，食品の消費者・被害者救済のため，通常有すべき安全性を欠く農産物・畜産物・魚介類で人為的な環境で生産されるものについては，その提供者が無過失責任を負うとすることこそ，社会的に公平な制度ではないかと思われる．

製造物責任法制定から約10年が経った．未加工農産物など製造物からの除外規定の見直しが必要な時期に至っている．

3. 消費者の権利

(1) 世界の常識となった消費者の権利

アメリカのケネディ大統領が，「すべての人は消費者である．消費者には，安全を求める権利，知らされる権利，選ぶ権利，意見を聞いてもらう権利という4つの権利がある」と議会で演説したのは，1962年3月15日であった．後に世界消費者機構は，3月15日を消費者の日と定めた．

世界消費者機構は，さらに①生存権を保障する基本的権利，②安全の権利，③知る権利，④選ぶ権利，⑤意見を反映する権利，⑥救済を受ける権利，⑦消費者教育を受ける権利，⑧健康的な環境を求める権利，という権利も提唱した．

こうしてケネディ大統領以後，消費者の権利という考え方は世界の常識となったのである．ところがケネディ大統領演説から42年，この間わが国で同じ趣旨の発言をした総理大臣，消費者問題担当大臣は1人も出てこなかった．

一方1975年に制定された東京都消費生活条例（1994年名称変更）は，消費者の権利を以下のように明示している．

① 商品又はサービスによって，生命及び健康を侵されない権利
② 商品又はサービスを適切に選択し，適正に使用又は利用をするため，適正な表示を行わせる権利
③ 商品又はサービスについて，不当な取引条件を強制されず，不適正な

取引行為を行わせない権利
④ 事業者によって不当に受けた被害から，公正かつ速やかに救済される権利
⑤ 消費生活を営むために必要な情報を速やかに提供される権利
⑥ 消費生活において，必要な知識及び判断力を習得し，主体的に行動するため，消費者教育を受ける権利

東京都にはるか遅れて国も，2004年，消費者保護基本法を『消費者基本法』として改正し，ようやく以下のことが消費者の権利として盛り込まれた．
① 消費者の安全が確保されること
② 商品及び役務について消費者の自主的かつ合理的な選択の機会が確保されること
③ 消費者に対し必要な情報及び教育の機会が提供されること
④ 消費者の意見が消費者政策に反映されること
⑤ 消費者に被害が生じた場合には適切かつ迅速に救済されること

ようやくわが国も世界の常識を少しは認めるようになったという点で喜ばしいことであるが，この消費者基本法の定める消費者の権利は，基本理念として尊重されるだけでしかなく，また消費者が自らの利益の擁護と増進のために自主的，合理的に行動することができるよう，消費者の自立を支援することを基本とするとされている．つまり消費者には"自主的・合理的に行動する責務"も課されてしまったのである．

日本国憲法第13条には「すべて国民は，個人として尊重される．生命，自由及び幸福追求に対する国民の権利については，公共の福祉に反しない限り，立法その他の国政の上で，最大限の尊重を必要とする．」とうたわれ，またよく知られる第25条は，「すべて国民は，健康で文化的な最低限度の生活を営む権利を有する．国は，すべての生活部面について，社会福祉，社会保障及び公衆衛生の向上及び増進に努めなければならない．」と明確に定めているのである．したがって本来食品安全基本法や食品衛生法は，この憲法第13条や第25条の具体化されたものであるはずなのである．

だからこそ消費者国民には，個人として生命や健康を害されない健康で文化的な生活を営む権利があり，その具体化として食品安全基本法や食品衛生法により，権利が保障されていると考えるべきである．

(2) わが国の消費者訴訟

田中英夫・竹内昭夫著『法の実現における私人の役割』は，アメリカにおいて行われている「二倍・三倍賠償および最低賠償額の法定」制度について，私人に訴訟を提起するインセンティブを与え，私人による訴訟のもつ抑止力を強化するものだと説明している．また公的機関が被害者に代わって消費者被害の賠償請求訴訟を起こす制度などもあり，こうした制度を設けることにより，製品の安全性確保などの法目的を訴訟という手段で側面から支えるものだという共通認識がアメリカ社会にはあるとしている．本来行政が担うべき製品の安全性確保を，被害者である消費者が自らお金と時間をかけて，行政に代わって追求しているのであるから，行政は情報を提供するなどしてサポートする．

アメリカの『連邦食品薬品化粧品法』の中にも，政府の決定に対し誰でも異議の申し立てや公聴会開催，取消訴訟などを起こすことができるという定めがある．実際アメリカの消費者団体は，政府に対し，発がん性が疑われる食品添加物の禁止を求める訴訟を提起して勝訴することもある．

一方ヨーロッパ連合（EU）諸国は，訴訟により法目的を達成させようという思想より，政府自身が消費者の権利擁護に熱心である．たとえば，現在 EU では化学物質の総合的な規制政策である REACH を発足させようとしているが，これは予防原則，製造者責任，知る権利などに基づいたものなのである．REACH とは，化学物質（Chemicals）の登録（registration）・評価（evaluation）・認可（certification）の頭文字をつなげたものである．まず年間1トン以上製造されるすべての化学物質をとりあえず登録させ，年間100トン以上製造される物質は評価し，非常に高い懸念のある物質はブラックリストに載せて製造者に安全性を証明させる．証明できないものは使用できな

いので，安全かどうか不明なものが流通することを防ぐことができる．こうした制度を導入するのは，現在のやり方で化学物質の有害性評価を続けていたのでは，全部終わらせるのに5,000年かかるという危機意識からである．

　2003年，日本では食品安全基本法が制定され，国や自治体，事業者の責務などの規定を設けたが，消費者の権利が盛り込まれることはなかった．日本には，アメリカのように訴訟で社会的正義を守ろうという思想もなく，EUのように政府が率先して予防原則を採用しようという動きもないのである．

　私が担当した通称農薬裁判を紹介して，日本における消費者訴訟の現状に触れたい．

　1990年，アメリカから輸入されたレモンに，ベトナム戦争で使用された枯れ葉剤の主成分の1つである24Dという除草剤が使われていることが明らかになり，いわゆるポストハーベスト農薬パニックが起こり，レモンが果物屋から姿を消した．ポストハーベスト農薬とは，田畑で使用するのではなく，収穫後の農産物に直接散布したり，粉を混ぜ込んだりして使う農薬のことである．このパニックに対し，アメリカ政府は日本政府に圧力をかけ，国民がアメリカ産レモンを買わないのは，ポストハーベスト使用を認めている国際基準を日本が受け入れないせいであるとして，こうした農薬の容認を求めたのである．厚生労働省はこれを受けて1991年秋，食品中の農薬残留基準値設定作業を開始したが，その中に収穫後使用を前提とした非常に緩やかな基準値案が含まれていた．たとえば国内のばれいしょ畑で使用する場合，ばれいしょに0.05ppmまでしか残留してはいけないと定められているクロルプロファムという薬剤がある．これを欧米ではばれいしょの芽止めのため，収穫後に振りかけて使っているので，欧米の残留基準値は50ppmであった．日本国内の使用基準に比較し1,000倍緩やかな基準値であるが，厚生労働省はこれをそのまま導入した．また玄米に0.1ppmという残留基準値が設定されているマラチオンという有機りん系殺虫剤につき，小麦に8ppm，小麦粉に1.2ppmという基準値を設けてしまった．同様に玄米に0.2ppmとされて

いたフェニトロチオンという有機りん系殺虫剤については，小麦10ppm，小麦粉1.0ppmという残留基準値を設定した．玄米に比べ小麦で50倍から80倍，最終食品である小麦粉すら玄米の10～12倍の基準値なのである．

さらに1990年，私がアメリカでみつけたかんきつ類の違法添加物イマザリル（殺菌剤）についても，2年後に禁止通達を出しながらその1カ月半後に添加物として指定し，使用を認めてしまったのである．

こうした厚生労働大臣の決定に怒った全国の消費者・生産者約200名が，国を被告として，農薬残留基準値の取消，添加物イマザリルの指定取消などを求めて提訴したのが，1992年11月である．ただしわが国の行政事件訴訟法は，基準値設定などという一般的な行政決定を，消費者国民が争うことを認めていない．そこでただちに却下される「門前払い判決」を防ぐため，健康権侵害に対する国家賠償請求訴訟も合わせて提起したのである．

その後この訴訟は2000年まで継続し，農薬残留基準設定の憲法ともいうべき「基本的考え方」が，当時の食品衛生調査会の審議もなしに廃止されていたこと，新たに設定した農薬残留基準はこの基本的考え方に違反していることを証明した．また農薬メーカーから生データを提出させて，フェニトロチオンについて食品衛生調査会が設定したADI（1日摂取許容量）に科学的根拠がないことも，証明したのである．

ところが，これに対して東京高等裁判所は，「残留農薬基準の設定における基本的考え方の変更や食品衛生調査会の調査審議の経過などが控訴人らに不安をもたらし，あるいは食品の安全性について十分な情報を入手できないことに対する不安，不信といったものがあるとしても，それらの不安等が社会通念上甘受すべき限度を超えるものでないことも明らかであるというべきである」という判決を下し，全面的に消費者側の敗訴となった．

農薬残留基準設定のような行政決定を行うとき，最も重要な根拠となる食品衛生調査会の審議内容及び経過が不明朗で科学に反していても，それに対する不安・不信は，消費者国民が甘んじて受けるべきだという趣旨の判決であった．

(3) 消費者の権利確立に必要なもの

スウェーデンでは環境保護を目指さない政治家は選挙で再選されないそうであるが，これは選挙民の意識が政治の質を決めるということである．国民は自らにふさわしい政府を持つとも言われる．環境や消費者が重視されないのは結局日本人の権利意識が低いのが原因ではある．ではどうすれば国民の権利意識を高めることができるのだろうか．

2003年の食品安全基本法制定以後，リスクコミュニケーションという言葉が盛んになったが，実際に行われているのは，食品安全委員会，厚生労働省，農水省などによる説明会とパブリックコメントだけである．パブリックコメントは，さまざまな政策決定について国民の意見を募集するもので，当初は閣議決定のみが根拠であった．これが2005年，ようやく行政手続法に盛り込まれ，その法的根拠が定まったのである．しかし意見を受けて再考する義務や，反対を貫くために，一般消費者が決定に異議を申し出たり，訴訟を起こしたりすることまで保障されたわけではない．

まず必要なことは措置請求権規定である．東京弁護士会は，食品安全基本法制定に際し，国民の措置請求権を盛り込むべきことを求める意見書を内閣府に提出した．措置請求権は，現行の消費生活用製品安全法等にすでに盛り込まれている条文である．たとえば消費生活用製品安全法第93条は，「何人も，必要な措置がとられていないため，一般消費者の生命又は身体について危害が発生するおそれがあると認めるときは，主務大臣に対し，その旨を申し出て，適当な措置をとるべきことを求めることができる．主務大臣は，申出があったときは，必要な調査を行ない，その申出の内容が事実であると認めるときは，適当な措置をとらなければならない」とある．

こうした措置請求権があれば，違法添加物などについて，厚生労働大臣に必要な措置をとるべきことを申し出，必要な調査，適当な措置をとらせることが可能となる．ところが食品安全基本法や食品衛生法には，こうした措置請求権のような定めがない．そのため2003年7月，食の安全・監視市民委員会が厚生労働大臣に申し入れた「違法添加物ラクティスエイド（抗菌たん

ぱくナイシンZ）の取締の要望」は，何の処分もされないまま2年間も放置され，2年後の2005年6月に違法であるとの通知が出されたときは，すでにこの違法添加物は廃棄処分され，過去に使用されていたコンビニ弁当も姿を消していた．ところが，ナイシンは非常に抗菌活性が良いらしく，さらにその後も2件の違法使用が発覚し，これもまた取締要望を厚生労働大臣に申し入れたが，それに対する適正な報告すらなかった．

次に必要なことは汚染食品・表示違反食品のリコール制度である．自動車はわずかな不具合でも国交省に届け出て新聞等に社告を出し，無償で修理するなどのリコール制度がある．

ところが命と健康に直結する食品にはリコール制度がないのである．上記のラクティスエイドもそれを使用したコンビニ弁当も，誰も知らずに姿を消しただけであった．賞味期限を半年も偽った卵も新聞記事以外何もなかった．さすがに世論に押された京都府が，この養鶏業者を1週間の営業停止処分にしたが，その卵を食べた人はそのままである．下痢を訴えた人もあったが，病原菌がみつからなかったという理由で，食中毒としては扱われなかったようである．

東京都は，食品安全基本法が制定された後の2004年3月，食品安全条例を制定し，その中に一種のリコール制度を設けた．これは社告などを出して自主回収した食品について，東京都に報告する義務があるというものであるが，社告も出さず，回収もしなかった食品は誰にも知られず市場から姿を消すだけという点は改善されていない．また東京都以外で販売されている食品は対象外である．

やはり，食品衛生法を改正して，販売禁止などの行政処分だけでなく，一定の汚染食品につき，事業者自ら厚生労働大臣や知事に届け出て回収する義務を課すというリコール制度を設けるべきである．

さらに必要なことは行政事件訴訟法を改正して，残留基準値設定や添加物の指定，あるいは特定保健用食品の許可などの，いわゆる一般的行政決定の取消を求める権限を，消費者国民に与えることである．有名なジュース裁判

(1974年7月・東京高等裁判所)は,無果汁の飲料に無果汁という表示を義務づけなかった「公正取引規約」(業界団体が自主規制として作成した規約を公正取引委員会が認可するもの)の認可を主婦連(主婦連合会)が争った事件である.主婦連はこのような認可につき,訴えを起こす資格(原告適格)がないとして敗訴したが,公正取引委員会が自主的に無果汁表示を義務づけたので,主婦連は事実上勝利したことになった.

消費者国民の意思を無視し,健康被害をもたらすおそれのある食品添加物指定,農薬残留基準値設定,特定保健用食品許可などの行政決定を誰も争えないのは民主主義にもとるものである.

さらに消費者団体にも訴訟を起こせるように,団体訴権の制度の確立も急がれる.内閣府が導入を検討している違法約款に対する差し止め請求程度ではなく,行政決定を争う資格を消費者団体などにも与えるべきである.

消費者1人ひとりの意識変革を待っていては何も進まない.情報を得て不安や不信をもった消費者国民また団体が,行政決定を争う手段をもったとき,初めて国民の意識も改革できるといえるだろう.

4. 告発のゆくえ

わが国では,内部告発がなじまないとされてきたが,安全性を犠牲にしてコスト削減を図っている企業姿勢の真の姿は,内部告発なくしては知ることができない.

ようやくわが国においても,2004年公益通報者保護法が制定された.施行は2006年からであるが,労働者が内部告発をしたことにより解雇されたり,不利益な取扱いを受けることのないよう,事業者や行政機関のとるべき措置を定めたものである.

この法律でいう「公益通報」とは,以下の事実の通報のことを指す.
① 個人の生命または身体の保護,消費者の利益の擁護,環境の保全,公正な競争の確保,その他国民の生命,身体,財産その他の利益の保護に

かかわる法律に規定する犯罪行為
② 法律の規定に基づく処分に遺産することが犯罪となる場合の処分理由とされている事実

　たとえば，食品業界では違法に未指定添加物を使用して食品を製造する行為や，安全性評価を受けていない遺伝子組換え食品を販売する行為などを通報することをいう．

　この場合，通報先は事業者自体や監督官庁である．当該事業者に通報したところで，違法を承知で犯罪行為を行っている者が通報に従うはずはない．そこで行政機関や，通報することにより犯罪の発生や被害拡大を防止するために必要であると認められる者に対して通報することも，公益通報とされている．公益通報は他人に損害を与えるなど不正の目的でないことが必要である．

　ただし，この法律は，派遣労働者を含む労働者に対する解雇，不利益取扱い，派遣契約解除などを禁止しているだけなので，取引先，下請け業者などからの公益通報を保護していない．そのため，BSE発生時，国産牛肉買い上げ制度を悪用して偽装工作を行った雪印食品の違法行為を告発した倉庫業者は，倉庫業法違反で処分され，しかも相次ぐ倉庫利用停止によって倒産の憂き目をみたのである[3]．

　公益通報者保護法が制定された現在も，内部告発をした社員は，匿名で行動せざるを得ない状況にある．内部告発・公益通報が企業の宝だという意識を，企業経営者が持たず，必ず犯人捜しが始まるからである．

　近時問題になった千葉の建築士による耐震強度計算偽装問題を告発した別の設計会社社長も，当初顔を隠してテレビの取材を受けていた．この人物の告発がなかったら，多くの消費者が震度5強以上の地震で倒壊するようなマンションに知らずに住み続けることになったのである．このような大きな社会的損失を救う公益通報者がなぜ顔を隠さなくてはならないのか．正しいこ

---

[3] この事件により，内部告発問題が世間で広く取り沙汰されるようになった．

とを行った正義の人は，尊敬こそされ，嫌われ厭われる筋合いはない．公益通報者には，こうした外部の取引先なども含むように見直すべきである．

さらに現在検討されている団体訴権制度を早期に実現し，不正な取引を差し止めることができるようにするべきである．そうなれば，内部事情を知った個人ではなく，通報を受けた団体が，その企業に対し，違法な食品の販売差し止めの訴訟などを起こせるようになるので，非常に強力な武器になりうる．団体訴訟は，単に違法な取引約款の差し止めなど，対象を狭く限ることなく，公益通報者保護法で保護される通報対象事実の差し止め，あるいは事後の損害賠償請求なども含むようにすべきである．

個人の消費者は企業に比べ圧倒的な弱者である．まず情報が圧倒的に少ない．食品の表示制度では実際に使用された食品添加物の表示免除制度もあり，遺伝子組換え食品にも，重量で全体の5%未満の場合の表示免除制度がある．つまり表示制度ではすべての情報を入手することは不可能なのである．

さらに一消費者と企業では経済的格差が大きすぎる．仮にPL訴訟を起こすとしても，企業側は企業の費用で弁護士を依頼することができる．また訴訟準備に携わる社員は，会社の業務として有給で仕事をすることができる．これに対しカネミ油症のような食品事故による被害を受けた消費者は，健康を損なって仕事にもつけず，収入が減少ないし途絶えても，自らの費用で訴訟を担わなくてはならない．実に不公平である．こうした不利益を少しでも解消するために，法律扶助という制度があるが，援助額は多くの弁護団を作るには不十分である．

医薬品の場合，副作用について一定の補償を受けることのできる制度がある．食品についても，食品業界の拠出により，公的な補償制度を設けるべきではないだろうか．そうすることによって，弱者である被害者がさらに苦しむことのない救済制度ができる．

そのような中で，健康食品について，最近興味深い判決が出た．サントリー株式会社が製造した健康食品である「ブルーベリー＋アスタキサンチン」「マルチカロチン＋アスタキサンチン」「イチョウ葉エキス＋アスタキサンチ

ン」「米胚芽＋アスタキサンチン」と称する製品を，サントリー・ショッピング・クラブが通信販売した．これらには，食品衛生法によって食品への添加が認められていないエトキシキンという酸化防止剤が含まれていた．上記違法発覚後，サントリー・ショッピング・クラブは社告を出し，未使用の製品を回収し代金を返還したが，使用済みの代金返還には応じなかった．そこで原告はその代金返還を求め，さらに健康に良い食品と思って購入して食べた食品に違法添加物が使用されていたことによる慰謝料と弁護士費用の支払も求めた事件である．

2005年1月に出された大阪地裁判決は，違法添加物が使用された食品は無価値なものであるとして使用済み分の代金返還をショッピング・クラブに命じたのである．ただし製造者であるサントリーの責任自体は否定された．

この事件では，急拡大する健康食品市場の実態とともに，ホームページを利用した医薬品的な情報提供と，ショッピングがワンクリックでつながっていたという事実も明らかになった．健康食品には，病気の予防や治療，あるいは身体の構造・機能への影響などの事実をうたうことは禁止されているにもかかわらず，それが守られていなかったのである．病気予防や老化防止など，医薬品的な効果を期待して購入する消費者が後を絶たない．

しかも違法表示はあまりに多すぎて，自治体による監視監督は到底行き届かず，目に余るほどのひどい広告や表示のみが取り締まられているのが実情である．こうした中で，納得できない製品を購入させられた弱い立場の消費者が集団で代金返還訴訟を起こせるような道が開かれていなければならない．

たとえば，私が代表をしている食の安全・監視市民委員会では，健康食品の違法・不当表示事例を募集し，これを雑誌発行元や東京都などに通報し，是正を求めている．不当に代金を払わされた被害者が，集団で代金返還請求訴訟を起こすことが可能なら，こうした違法な販売を減らすことができる．そのためにはわが国にもアメリカのクラス・アクションのような制度が必要である．違法な食品を買わされた被害者が，個人で代金の返還を求めるだけなら，裁判費用の方が高くなり，多くの人の参加は望めない．被害者全員を

代表して訴訟が起こせれば，比較的少ない費用で比較的高額の判決を得ることができる可能性がある．

仮に違法な製品を買わされても，自ら反省することの多い日本人は，自分にも落ち度があったとしてあきらめてしまう例が多い．争いごとを好まないという日本人の性質は社会をおだやかに保つには良いが，あきらめることは違法な販売者を利することにもつながる．これもまた権利意識の問題ではあるが，団体が被害者に代わって損害賠償請求できるとか，課徴金を払わせるような制度を作りたいものだ．課徴金は被害者の利益にはならないが，悪質業者には痛手になるから，抑止力が働くだろう．

参考文献

神山美智子『食品の安全と企業倫理』八朔社，2004年．
植村振作・辻万千子他『農薬毒性の事典』三省堂，2002年．
田中英夫・竹内昭夫『法の実現における私人の役割』東京大学出版会，1987年．
国際市民セミナー実行委員会編『化学物質汚染のない世界をめざして－EUの新しい化学物質規制－REACH』有害化学物質削減ネットワーク，2005年．

第3編 分析手法

第 7 章　食品安全規則の実験モデルと定量手法

は じ め に

　本章は，食品安全規則がもたらす貿易（取引量）と経済（ここでは厚生経済など）効果を分析する実験研究をまとめたものである．

　食品安全や国際貿易という一般的な問題について詳細な議論を展開した論文はすでに存在する（例えば Henson et al. 2000; Hooker and Caswell 1999; *Agriculture in the WHO* 2001; *Food safety and quality issue* 1999; Roberts, Josling and Orden 1999; Thilmany and Barrett 1997）．これらの研究によって，食品安全規則についての貿易および経済上の効果の枠組みと概念化がなされたが，そこでは，規則が及ぼす効果の計量的証明はなされていない．

　本章は，食品安全規則についての実験的論文の学説的検討を行う．実験的論文であることの強調は，食品安全規則がもたらす効果の1つの基準の創設を意味している．この論文では，限定した一連の食品安全規則についての分析を行う．

　動植物の生命・健康に危害を加えるペスト（伝染病）や伝染病を運ぶ農産物の取引に影響を与える規則に加え，食品を安全に保つための取引制限規則は，WTO（世界貿易機関）の「衛生植物検疫措置の適用に関する協定」（通称 SPS 協定）の規定下にある．

　広義には，国際貿易に影響する食品安全規則といえば，非関税障壁（以下 NTB と略記）がある．OECD はこの NTB に注意を向け，NTB における実

験研究に以下の4つの根拠を提案している（*Measurement of sanitary, phytosanitary and technical barriers to trade* 2001）．

①国内規則は主要な貿易障害となり，そういった規則が急増している．しかしながら，これらのNTBは，関税の引き下げによって，一層貿易制限的になっていることや国際的監視が強まっていることから生じている．

②SPS及び技術的規則の経済効果を計量化することは，規則を再編成するプロセス上重要な第一歩となる（Regulatory reform in the agri-food sector 1997）．計量分析を行うことで，政府は自ら行うSPS政策にかかる費用がわかり，より効率的な規則を採択していくための一助となる（Antle 1995）．

③国外の規則が一国にもたらした損害を計量する技術をより充実させることは，論争を解決し，賠償請求額を算出する基礎をもたらす．

④開発途上国の技術関係の規則は，途上国の農産物（食糧）及び家畜飼料輸出に対し，かなりの障害を生み出すと専門分野研究で提言されている（Cato, Lima dos Santos 1998; Otsuki, Wilson and Sewadeh 2001a）．

貿易と経済効果を理解する理論的根拠を除き，貿易とSPS規則がもたらす経済効果に関する研究は，特に食品安全規則に関するものは少ない．ティルマニイとバレットは「現在，規則の障壁が貿易や投資量にどのように影響しているのかについてほとんど理解されていないし，また，それが各国の消費人口の経済厚生にどのように影響しているのかも知られていない」と言う（Thilmany and Barrett 1997）．1990年代半ばから，研究者はSPS協定がもたらす貿易，経済効果の追加的研究を行っている．本章ではそのような効果の基準の策定を目的とする．

研究1：グラビティ・モデルを用いたアフラトキシン予防規則の計量評価

大槻，ウイルソン，セワーデ著
「予防策の対価：アフラトキシン[1]規則とアフリカ・ピーナッツ輸出量のヨーロッパ諸国間における調整」(Otsuki, Wilson and Sewadeh 2001b)

問題の所在

筆者は，9つのアフリカ諸国（チャド，エジプト，ガンビア，マリ，ナイジェリア，スーダン，セネガル，南アフリカ共和国，ジンバブエ）とEU（ギリシャを除く加盟14カ国）でのより厳格な食品安全規則（案）をとりあげた．

この規則案はEU加盟国すべてにおいてピーナッツに見つかる発ガン性物質であるアフラトキシンB1含有量を2ppb以下にするというものであった[2]．今回提出された案は加盟国のうち4カ国を除くすべての国で従前より厳格な規則になっている．

導入手法

2国間貿易フローとこれらのフローにおける規則の効果を計量分析するために，グラビティ・モデルを用いた．このモデルは以下のように定められている．すなわち初期値 j から目標値 i までのフローを初期値での経済力，最終値での経済力および初期値から目標値までのフローの動きに順応するか反発するかのどちらかの経済力によって説明されることができる（Bergstrand 1985）．大槻，ウイルソン，セワーデが生みだしたこの単純モデルの

---

1) ピーナッツに発生するカビが生産するマイコトキシンで強発ガン性物質．
2) 国際基準への整合化．ハーモナイゼーション．国内基準を国際基準に合わせること．

数列式は以下のようなものである (Otsuki, Wilson, Sewadeh 2001b)[3]．

$$\ln(M_{ijkt}) = b_{0k} + b_{1k}\ln(GNPPC_{it}) + b_{2k}\ln(GNPPC_{jt})$$
$$+ b_{3k}\ln(DIST_{ij}) + b_{4k}\ln(ST_{ikt}) + b_{5k}\ln(RAIN_{jt})$$
$$+ b_{6k}COL_{ij} + b_{7k}YEAR + \varepsilon_{ijkt}$$

M_{ijkt}はt年での，アフリカのある国jからの，EU 参加国iに対する農産物（量）kにおける貿易フローである[4]．ここでの農産物は食用ピーナッツ，ピーナッツ油，菜種油である．

パラメータbは，計量可能な係数であり，誤差ε_{ijkt}は通常0と設定し，独立分布とする．

$GNPPC_{it}$と$GNPPC_{jt}$はEU 参加国iとアフリカ諸国jにt年における，国民1人あたりの国民総生産（GNP）の実質値を表したものであり，1995年時の米ドル基準で換算している．

$DIST$はi国とj国の間の地理上の距離を表す．

ST_{ikt}はt年間における農産物kのi国によるピーナッツ農産物に含まれていた最大アフラトキシン量（アフラトキシンB1）である（論者が数値データを入手したのは1995年のみであり，以来この値を年間基準値として用いている．最大量は一定と仮定している）．

$RAIN_{jt}$は，アフリカのある国jにおける平均降水量である．論者がここに平均降水量を用いた趣旨は，湿度が干ばつ期のアフラトキシン量に明確に影響するからである．

COL_{ij}はi国及びj国の2国間の植民地的支配関係を表すダミー変数である．

---

[3] この論文に登場する検定モデルのすべては，微調整しているオリジナル原稿に記述されている．

[4] すべての変数に自然対数をとり，対数関数（ln*）で表している．ただし，ダミー変数は除く．

YEAR は技術進歩を想定した線形時間傾向（最初の1989年を1，最後の1998年を10とする）である．

ここでの回帰は，国民1人あたりのGNP，降水量，規則，障害といった各係数に応じた菜種油とのダミー変数で，プールされたものである．また，モデルでグループが輸出国によって定義されると設定している．

研究分析と展開

この研究はEU加盟国の国民1人当たりGNPは，全農産物の輸出において正の値を示し，重要な影響を持つことを示した．植民地的支配関係を表す変数は，重要な意味を持ち，正の値を示す．規則を表す変数は，食用ピーナッツとピーナッツ油に対し正の値を示している．当該モデルを5年間周期の平均単位として計測し，それは絶えず増加する値という弾力性を生む．そのことは，規則が長期にわたるとより実のあるものになることを暗示する．今，1998年時点の貿易量と価格で，規則の（全期間をカバーする）計測された弾力性を用いると，アフラトキシン含有規制を1ppbまで厳格にするとアフリカの輸出の損失量は482,400米ドルとなり，1998年基準値の72%にあたる．もし，EU諸国が2ppbのEU規則案に，自分たちの規則を合わせるよう調整すると，アフリカの輸出の損失は238,900米ドルとなり，1998年値の36%となる．もしEUの参加国すべてがコーデックス委員会が提案する国際基準値である9ppbにまで緩めると，取引値は，480,600米ドル，1998年値の72%にまで増加する．

研究2：グラビティ・モデルを用いたヨーロッパ食品安全規則による貿易効果の計量評価

大槻，ウイルソン，セワーデ著
「10億分の2を救え：アフリカへの輸出におけるヨーロッパ食品安全規則の貿易効果を計量する」(Otsuki, Wilson and Sewadeh 2001a)

問題の所在

大槻，ウイルソン，セワーデは，2つの食品グループについて，最大許容アフラトキシン量調整規則案がもたらす，貿易フローへの影響を調査した．2つの食品グループは(i)穀類，穀類加工品群，(ii)乾燥果実，ナッツ，野菜群である．特に，現状を維持した場合との比較をしてみた．

多くのEU加盟国の規則は，現状より厳格なものとなっている．しかし，コーデックス委員会の出した規則案はEU加盟国の中で，最も緩いものである．

規則改革の結果は健康状態の推計値の相違とリンクしていたが，その推計はアフラトキシンの最大許容量と肝臓ガン死亡者数によってなされた．このモデルの対象国は，15のヨーロッパ諸国（ノルウェーと，ギリシャを除くEU諸国），9つのアフリカ諸国（チャド，エジプト，ガンビア，マリ，ナイジェリア，セネガル，南アフリカ，スーダン，ジンバブエ）であった．

導入手法

筆者は，先述の研究と同じグラビティ・モデルを用いて，2つの食品群の貿易フロー値におけるアフラトキシン規制の効果を調べてみた．

$$\ln(V_{ijkt}) = b_{0k} + b_{1k}\ln(GNPPC_{it}) + b_{2k}\ln(GNPPC_{jt}) + b_{3k}\ln(DIST_{ij}) + b_{4k}(COL_{ij}) + b_{5k}YEAR + b_{6k}\ln(ST_{ikt}) + \varepsilon_{ijkt}$$

上記のモデルに用いている各変数の意義は，研究1で述べたものと同一である（ただし，従属変数を除く）．

従属変数 V_{ijkt} は，t 年における i 国への輸入，j 国への輸出，生産物 k の貿易値であり，量を表すものではない．

筆者は，「輸出国のダミー変数は環境や生産量のような未確定な要素を制御するため，グラビティ・モデルに含み，それはこれら諸国間で異なる」と述べている（p. 505）．それゆえ，追加的ダミー変数がこのモデルに含まれる．

第 7 章　食品安全規則の実験モデルと定量手法　　　　　243

グラビティ・モデルの検定はまた，輸入国の一定効果の検定を含む．

成果と実践

　このモデルは，(i) 穀類，穀類加工品群，(ii) 乾燥果実，ナッツ，野菜群の2つをそれぞれ計量している．穀類，穀類加工品モデルでは，ヨーロッパ諸国の国民1人当たりのGNP数値，規制や植民地関係ダミー変数は正で，かつ5％検定率である．距離変数は負の値をとり，検定率は5％である．乾燥果実，ナッツ，野菜群モデルはヨーロッパ諸国，国民1人あたりのGNP値，アフラトキシン規制値，植民地関係値はすべて正の値でかつ5％検定率であるが，アフリカ諸国の国民1人あたりGNP値は正でも検定率は10％である．乾燥果実，ナッツ，野菜モデルでは，距離変数は負であり，検定率は5％である．

　これらの係数は，国民1人あたりのGNPが増加すると農産物輸入が増えることを意味している．規則がもたらす正の値は——規則の厳格度が増し，それはアフラトキシンB1の最大許容量を減らすことを意味するが——，農産物の貿易を減少させることを意味している．植民地関係は国の間の商品取引に正の効果を与えてきた．距離変数に表れた負の値の意味は貿易相手国の距離が遠くなればそれだけ取引量が少なくなるいうことを意味している．

　筆者はこのデータを3つの群に分けている．
　　(i) ココナッツ，ブラジルナッツ，カシューナッツ群
　　(ii) ピーナッツ，その他食用ナッツ群
　　(iii) ドライフルーツ，加工フルーツ群

　規則における計量された弾力性のうち2つが正の値を示し，(双子対数仕様：弾力性は規則変数から係数を計量) 統計的には(ii)は5％検定率であり，(i)は10％検定率である．ドライフルーツ，加工フルーツの規則の弾力性は，検定率はない．ピーナッツや他の食用ナッツの貿易規則の弾力性は，ブラジルナッツ，カシューナッツの（貿易）弾力性より大きい．もし，アフラトキシンを懸念した人の多くがピーナッツを扱うようになったとしても，その結

果は驚くに値しない．

　筆者は，計量された弾力性を用いて，EUの様々な規則，つまり，より厳格な政策からより緩やかなコーデックス基準を調和することの影響を計算してみた．

　1998年には，アフリカからヨーロッパまでのシリアルやシリアル加工食品の輸出値が2億9800万米ドルであった．以後は，より厳格に提案されたEU規制への1998年値の実に59％である，1億7700万米ドルの損失を生んだ．

　より緩やかなコーデックス基準へ変わると，1998年値の68％にあたる2億200万米ドルの貿易黒字を生む．

　コーデックス基準よりむしろEU参加国間の調和をはかった規則案を用いると，その値は1998年値の76％まで減少した．

　その値は食用ナッツの値と同じである．1998年にアフリカからヨーロッパまでの食用ナッツの値は，4億7200万米ドルである．より厳格なEU規則案は，1998年値の47％である，2億2000万米ドルの（貿易）赤字を生む．より緩やかなコーデックス基準規制への移行は1998年値の14％である6600万米ドルの貿易黒字を生み，コーデックス基準規則より，EU加盟国間で調和する規則案を用いた時の方がその値の減少は1998年値の53％である．

　国連食糧農業機関（FAO）による計量結果によると，アフラトキシン規制をより厳格にすることによって肝臓ガンから一命をとりとめた患者の数は10億人中0.9人となる．より厳格なEUのアフラトキシン規則案へ移行すると，EUへのアフリカの食品輸出は3億4000万米ドルの損失を生む．

　すなわち，EU規則とコーデックス基準と比較すると，EU規則に従うとアフリカの総食品輸出額損失は6億7000万米ドルとなるが，一方，10億人中2.3人の命が救われたという利益が生まれることを表している．

研究3：グラビティ・モデルの応用による輸入・輸出側への影響評価分析

ウイルソン，大槻著
「世界貿易と食品安全：細分化システムの勝者敗者」(Wilson and Otsuki 2001)

問題の所在

ウイルソンと大槻が取り組んでいる問題は，穀類，食用ナッツ，乾燥果実食品の貿易において，アフラトキシン規則を調整することによる影響はどのように出てくるのかというものである．筆者はまた，他の様々な輸入者，輸出者への影響も調べた．

導入手法

筆者は前記の研究1および2で用いたグラビティ・モデルを修正して15の輸入国（うち4つは開発途上国）と31の輸出国（うち21が開発途上国）の間の貿易を調べた．

$$\ln(V_{ijt}) = b_0 + b_1\ln(GNPPC_{it}) + b_2\ln(GNPPC_{jt}) + b_3\ln(DIST_{ij}) \\ + b_4(ST_{it}) + b_5(COL_{ij}) + b_6EU_{ij} + b_7ASEAN_{ij} \\ + b_8NAFTA_{ij} + b_9MERCOSUR_{ij} + b_{10}YEAR\,96 \\ + b_{11}YEAR\,97 + b_{12}YEAR\,98 + \varepsilon_{ijt}$$

モデル中のほとんどの用語の意味は，研究1の導入手法の項で述べたものである．

EU_{ij}，$ASEAN_{ij}$（東南アジア諸国連合），$NAFTA_{ij}$（北米自由貿易協定），$MERCOSUR_{ij}$（南米共同市場）は皆ダミー変数であり，それらは輸出入国

が貿易連合のメンバーである場合は1となり，そうでない場合は0となる．

$YEAR$ 96, $YEAR$ 97, $YEAR$ 98 は調査対象年を表すダミー変数である．論者は1995年から1998年のデータの組に限定した．それは，他の2つの研究論文のタイム・フレームと比較すると短いものである．

結　果

筆者は，(i)穀類，(ii)食用ナッツ類，(iii)乾燥果実・保存用果実それぞれにこのモデルを用いている．

まず，穀類のモデルについては，輸入国の国民1人あたりGNPと，規則の係数値及び植民地関係，EU加盟国，MERCOSUR加盟国のダミー変数の値が正であり，1％検定率を出している．一方，輸出国の国民1人あたりのGNPの係数値も正となるが，検定率は5％である．距離変数の係数値と，NAFTA加盟国のダミー変数の値は負となり，検定率は1％である．

次に食用ナッツ類のモデルであるが，輸入国の国民1人あたりGNP変数，規制変数の係数値と，植民地関係，EU加盟国のダミー変数値はすべて正であり，1％検定率を出している．

最後の乾燥果実及び保存用果実モデルについては，輸入国及び輸出国の国民1人当たりのGNP係数値や，植民地関係，EU加盟国，MERCOSUR参加国のダミー変数値は正であり，検定率は1％である．ASEAN諸国及びNAFTA加盟国のダミー変数値の係数は正であり，検定率はそれぞれ5％，10％になる．距離変数の係数と1998年のダミー値の係数は負となり，それぞれ検定率は1％，10％と出てくる．しかし，規制の係数値は統計的に検定されない．それゆえ，変数分析は割愛する．

論者は，アフラトキシン規制のさまざまな設定状況を比較するシナリオを作ってみた．基本シナリオの下で，全輸入国が個々のアフラトキシン規則を有することとする．15の輸入国のうち，4カ国だけがコーデックス基準よりゆるやかな規則を適用している．6つのEU加盟国のうち2カ国の規則はEU規則案より厳格なものとする．想定されるケースは

(1) 全国家がさらに厳格なEU規則案へと移行
(2) EU加盟国だけがEU規則案へ移行
(3) 全国家がコーデックス基準に移行

の3つである.

筆者はもし,すべての輸入国がコーデックス基準を採用したとすると,シリアルとナッツの貿易は,対1998年取引総額の51%にあたる61億米ドルまで増加すると見込まれると判明した.その研究成果は,EUの加盟国家だけがEU基準案を採用した場合上記(2)の値より,71億米ドル(1998年基準の65%)多いのである.また,全輸入国がEU規制案を採用した場合は,コーデックス基準下での取引は122億米ドル(1998年基準の67%)増加する.

研究4：部分均衡モデルを用いた投入産出量分析

オベルトン,ベギン,フォスター著
「植物衛生規則と農業フロー：タバコ量投入とシガレット産出量の関係」
(Overton, Begin and Foster 1995)

問題の所在

オベルトン,ベギン,フォスターは,その論文で,ドイツ,イタリア,スペインは国内もしくは輸入されたシガレット(Cigarettes)[5]に含有される農薬(マレイン酸ヒドラジド maleic hydrazide)量を80ppmにまで規制することを述べた.マレイン酸ヒドラジドはタバコ(tobacco)の成育に使用される成長促進剤である.しかし,この規則は最終農産物の中に出てくる化学物質量を規制しているものであり,未加工のタバコに対する規則ではない.市

---

[5] シガレットに含有される農薬の最大残留量の研究はSPS協定の食品安全に関する解釈手法ほど質が高くない.しかし,この問題は食品安全問題に非常に関係している(訳者).

場における生産量は規則に左右されるものであるため，筆者は投入量と産出量における最大残留量の貿易及び経済効果を調べることにした．とくに筆者は，生産コスト，要素需要，トレード・フローにおけるタバコ生産農家やタバコ製造業への，より厳格な EU 規則の適用効果を調べてみた．

導入モデル

筆者は部分均衡モデルを用いてシガレットに含有されるマレイン酸ヒドラジドの最大残留量を 10% 減少した場合のシミュレーションを行った．このモデルは米国と EU のシガレットの需要供給均衡を出す．このとき，投入物の代替弾力性は一定，規模に関する収穫は一定（return to scale）とした．このモデルは，タバコ（残留物を含むアメリカ産及び含まない EU 産双方のもの）と他の投入物の間の需要の数式から得られる，残留量を内生的なものにする．それは内生的に規制された量を下回っていなければならない．残留量は投入された米国のタバコの総量と米国生産農家が受けた割当リース率の間の関数で表される．それは内生的なもので，米国の価格と限界費用の関数でも表される．

結果

筆者は，次の 2 通りのシナリオに従って最大残留量が 10% 減少した場合の影響を調べた．
- 米国政府がタバコ生産量を減少させることにより，米国産タバコの政策実行前価格（pre-policy price）を維持したため米国の限界費用が増加した場合
- 生産量を一定に保つことで米国産タバコ価格が下落せざるを得なくなった場合

前者のシナリオによった場合，米国産シガレットの需要は 0.085% 落ち込む一方，EU シガレット需要は 0.02% 増加することが証明された．規模に関する収穫が一定なので，米国タバコ葉輸出が EU と比べて増加するのであ

る．この結果は，EU のシガレット生産が増加することによるものであり，それは米国タバコ（タバコ葉とシガレット）が EU の 1.6% まで軽減したからである．米国生産量は 7.1% 減少し，米国以外の国のタバコ生産は 12.9% 増加した．米国タバコ生産量を減少させると，最大残留量が全体で 2.8% まで減少するのである．

後者のシナリオでは，最大残留量を 10% 減少させて生産量を一定にした場合である．米国の新価格の下で，米国シガレットの需要は 0.013% 落ち込む．米国の価格は 0.26% 下落する．それゆえ，米国タバコ葉の，EU や他国での需要はそれぞれ 0.86%，0.47% 増加する．米国タバコ葉需要が増加するにもかかわらず，タバコ（葉とシガレット）の全輸出量は 1.51% 減少する．EU シガレットに使われる米国タバコ葉の増加により，EU タバコを 0.059% 減少するのである．残留量は減らない．

この結果を見るに，より厳格な最大残留量規制政策によって，EU タバコ生産農家は打撃を受けることが分かった．微々たるものかもしれないが．

評 価 分 析

この 3 つのグラビティ・モデルの研究論文によって，食品安全規則は国際貿易に影響を与えるという証明がなされた．この研究結果を全体的にみると，規則をゆるやかにすると貿易フローが増加し，その結果，外国生産農家の所得を増加させるということがわかる．この後者の証明のポイントは，開発途上国にとってとくに重要なものである．規則をより厳しくするとその国の貿易は減少するのである．しかし，その損失分が貿易転換の影響を緩和するためには不明瞭の誹りを免れない．それは，ある国への貿易がより厳格な規則によって統制される一方，ゆるやかな規則が適用される輸入国は転換財を購入する．転換財はより安い価格となるが，貿易自体は，グラビティ・モデルが予告するように必然的にはなくなるものではない．

一般的に，グラビティ・モデルは調査下での農産物の供給と需要にリンク

したものではない．供給曲線および需要曲線の動きの変化が発生貿易の量，値の変化を生みだすかどうかは明らかでない．それゆえ，規則の変化が生みだす厚生効果は分かっていない．筆者は，グラビティ・モデルを用いたがそれぞれの規則の厚生効果を測定することはできなかった．にもかかわらず，規則の厳格度を変化させることによって厚生効果を測定することは実効性があり，規則がさまざまな経済主体にどのように働き掛けるかを理解するために重要なのである．それゆえ，規則の厚生効果につきさらに研究を進めることが重要な研究領域となる．

ここにあげた4つの論文とNTBの他の文献の多くは，SPS規則が貿易を制限するという仮定に基づいて分析したものである．オベルトン，ベギン，フォスター（1995）は国内生産農家が規則によってかなりの打撃を受けるという驚くべき結果を提示した．しかし，研究論文は，こういった規則が貿易を改善する可能性についてまで踏み込んでいない．これらの規則の貿易拡大現象が生じるとき，その値が貿易各国間の調和を豊かにし，透明性を改善する動きを見せる．食品安全規則やより一般的なSPS規則の貿易拡大効果を解決することは，通常貿易を拡張する分子である他の要素と比較しても難しいものである．それゆえ，これからの研究の中で有望な領域というのは，調和と透明性を持った貿易が実際に厚生を行っていくことができるかどうかを調べていくことであろう．

将来的な研究に残されたもう1つの考察としては，こういった研究を地理学的に拡大して行うことである．北半球の国から南半球の国に適用される規則効果についての研究は，有益であると思われる．SPS委員会の報告で見られるように，南半球諸国でますます多くの規則が開発されつつあり，それが南半球諸国間に影響を与えつつある．

むすび

食品安全規則の貿易及び経済効果をめぐる研究はまだ非常に乏しい．この

領域ではもっと多くの研究が求められている．しかし，様々なタイプの規則を一般化する力は限られているために，研究は頓挫しているのである．この領域の研究に伴うもう1つ難しい点は，リスク評価の情報を経済モデルにどのように適切に結び合わせるかということである．これは，食品安全に関わる科学者や，規則主体（規制する側），経済学者の協働によって初めて実現されるのである．

この研究は政策決定者に，貿易歪曲効果を最小にする政策をとりながら，国家的に食品安全の許容量を提供することで食品安全政策を開発させる手助けとなるのである．

参考文献

Agriculture in the WTO: the role of porduct attributes in the agricultural negotiations, 2001. International Agricultural Trade Research Consortium, University of Minnesota, St. paul, MA. IATRC Commisioned papers no. 17.

Antle, J.M., 1995. *Choice and efficiency in food safety policy*. AEI Press, Washington, DC.

Bergstrand, J.H., 1985. The gravity equation in international trade; some microeconomic foundations and empirical evidence. *Review of Economics and Statistics*, 67 (3), 474-481.

Cato, J.C. and Lima dos Santos, C.A., 1998. European Union 1997 seafood safety ban: the economic consequences on Bangladsh shrimp processing. *Marine Resources Economics*, 13, 215-227.

Food safety and quality issues: trade considerations, 1999. OECD.

Henson, S., Loader, R., Swinbank, A., et al., 2000. *Impact of sanitary and phytosanitary atandards on developing countries*. Centre for Food Economics Research, University of Reading, Reading, England.

Hooker, N.H. and Caswell, J.A., 1999. A Framework for evaluating non-tariff barriers to trade related to sanitary and phytosanitary regulation. *Journal of Agricultural Economics*, 50 (2), 234-246.

Measurement of sanitary, phytosanitary and technical barriers to trade, 2001. Organisation for Economic Co-operation and Development (OECD), Paris.

Otsuki, T., Wilson, J.S. and Sewadeh, M., 2001a. Saving two in a billion; quantifying the trade effect of European food safety standards on African exports. *Food Policy*, 26 (5), 495-514.

Otsuki, T., Wilson, J.S. and Sewadeh, M., 2001b. What price precaution? European harmonisation of aflatoxin regulations and African groundnut exports. *European Review of Agricultural Economics*, 28 (3), 263-283.

Overton, B., Beghin, J. and Foster, W., 1995. Phytosanitary regulation for US and agricultural trade flows: tobacco inputs and cigarettes outputs. *Agricultural and resource Economic Review*, 24 (2), 221-231.

Regulatory reform in the agri-food sector, 1997. *In: The OECD report on regulatory reform. Volume I. sectoral studies*. Organisation for Economic Cooperation and Development, Paris, 233-274.

Roberts, D., Josling, T. and Orden, D., 1999. *A framework for analyzing technical trade barriers in agricultural markets*. U.S. Dept. of Agriculture. ERS, Washington DC. Technical Bulletin no. 1876.

Thilmany, D.D. and Barrett, C.B., 1997. Regulatory Barriers in an integrating world food market. *Review of Agricultural Economics*, 19 (1), 91-107.

Wilson, J.S. and Otsuki, T., 2001. *Global trade and food safety: winners and losers in a fragmented system*. development Research Group, The World Bank, Washington, DC.

索　引

【欧文】

Aage　⇨デンマーク一般均衡値モデル
AI需要体系分析　211
AKK（オランダ農業食品チェーン開発財団）　4, 9-10, 21
AMR　47, 51
AMS　52, 54, 119
APHIS　49, 51, 118-9
@Risk　133
BSE（牛海綿状脳症，狂牛病）　1-2, 4, 7, 15, 19, 25, 39, 41-50, 55-6, 58, 62, 64, 69, 72-3, 76-7, 83, 116, 160, 164, 173, 183, 185, 207, 209, 214, 216, 222, 231
CAP（共通農業政策）　2, 3, 9, 15
CCPs　155
DALY　25, 138-42
EFSA　⇨ヨーロッパ食品安全機関
EKO（有機農産物のオランダ認証機関）　168
EKO認証制度　169
EPA　93, 107-8
EU　1-12, 14-23, 31-3, 35, 39-40, 45, 56-58, 60, 62-79, 81, 83, 85-7, 89, 92, 105, 110, 120, 123, 145, 150, 155, 160-1, 168, 171, 206-7, 211, 222, 225-6, 234, 239-42, 244-9
　——委員会　8, 12, 15-6, 18, 66, 68-9, 72, 160-1, 211
　——指令90/220/CEE　70
　——食品安全白書　11, 22, 39, 145
　——食品安全法　31
EUREP-GAP　171
EV　42, 48-9, 52-4

FAO（世界食糧機関）　11, 39, 61, 66, 100, 143-4, 155, 244
FDA　45, 47-8, 111, 118-9
FSIS　49, 51-4, 111, 118-9
FSI行動計画　191
FTA　116-7
Food Safety Economics　⇨食品安全経済学
GAO　45-6, 48
GBR　58
GFSI（世界食の安全イニシアチブ）　171
GMO　31, 64, 70-1, 74, 78-9, 81, 83, 86-8, 222
GPRA　45
HACCP（ハサップ：危害分析重要管理点方式）　11, 13, 15-6, 23, 28-9, 57-8, 60-1, 79, 99, 103, 105-6, 108-13, 119-20, 122-6, 145, 150, 155-6, 159-61, 168-9, 174, 177-79, 191, 206
ISO（世界規格基準）
　—— 39　168
　—— 62　169-70
　—— 65　168, 170
　—— 9001：2000　169
　—— 22000　59, 61, 168
JAS法　218
MPA危機　160
O 157（E. coli, H7）大腸菌　82, 117, 133, 190
OIE　1, 58-9, 100
OIG　45-6, 48-54, 57
PSA　116-7
SPS　11, 31-3, 59-60, 64, 66-7, 71, 89-94, 95-6, 98, 100, 237-8, 247, 250
　——協定　11, 31-3, 59-60, 64, 66-7, 71,

90-1, 94-5, 97, 237-8, 247
――評価　67
SRM　41, 42, 43, 48, 49, 50, 51
TBT（貿易の技術的障害）　59, 65-7, 71
――協定　59, 66-7
Umbria　177
WQ ラベル（家畜福祉品質）　3-4
WHO　155
WTO　8-9, 11-2, 19, 31-2, 39, 59, 64-7, 71, 83, 87, 89-96, 237, 251
WTP　24, 34, 80, 107, 147, 190, 192, 194

【あ行】

アイデンティティ・プリザベーション（個体識別保護）　168
アグリフードシステム　4-6, 8, 13, 17, 21, 56
アグリフードチェーン　4-11, 13, 16, 19-20, 22, 39-40, 56
アニマルウェルフェア　17, 19, 40
アフラトキシン　32, 218, 241-3, 198
アベンティス社　79, 81
意思決定システム　1
意思決定理論　119
一般均衡分析　111
遺伝子組み換え（GMO）　19, 31, 64-5, 67, 69-71, 74, 78-9, 199, 203, 216
――食品　64, 67, 69-71, 203
イニシアチブ Q+S　181
イノベーション　73
イベントツリー　116
インセンティブ　27, 29, 34, 68, 75, 80, 82-3, 85, 86-7, 103, 122, 154, 225
ウエルッシュ菌　196
牛海綿状脳症 ⇨ BSE
衛生植物検疫措置（SPS）　31, 59, 64, 66, 89, 237
オランダ統合チェーンコントロール機構　169

【か行】

会計アプローチ　157

外挿法　111
開発リスク　73-4
外部性（外部不経済）　104
確率論的リスク・モデル　136
確率論的シナリオ分析（PSA）　116
家畜疾病リスク　152
――計量モデル　152
家畜福祉　3-4, 6, 19, 212-3
可変社会費用　107
カンピロバクター　25, 129, 139-41, 196-7, 216
危害分析重要管理点（HACCP）　61, 105
危害要因　28, 103-5, 110, 113, 116, 122-3, 130, 132, 137, 155, 169
企業責任　215
企業倫理　215, 217, 219, 234
期待原価　86
狂牛病 ⇨ BSE
ギラン・バレー症候群　139, 141
クラス・アクション　233
グラビティ・モデル　245, 249
クロスコンプライアンス　3
経済工学アプローチ　157
計量経済手法　157
限界便益　30, 151
限界費用　28, 30, 84, 86, 111, 113, 151, 248
――曲線　111
厳格責任　72, 76, 80, 81
効果モデル　137, 139
交差汚染　48, 51, 115, 132
公衆衛生　14-5, 24-5, 30, 53, 99, 104, 119, 129-31, 145, 190, 192, 224
厚生分析　36
厚生便益評価　107
国際獣疫事務局（国際動物保護機構）　1
個体識別＆登録システム（I&R システム）　165
コーデックス　17, 32, 59, 65, 244, 246-7
――委員会　61, 65-6, 106, 130, 241-2
――食品規格　32
コミュニケーションシステム　185
コレラ菌　190

コロニー形成単位　134

【さ行】

最小補償金額（WTA）　107
最小補償評価法　194
最新式食肉回収法（AMR）　47, 51
最大支払意思評価法（WTP）　34, 147, 157, 190, 192, 194
最低安全基準（MSS）　75, 85
最適戦略　117
サプライチェーン　4, 9, 26-7, 29, 30, 33-4, 56, 57, 59-60, 74, 77, 86, 97, 110, 119, 146-7, 149, 153-4, 161, 168, 181, 185-7
サプリメント（栄養補助食品）　68
サーベイランス　41, 58, 128
サルモネラ菌　29, 82-3, 118-22, 129, 131-2, 149, 166, 190, 196-7
産業組織論　149
残留農薬　14, 81, 93, 99, 227
ジアルジア症　129
シガ毒素　116, 134
自給農家　163, 176
シグナリング効果　62
市場需給均衡価格　204
市場の失敗　85, 103, 113-4, 122
市場モデル　36
システマティック・リスク　113-4
　──分析　113
システム　1, 4-8, 10-1, 13-22, 26-36, 39-42, 44-5, 47, 49, 51, 53-61, 65, 67-8, 71-3, 75, 82, 86, 94, 97, 99, 103-6, 110, 113-23, 125, 127-9, 133, 136, 145, 149, 153, 157, 160-77, 181, 183-88, 191, 211, 213, 245
　──・アプローチ　120, 154, 185
　──の失敗　153-4, 184, 186-7
実需者　167
疾病コスト　157
自動音声ダイヤルシステム　165
シナリオ　29, 80, 116, 137-8, 141-2, 146-7, 149-50, 186, 246, 248-9

　──分析　116, 146-7, 149
　──モデル　29
シミュレーションモデル　36
社会厚生損失費用　107
社会的費用　107
障害調整生命年　⇒DALY
照射消毒　154, 198
消費者　2, 4, 6-20, 23-27, 30-1, 34-6, 39-41, 45, 53, 55-7, 59-64, 67-9, 71-2, 74-7, 79-85, 87, 89, 98, 103-4, 108-9, 113, 117, 120, 122, 139, 146-50, 153-4, 156, 160, 162, 164, 167, 171-3, 175, 177, 182-7, 190, 195-6, 198-9, 201-13, 220, 223-33
　──行動　30, 34, 146-8, 195, 206-8
　──実験法　204
　──信用　62, 67, 147, 182
　──選好　190, 195, 199
　──訴訟　225-6
　──認知力　206, 209
　──の権利　223-6, 228
　──の抵抗　81
情報の非対称性　148
食品　1-37, 39-100, 103-8, 110-3, 115, 117-8, 122-3, 127, 129-34, 137, 142, 145-51, 153-7, 160-2, 167-8, 171-3, 175-7, 181-8, 190-2, 194-9, 201-4, 206-9, 211, 213, 215-7, 219-34, 237-9, 241-5, 247, 249-51
　──衛生法　41, 61, 224-5, 228-9, 233
　──汚染　62, 77, 82-3, 153, 215, 217, 219
　──健康影響評価　41-2
　──ハザード　1, 2, 4, 57, 61
　──由来ハザード
　──由来病　25, 127, 196
　──由来病原菌　25, 127, 196
食品安全　1-4, 7, 10-8, 20-37, 39-50, 52, 54-100, 103-8, 110-3, 118, 122-3, 130, 142, 145-7, 149, 151, 154-6, 160-2, 167, 171-3, 175-7, 183-5, 188, 190-2, 194-8, 204, 206-7, 213, 224-6, 228-9,

237-9, 241, 243, 245, 247, 249-51
── 委員会　39-44, 49, 55-6, 228
── 管理システム　7, 20, 40, 59, 61
── 規則　33, 83, 237-9, 241, 249-50
── 経済学　1, 4, 10‐1, 21, 23, 29, 36, 57, 145
── 白書　3, 7, 11, 13, 16‐7, 22‐3, 39, 105, 145, 160
2001年── 戦略計画　191
シングル・ヒット仮説　139
新制度学派経済学　149
信頼区間　140
垂直的生産チェーン　27, 28
スターリンク社事件　64
生産者責任　77, 86, 219
生産ライセンス　171-3
製造物責任　31, 75-7, 83, 86, 172, 219-23
── 法　31, 83, 86, 219-23
成長ホルモン　65, 198-9
政府規制費用　107
世界銀行　33, 97-100, 138
世界貿易機関　⇒ WTO
世界保健機関　⇒ WHO
選択的介入　156
旋毛虫　196-7
属性格付け解析（アトリビュート・レイティング）　209
ソマトトロピン　199

【た行】

ダイオキシン　25, 62‐4, 72, 77, 129, 160, 209, 215-7
── 危機　25, 160, 209
大統領　45, 49, 118, 191, 223
── 食品安全イニシアティブ　191
── 食品安全評議会　191
── 命令13100　191
タルタル・ステーキ　25, 116
チェーン・コントロール・ミルク（KKM）　168-9
地理的BSEリスク（GBR）　58
通報システム　32

定量的微生物リスク評価（QMRA）　127, 130, 136
デカップリング　3
適正衛生行動基準　161
適正農業行動規範（GAP）　3
デューデリジェンス　167, 171
デンマーク　8, 29, 61, 95, 145‐8, 150‐1, 156-7
── 一般均衡モデル　150
── 食品経済研究所　147
── プロジェクト　29, 145-7, 151, 156-7
透明性　11-3, 17-8, 23, 30-2, 57, 68, 90-1, 92-4, 95, 97, 99, 162, 164, 250
特定危険部位（SRM）　41-2, 49-50
独立運動の仮説　139
トラッキング　13, 162, 164, 183
トリコネロシス菌　73
取引コスト　163, 172, 175
トレーサビリティ　6, 11, 13, 23, 25-8, 31, 34-5, 57-8, 60-1, 68, 77-8, 86, 97, 99, 105, 160-4, 166-7, 169, 171-6, 181-5, 211, 213
トレーシング　162, 164

【な行】

入札実験法　24, 36, 195-6, 199, 201
認証（サーティフィケーション）　13, 20, 26‐8, 33, 36, 59, 77, 99, 104, 113, 156, 160-2, 166-74, 176-7, 181-3, 185-7, 211
── 制度　26-8, 161-2, 166-71, 173-4, 176-7, 181-2
認知フィルター　209
ノーウォーク様ウイルス　129
農場から食卓へ　13, 16, 19, 28, 34, 56‐7, 61
農場−食卓アプローチ　106
農村開発政策　2, 3, 19
ノード・ダイアグラム　115-6

【は行】

暴露評価　131-3, 137-8
　　——測定　131
　　——モデル　131
ハザード　1, 2, 4, 40, 57, 61, 72, 79, 83-4, 98-9, 113, 132, 155
パッカー　43, 113-5, 118-9
反応性関節炎（ReA）　139, 141
微生物ハザード（危害要因）　132
費用関数　157
費用対効果　25, 141
費用便益　11, 26, 34-5, 75, 106-7, 120, 145, 151-2, 154, 156-7, 161-2, 172, 175, 192
　　——比率　120
　　——分析　11, 26, 34, 75, 106-7, 145, 151, 156
品質管理　26, 36, 61, 104, 156, 181-3, 185, 188, 212
品質保証　26, 173, 181-2, 185-6, 188
フォールトツリー解析（FTA）　116
不確実性　86, 107, 117, 136-8, 151, 173
不完全情報　85, 190
複合的干渉　118
ブドウ球菌　196-7
フードシステム　4-8, 13, 17, 21-2, 33, 35, 39, 56, 103, 106, 113-4, 121-2, 155-6
フードチェーン　4-11, 13, 16, 19-20, 22, 29-30, 39-40, 56, 58-61, 68, 105-6, 110, 112-3, 116-7, 120, 146, 153, 155-6, 161-2, 206, 212
部門イニシアチブ　182
プーリング均衡　85
分離均衡　85
米国　39, 41-57, 60, 62-4, 66-7, 70-1, 82-3, 93, 107-8, 110, 112-3, 116-8, 248-9
米国産牛肉　44, 48, 51, 54
ベスト・フィッティング曲線　140
ベータ分布　139
ベルギー家畜飼料汚染　62
貿易の技術的障壁協定（TBT）　65-6

放射線照射　191, 201-2
　　——食品　201
ホスト感受性　139
ホルモン操作　65, 198-200

【ま行】

マーケティング　24, 29, 99, 146-50, 183, 186, 206, 208
耳タグ　165
無過失責任　72, 222-3
無線周波個体識別（RFID）　165
免疫識別　165
モジュラー・プロセス・リスク・モデル　132-3
モニタリング　23, 57-8, 60, 70, 78, 85, 99, 105, 108, 110, 127-8, 170, 173, 183-5, 213
モンテカルロ・シミュレーション　135-6

【や行】

輸出証明プログラム　44, 51-2, 60
輸入牛肉　39, 42, 44, 46, 48-9
用量反応　127, 137, 139
　　——関数　25
　　——モデル　137, 139
ヨーロッパ　2, 5, 8-9, 12, 16-8, 22, 31-2, 39-40, 48, 51, 62, 64, 67-71, 75-6, 81, 95-6, 112, 120, 164, 171, 206, 208, 225, 239, 241-4
　　——共通農業政策（CAP）　2
　　——食品安全機関　12, 17-8, 22, 39-40, 68

【ら行】

ライフナンバー　165
ラベル表示　25, 31, 59, 67-8, 70, 74-5, 78, 83, 85, 87, 99, 105, 149, 177, 210-2
　　——指令　68
リアル・リソース・コンプライアンス・コスト
リコール　77-8, 108, 161, 163, 172, 176, 210, 216, 229

——対応保険　176
リスク　4, 11-2, 15, 17-8, 20, 23-5, 28-31, 33-5, 39-61, 64-6, 68, 70-1, 73-6, 79-82, 86-7, 92-3, 97, 99, 101, 103-62, 164, 166-70, 172, 174-6, 178, 180, 182-6, 188, 190-234, 251
——管理　11-2, 29, 35, 39-46, 48-9, 51, 55, 57-60, 68, 71, 97, 130, 141-2, 145
——コミュニケーション　12, 18, 20, 25, 34, 40, 68, 130, 145, 190-1, 215, 228
——の費用便益評価　192
——評価　11-2, 15, 24-5, 29-31, 34-5, 39-46, 48-9, 53, 55-7, 60, 68, 70-1, 93, 99, 105, 116-20, 127, 130-3, 136-7, 141-2, 145, 155, 194, 197, 251
——分析　4, 11-2, 23, 25, 28-9, 39-40, 42, 44-6, 49, 51-2, 54-60, 65, 101, 103, 105-6, 113, 117-8, 127, 130-1, 141, 145, 150-1, 169, 176, 191
リステリア菌　63, 83, 190
履歴追跡システム　34

【わ行】

割増価格　171-5

執筆者紹介（訳書執筆順・2002年時所属）
ローリアン・J. ウネヴェール（序章）：米国イリノイ州立大学教授
ルード・ヒュルネ（序章）
　[第1編]
松木洋一（序論・第1章）
永松美希（第1章）：日本獣医生命科学大学准教授
ステファン・マレット（第2章）：フランス国立農業研究所 INRA
ジャンクリストフ・ビューロ（第2章）：フランス国立農業研究所 INRA
ベネディクト・コスティエ（第2章）：フランス国立農業研究所 INRA
エステル・ゴーラン（第2章）：フランス国立農業研究所 INRA
ジョー・マガハー（第3章第1節）：世界銀行
セ・デ・ハーン（第3章第2節）：世界銀行
　[第2編]
ヘレン・H. ジャンセン（第4章第1節）：米国アイオワ州立大学教授
E.G. エヴァーズ（第4章第2節）：オランダ国立公衆衛生環境研究所
M.J. ノータ（第4章第2節）：オランダ国立公衆衛生環境研究所
A.H. ハヴェラー（第4章第2節）：オランダ国立公衆衛生環境研究所
A.M. ヘンケン（第4章第2節）：オランダ国立公衆衛生環境研究所
モーゲン・ルント（第4章第3節）：デンマーク食品経済学研究所
ミランダ・P.M. ミューヴィッセン（第5章第1節）：ワーヘニンゲン大学
アネット・G.J. ヴェルトハイス（第5章第1節）：ワーヘニンゲン大学
ヘンク・ホーヘヴィーン（第5章第1節）：ワーヘニンゲン大学
ルード・ヒュルネ（第5章第1節）：ワーヘニンゲン大学
ゲルハルト・シーファー（第5章第2節）：ドイツボン大学教授
ヤーソン・F. スホーグレン（第6章第1節1）：米国ワイオミング大学教授
ウイム・フェルベーク（第6章第1節2）：ベルギージェント大学教授
神山美智子（第6章第2節／書き下ろし）：神山美智子弁護士事務所
　[第3編]
ノルバート・ウイルソン（第7章）：OECD食料農業漁業局

矢田部宗弥（コラム・モンテカルロ・シミュレーション）：㈱ディジタルデータマネジメント
猪爪勇斗（見返しの世界の食品安全ハザード・マップ作成）

編著者・共訳者紹介

松木洋一：日本獣医生命科学大学教授．東京大学大学院博士課程修了（農学博士／農業経済学）

ルード・ヒュルネ：オランダ・ワーヘニンゲン大学教授，レリシュタット畜産科学研究センター所長．ワーヘニンゲン大学大学院博士課程修了（PhD 農業経済学）

後藤さとみ：テンプル大学ロースクール（LL.M）在学．ロンドン大学大学院修士課程修了（MSc 応用環境経済学）

食品安全経済学
世界の食品リスク分析

2007年6月5日　第1刷発行

定価（本体 3400 円＋税）

編著者　松木　洋一
　　　　ルード・ヒュルネ

共訳者　松木　洋一
　　　　後藤　さとみ

発行者　栗原　哲也

発行所　株式会社 日本経済評論社

〒101-0051 東京都千代田区神田神保町 3-2
電話 03-3230-1661　FAX 03-3265-2993
振替 00130-3-157198

装丁＊奥定泰之　　藤原印刷・協栄製本

落丁本・乱丁本はお取替えいたします　Printed in Japan

© Y. Matsuki, S. Goto et al. 2007
ISBN978-4-8188-1828-6

・本書の複製権・譲渡権・公衆送信権（送信可能化権を含む）は㈱日本経済評論社が保有します．

・JCLS＜㈱日本著作出版権管理システム委託出版物＞
本書の無断複写は著作権法上での例外を除き禁じられています．複写される場合は，そのつど事前に，㈱日本著作出版権管理システム（電話 03-3817-5670，FAX 03-3815-8199，e-mail: info@jcls.co.jp）の許諾を得てください．

中嶋康博
食品安全問題の経済分析
食の信頼をどう取り戻すか．日々口にする食べ物の安全・安心はどのように守られているのか．変わる食生活，深化したフードシステム，現代の食品安全対策のあり方を経済学から考える． 本体 4200 円

工藤春代
消費者政策の形成と評価
――ドイツの食品分野――
食中毒や BSE など，食品の安全が問われる今，消費者参加型の食品安全政策の強化が課題となっている．政策形成・実施・評価に至る一連の流れの中でどう政策プロセスを進めていくべきか． 本体 4200 円

島田克美・下渡敏治・小田勝己・清水みゆき
食と商社
グローバル化や経済構造の変化は，商社の「食」への関わりをますます強めている．食品の開発輸入，飼料，原料，青果物，外食産業…．そこでの商社の役割は何か． 本体 2600 円

大山利男
有機食品システムの国際的検証
――食の信頼構築の可能性を探る――
「有機」はどこまで進化しているのか．本格的な産業化のステップに踏み出している欧米の状況と展開方向を明らかにするとともに，わが国も含めた有機食品システムの課題を検討する． 本体 3000 円

永松美希
EU の有機アグリフードシステム
EU の有機食品産業と酪農乳業の課題は何か．食品の安全システムで最も開発の進んでいる有機牛乳アグリフードシステムについて，EU の分析から今後の開発の方向と課題を提示する． 本体 3400 円

久野秀二
アグリビジネスと遺伝子組換え作物
――政治経済学アプローチ――
M&A を繰り返すバイオメジャーと米国の戦略は何か．農業・食料システムのグローバル化は何をもたらしているのか．GM 技術の是非論を超えて，今後の展開を明らかにする． 本体 5400 円